裸花紫珠的研究与利用

主 编　颜小捷　卢凤来

副主编　李典鹏　潘争红　李　伟

　　　　黄　胜　陈月圆

U0397035

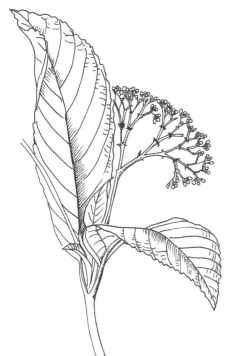

广西科学技术出版社

图书在版编目（CIP）数据

裸花紫珠的研究与利用 / 颜小捷，卢凤来主编. —
南宁：广西科学技术出版社，2023.11
ISBN 978-7-5551-2065-0

Ⅰ. ①裸… Ⅱ. ①颜… ②卢… Ⅲ. ①裸花紫珠—研
究 Ⅳ. ①R282.71

中国国家版本馆CIP数据核字（2023）第225833号

LUOHUAZIZHU DE YANJIU YU LIYONG

裸花紫珠的研究与利用

主　编：颜小捷　卢凤来
副主编：李典鹏　潘争红　李　伟　黄　胜　陈月圆

责任编辑：黎志海　张　珂　　　　　　责任校对：苏深灿
责任印制：韦文印　　　　　　　　　　封面设计：梁　良

出 版 人：梁　志
出版发行：广西科学技术出版社　　　　社　　址：广西南宁市东葛路66号
网　　址：http://www.gxkjs.com　　　邮政编码：530023

经　　销：全国各地新华书店
印　　刷：广西社会福利印刷厂

开　　本：787 mm×1092 mm　1/16
字　　数：278千字　　　　　　　　　印　　张：16.75
版　　次：2023年11月第1版　　　　　印　　次：2023年11月第1次印刷
书　　号：ISBN 978-7-5551-2065-0
定　　价：88.00元

前　言

我们对裸花紫珠的研究始于 2009 年，主要开展了九芝堂股份有限公司委托的"裸花紫珠关键技术 I 期研究"和"裸花紫珠关键技术 II 期研究"项目研究。为了探究该植物作为传统中药应用的科学依据，主要从裸花紫珠的化学成分、指纹图谱、有效成分、质量控制、药理药效及与易混淆品种的成分对比等方面开展研究。

本著作围绕裸花紫珠产业化关键技术，系统总结过去多年的研究成果，并参考国内外同行的研究进展，论述裸花紫珠产业开发的理论基础，提出系列开发方案，对裸花紫珠的开发利用和资源保护具有重要的理论意义和实践价值，对其他类似药用植物的开发利用也具有较强的借鉴意义。本书引用了诸多学者的研究成果，虽然尽可能详细标注，但难免有遗漏之处，在此特向有关学者表示感谢并恳请谅解！同时，由于本书内容涉及理科、工科、医药、林业等方面的知识，涉及面广且复杂，而编者水平有限，如有不妥之处，敬请同行专家和读者批评指正。

致谢：本书的相关研究工作得到九芝堂股份有限公司委托项目"裸花紫珠关键技术 I 期研究"和"裸花紫珠关键技术 II 期研究"、国家重点研发计划课题"南药生态种植生产技术集成及模式示范"（任务书编号：2022YFD1600302）、广西创新驱动发展专项"广西喀斯特地区药用植物保育及可持续利用关键技术研究与应用示范"（任务书编号：桂科 AA18118015）、广东省重点领域研究计划"岭南中草药活性化合物库的构建及重大疾病候选药物发现"（任务书编号：2020B1111110003）、桂林市创新平台和人才专项"广西岩溶生态建设与植物资源持续利用工程研究中心助力桂林景观资源可持续利用创新建设与提升"（任务书编号：20210102-3）、广西植物功能物质与资源持续利用重点实验室主任基金"裸花紫珠指纹图谱研究"（任务书编号：ZRJJ2012-5）和"逆流色谱技术对裸花紫珠化学成分分离纯化的应用"（任务书编号：ZRJJ2015-14）等项目资助。本书的顺利出版，与诸多同志的积极参与和辛勤劳动密不可分，他们是广西壮族自治区中国科学院广西植物研究所李典鹏研究员、潘争红研究员、黄永林研究员、颜小捷副研究员、卢凤来副研究员、陈月圆副研究员、杨子明副研究员、宋静茹副研究员、宁德生副研究员、刘金磊副研究员、王磊副研究员、何瑞杰副研究员、蒋小华助理研究员、羊学荣助理研究员和韦玉璐助理研究员，海南九芝堂药业有限公司李伟，九芝堂股份有限公司黄胜、颜冬兰和袁莉等。

编著者

2023 年 5 月

目　录

第一章　裸花紫珠概述

裸花紫珠（*Callicarpa nudiflora* Hook. et Arn.）为马鞭草科（Verbenaceae）紫珠属（*Callicarpa*）植物，又名紫珠、赶风柴、白花茶、饭汤叶、大叶斑鸠（广西）、细叶斑鸠花（广东）等，主产于我国海南，是海南大宗道地药材，在我国广西、广东也有分布；国外主要分布于印度、越南和马来西亚。裸花紫珠味苦、微辛，性平，具消炎解毒、收敛止血等功效，常用于化脓性炎症、急性传染性肝炎、烧伤烫伤、外伤出血等病症。以"裸花紫珠"之名收载于《广州植物志》和《中国药典》（1977 年版）；以"赶风柴"之名收载于《中药大辞典》。黎族同胞视裸花紫珠为圣药，早在秦汉时期就把裸花紫珠的根、叶捣烂用于外敷伤口，或用水煎煮取汁内服治疗疾病，且治疗方法世代相传，沿用至今。20世纪 90 年代，海南九芝堂药业有限公司采用科学先进的现代提取工艺和制作技术，将裸花紫珠制成裸花紫珠片，经临床验证，确定了其消炎、解毒、收敛、止血的确切疗效。裸花紫珠于 2000 年被收入国家基本药物目录，2001 年被列为"国家二级中药保护品种"，2004 年被收入国家基本医疗保险用药目录，作为凝血剂被列入海南等 8 省（自治区）的新型农村合作医疗基本药物目录。

　　目前，市场上以裸花紫珠为原料制成的片剂、颗粒剂、胶囊剂、栓剂等较为畅销，其治疗范围广、疗效确切，能促进病情好转、有效缩短病程，安全性高且经济实用，具有推广应用的广泛基础，同时具备产业化条件。此外，裸花紫珠也可用于日化清洁产品的生产中，如牙膏、漱口水、肥皂、沐浴液、洗手液、洗脚液、洗洁精等，安全性高，清洁效果独特。

第一节　裸花紫珠名称来源

　　1836 年，Hooker 和 Arnott 将 Beechey 采自广州附近的一份植物标本首次命名为裸花紫珠。1951 年，我国植物分类学家张宏达教授根据真紫珠组、杯萼亚组物种的叶、聚伞花序等特征进行分类对比，最后首次检索到裸花紫珠，并在文献中详细描述了裸花紫珠的形态特征和地理分布，指出："该种具有卵状披针形叶，下面被灰褐色星状茸毛，上面干后变黑；花序强大，花序柄特别长；萼及花冠无毛，花冠与果实干后亦变黑，极易区别。"这一描述为后期裸花紫珠的正品鉴别提供了科学依据，并被《中国植物志》收录记载。《广西药用植物名录》是首次将裸花紫珠收录的本草著作；之后，《中国药典》（1977年版）以"裸花紫珠"收录。《中国民族药志要》记载：" *Callicarpa nudiflora* Hook. et Arn. 裸花紫珠（马鞭草科）［土家药］白腊卡蒙：全珠治便血，呕血，跌打损伤，百日咳（不用叶）。"然而，土家族多位于湘西北、黔东北、川东南、鄂西南武陵山区、大巴山区，其分布区域与裸花紫珠的地理分布位置有所出入，因此此处出现的土家药裸花紫珠有待进一步考证。因地域语言差异或者朝代更换，裸花紫珠植物的名称在清代以前未得以统一，所以裸花紫珠在后期的本草著作中存在较多别名。《中药大辞典》《中华本草》均首次以"赶风柴"收录裸花紫珠，其中，《中药大辞典》记载："赶风柴：为马鞭草科植物裸花紫珠的带有嫩枝的叶，分布于我国南部。"此外，部分本草著作以裸花紫珠的植物形态特点命名记载，如大斑鸠米、节节红、老蟹眼、紫珠草、白花茶、叶白花茶、细叶斑鸠花、大叶斑鸠等；部分本草著作以地方性语言命名记载，如两广地区称其为贼佬药、贼仔、贼仔叶；部分本草著作则以裸花紫珠的用法来记载，如饭汤叶等。

第二节　裸花紫珠植物学特征

关于裸花紫珠植物学形态的记载，虽然诸多文献中的相关描述有细微差异，但形态大致一样，如图1-1至图1-3所示。相关形态的文字描述如下：裸花紫珠为灌木或小乔木，高达3～4 m，有时可达7 m；小枝、叶柄与花序密生灰褐色分枝状茸毛，老枝无毛而皮孔明显；叶片常卷曲皱缩，展平后呈卵状长椭圆形至披针形，长12～22 cm，宽4～7 cm，先端渐尖或短尖，边缘微呈波状或具疏齿，基部钝或稍呈圆形，腹面深绿色，干后变黑色，除主脉有星状毛外，稀无毛，背面密生灰褐色茸毛和分枝状毛，侧脉14～18对，在背面隆起；叶柄长1～2 cm；聚伞花序开展，6～9次分歧，宽8～13 cm，花序梗长 3～8 cm，花梗长约 1 mm；苞片线形或披针形；花萼杯状，通常无毛，先端截平或有不明显的 4 齿；花冠紫色或粉红色，无毛，长约 2 mm；雄蕊长于花冠 2～3 倍，花药椭圆形，细小，药室纵裂；子房无毛；果实近球形，直径约 2 mm，红色，干后变黑色。花期 6～8 月，果期 8～12 月。裸花紫珠木材轻而坚韧、不易折断，适于制作扁担等。

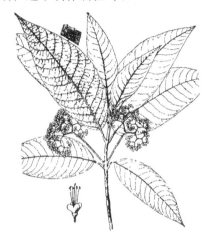

图 1-1　裸花紫珠（引自《中国高等植物图鉴》）

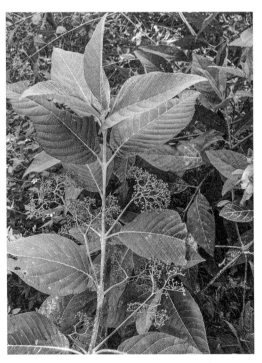

图 1-2　野生裸花紫珠（黄俞淞　摄于广西）

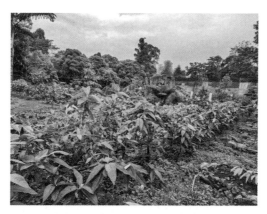

图1-3　人工栽培裸花紫珠（颜小捷　摄于广西）

第三节　裸花紫珠本草考证

一、裸花紫珠的药材基原

《中国高等植物图鉴》和《中国植物志》均只记载了"裸花紫珠叶药用，有止血止痛、散瘀消肿之效"；详细的记载见于《现代本草纲目》"马鞭草科紫珠属裸花紫珠带嫩枝的叶"；《海南药用植物现代研究》和《海南植物志》均记载裸花紫珠以根、叶入药；而广西的《药用植物名录》则记载以裸花紫珠的茎、叶入药。因此，裸花紫珠的药材基原为马鞭草科紫珠属裸花紫珠的叶、茎、根。裸花紫珠的地理分布首次出现于张宏达教授的《中国紫珠属植物之研究》"印度；越南；马来；中国：广东，广西，海南"，且文中的广东包括香港。后期文献对裸花紫珠的生境分布进行了完善：野生的裸花紫珠，主要生于平地至海拔1200 m的山坡、谷地、溪旁林中或灌木丛中，其对土壤和气候要求不太严格，耐旱，忌水涝，喜温暖干燥和阳光充足的环境；在排水良好、土层深厚、疏松、肥沃的土壤上生长良好。主要分布在海南、广东、广西及福建等南部沿海省份，在江西、贵州、云南、四川、重庆、湖南、甘肃、台湾等省份也有分布，其中以海南省五指山产的为上品。在全球范围内，裸花紫珠主要分布于中国、越南、老挝、缅甸、印度等亚洲地区，在美国南部、墨西哥等地也有一定的潜在分布区域。近年来，海南和江西等地开始大面积人工种植裸花紫珠。

二、裸花紫珠的药用历史考证

1974 年，广西的《药用植物名录》最早记载裸花紫珠的功效，其中记录裸花紫珠药效参阅大叶紫珠，说明此时的裸花紫珠在功效上尚未与大叶紫珠相区别。1977 年，《海南植物志》首次根据中医辨证记载裸花紫珠的功效"止血止痛、散瘀消肿、祛风除湿"，可治"创伤出血、呕血、咯血、消化道出血、拔牙出血、跌打损伤、风湿痹痛"等症。随后，《中国民族药志要》记载"*Callicarpa nudiflora* Hook.et Arn. 裸花紫珠（马鞭草科）［土家药］白腊卡蒙：全株治便血，呕血，跌打损伤，百日咳（不用叶）"，首次指出裸花紫珠出于土家药，并且全株入药。2007 年，《海南药用植物现代研究》较完整地总结裸花紫珠的功效为"微苦、涩、平；归肺、胃、肝经；抗菌，止血，消炎解毒，散瘀散肿，祛风除湿；主治化脓性炎症，急性传染性肝炎，呼吸道及消化道出血，血小板减少性紫癜，创伤出血、呕血、咯血、拔牙出血，跌打损伤，风湿痹痛，煅用治烧、烫伤及外伤出血"；更有学者研究发现，裸花紫珠具有解酒、增强免疫力等药理功效。

三、裸花紫珠药材的真伪鉴别

马鞭草科紫珠属植物全世界约有 190 种，主要分布在亚洲和大洋洲的热带、亚热带地区，少数种分布于美洲，极少数种可延伸到亚洲和北美洲的温带地区。我国紫珠属植物约有 46 种，主要分布于长江以南地区，少数种可延伸到华北至东北和西北地区的边缘，可作药用的约有 30 种。裸花紫珠药用历史悠久，具有多种药理活性物质，开发前景广阔，但由于历代本草著作记载混乱、植物形态细微差别及引用错误等多种原因，现今裸花紫珠药材品种复杂，来源较为混乱，此外，在裸花紫珠药材收购过程中发现大叶紫珠、杜虹花等同属植物与其极为相似。因此，采用性状鉴别、显微鉴别、理化鉴别及 DNA 分子鉴别等方法鉴别裸花紫珠药材具有重要意义。

1. 性状鉴别

裸花紫珠传统入药部位是叶或带叶的嫩枝，同属药材也多以枝叶入药。通过分析相关文献，对裸花紫珠与部分同属植物主要性状鉴别特征做了对比，详见表 1–1。

表 1-1　裸花紫珠与部分同属植物主要性状鉴别特征

植物名称	叶片形态	叶表面	枝	果实
裸花紫珠 *C. nudiflora* Hook. et Arn.	卵状长椭圆形至披针形，长12～22 cm，宽4～7 cm，先端短尖，基部钝	腹面深绿色，干后变黑色，背面、叶柄密生灰褐色茸毛	小枝近圆形，节部稍膨大，呈类方形，表面灰褐色；嫩枝被黄褐色茸毛，小枝可见类圆形皮孔	近球形，直径约2 mm，熟时红色，干后变黑色
尖尾枫 *C. longissima* （Hemsl.）Merr.	披针形或椭圆状披针形，长13～25 cm，宽2～7 cm，先端尖锐，基部楔形	新鲜时粘手，主脉表面有稀疏灰白色茸毛	小枝四棱形，呈紫褐色，幼嫩部分稍有多细胞的单毛，节上有毛环	扁球形，直径1～1.5 mm，无毛，有细小腺点
大叶紫珠 *C. macrophylla* Vahl	长椭圆形、卵状椭圆形或长椭圆状披针形，长10～23 cm，宽5～11 cm，先端短渐尖，基部钝圆或宽楔形	腹面绿褐色，背面被灰白色茸毛，叶柄被浓厚的茸毛	茎圆柱形，分枝无毛，绿褐色，略见纵皱，幼枝被灰黄色茸毛	球形，直径约1.5 mm，有腺点和微毛，熟时紫红色
白棠子树 *C. dichotoma* （Lour.）K. Koch	倒卵形或披针形，长2～6 cm，宽1～3 cm，先端急尖或尾状尖，叶缘紫黑色，基部楔形	背面脉突起明显，紫色，叶柄极短	小枝纤细、近棱形，幼嫩部分有星状毛，表面灰黑色，有纵皱纹及皮孔	球形，直径约2 mm，熟时紫色带光泽
杜虹花 *C. formosana* Rolfe	卵状椭圆形或椭圆形，长6～15 cm，宽3～8 cm，先端渐尖，基部钝圆	腹面被短硬毛，稍粗糙，背面被灰黄色星状毛和细小黄色腺点	分枝表面灰白色，有少量毛或无毛，有细小的浅棕色皮孔，小枝密被灰黄色星状毛和分枝状毛	近球形，直径约2 mm，熟时紫色

植物名称	叶片形态	叶表面	枝	果实
红紫珠 *C. nubella* Lindl.	倒卵形或倒卵状椭圆形，长10～14 cm，宽4～8 cm，先端尾尖或渐尖，基部心形	背面被星状毛并杂有单毛和腺毛，有黄色腺点，叶柄短或无柄	分枝表面灰褐色，小枝被黄褐色茸毛	直径约2mm，熟时紫红色
枇杷叶紫珠 *C. kochiana* Makino	长椭圆形、卵状椭圆形或长椭圆状披针形，长12～22 cm，宽4～8 cm，先端渐尖或锐尖，基部楔形	腹面仅主脉上有黄褐色茸毛，背面密生黄褐色茸毛，叶柄极短	分枝表面绿褐色，小枝密被淡黄色茸毛	圆球形，直径约1.5mm，几乎全部包藏于宿存的花萼内
广东紫珠 *C. kwangtungensis* Chun.	狭椭圆状披针形，长15～26 cm，宽3～5 cm，先端渐尖，基部楔形	两面通常无毛，背面有金黄色腺点	幼枝略带星状毛、常呈紫色，老枝黄灰色，无毛	球形，直径约3 mm

此外，裸花紫珠和市场上最为常见的与其相混用的尖尾枫、大叶紫珠、杜虹花等3种植物较为详细的性状对比如下。

《岭南采药录》记载："尖尾风，别名赶风柴，味辛、性温，祛风湿，敷跌打损伤，治伤寒夹色，切粒炒食，吐出风痰，立愈。"从地理位置和功效判断，该处描述的尖尾风与裸花紫珠甚是相似，但经后人辨别，此处的尖尾风实则为《中华本草》中的"尖尾风：为马鞭草科植物尖尾枫的茎、叶"，具体如图1-4和图1-5所示。另《中华本草》亦记载"赶风柴：为马鞭草科植物裸花紫珠的带有嫩枝的叶"，将尖尾风（尖尾枫）与赶风柴（裸花紫珠）从本草基原上区别开来。现在也可以在植物形态上将两者加以区别：尖尾枫，小枝四棱形，紫褐色，叶披针形，长10～24 cm，果扁球形，熟时白色；裸花紫珠，叶卵状长椭圆形，基部圆或钝，背面被茸毛，果红色，熟时变黑色。

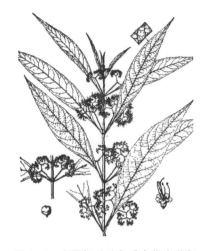

图1-4　尖尾枫（引自《中华本草》）

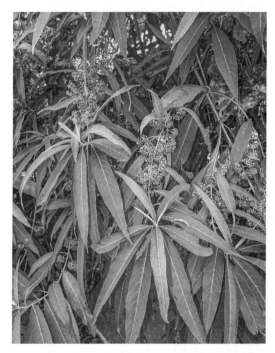

图1-5　尖尾枫（邹春玉　摄于广西）

　　裸花紫珠与大叶紫珠在名称上亦有混淆，其中《中药大辞典》和《中华本草》均以"赶风柴：为马鞭草科植物裸花紫珠的带有嫩枝的叶"收录裸花紫珠，《中国高等植物图鉴》记载裸花紫珠别名为"紫珠草"；而《中华本草》和《全国中草药汇编》分别将大叶紫珠的别名记载为"赶风柴"和"紫珠草"。通过植物形态对比发现，裸花紫珠与大叶紫珠最大的区别在于聚伞花序特征：

裸花紫珠为聚伞花序开展，6～9次分歧，花序梗长达8 cm，萼及花冠均无毛；而大叶紫珠子房有毛，聚伞花序6次分歧，花序梗长2～3 cm，萼及花冠均被毛（图1-6、图1-7）。

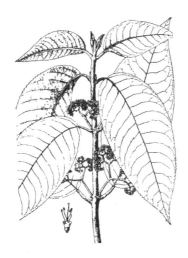

图1-6　大叶紫珠（引自《中国高等植物图鉴》）

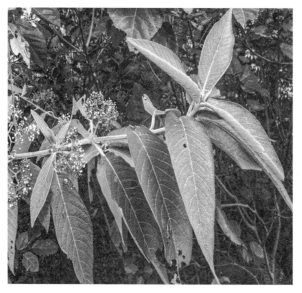

图1-7　大叶紫珠（黄俞淞　摄于广西）

根据张宏达教授的记载，裸花紫珠与杜虹花的干燥叶很相似，均为卵形，背面密被黄褐色短柔毛，但杜虹花聚伞花序宽不过4 cm，2～5次分歧，花序梗短于3 cm，较柔弱（图1-8和1-9）；裸花紫珠聚伞花序通常超过6 cm，6次分歧或者更多，花序梗长超过3 cm，且粗壮。

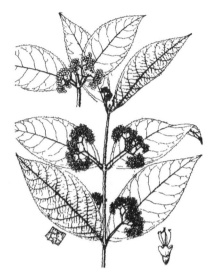

图1-8　杜虹花（引自《中国高等植物图鉴》）

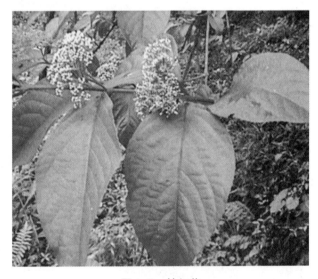

图1-9　杜虹花

2. 显微鉴别

由于紫珠属植物的形态特征较为相似，市场上时有混淆使用，存在较大的安全隐患。相关学者在对其性状鉴别之后，开展了显微特征方面的研究，结果表明，显微鉴别的主要依据有叶表皮细胞类型、表皮的茸毛类型，以及主脉叶肉薄壁组织中草酸钙晶体有无、类型、多少；茎的木栓层细胞类型及有无附着茸毛及茸毛类型、皮层宽度及细胞形状、髓部草酸钙晶体等。裸花紫珠与部分同属植物的显微鉴别特征对比详见表1-2。

表 1-2 裸花紫珠与部分同属植物药材显微结构对比

植物名称	表皮细胞类型（叶）	表皮革毛类型（叶）	薄壁组织晶体类型（叶）	皮层（茎）	木栓层（茎）	髓部草酸钙晶体类型（茎）
裸花紫珠 C. nudiflora Hook. et Arn.	上表皮为 1 列长方形细胞，下表皮为 1 列类圆形细胞	上表皮可见小腺毛、腺鳞和单细胞非腺毛，下表皮见小腺毛、腺鳞、分枝状非腺毛和星状毛	散在草酸钙簇晶，气孔不定式	10 多列类方形、类椭圆形细胞	2 列类圆形或类方形细胞，可见小腺毛、分枝状非腺毛、腺鳞	
尖尾枫 C. longissima (Hemsl.) Merr.	上表皮为 1 列类长方形细胞，略具突起，下表皮为 1 列类圆形细胞	上表皮具小腺毛和多细胞非腺毛，下表皮具小腺毛、腺鳞	草酸钙簇晶，棱角不明显	近 10 列类圆形、类椭圆形细胞	3～4 列类方形细胞	散在草酸钙簇晶
大叶紫珠 C. macrophylla Vahl	上表皮为 1 列类圆形细胞，具乳头状突起，可见腺毛、腺鳞及非腺毛；下表皮为 1 列较小的类圆形细胞，可见腺毛、腺鳞以及分枝状非腺毛	上表皮具小腺毛、多细胞非腺毛，下表皮具小腺毛、多细胞分枝状非腺毛和星状毛	散在草酸钙簇晶，偶见草酸钙方晶，气孔不定式	10 列左右类圆形或类椭圆形细胞	2 列类圆形或方形细胞，可见小腺毛、腺鳞，多分枝状非腺毛	散在草酸钙簇晶，偶见草酸钙方晶
杜虹花 C. formosana Rolfe	上、下表皮均为 1 列类方形细胞	上表皮具多细胞非腺毛，下表皮多细胞分枝状非腺毛和星状毛	散在草酸钙簇晶	由数列类椭圆形细胞组成	4～5 列类方形或类长方形细胞	

续表

植物名称	表皮细胞类型（叶）	表皮茸毛类型（叶）	薄壁组织晶体类型（叶）	皮层（茎）	木栓层（茎）	髓部草酸钙晶体类型（茎）
红紫珠 *C. nubella* Lindl.	上表皮为 1 列类长方形细胞，具疣状突起，下表皮为 1 列类圆形细胞	上表皮可见多细胞柄腺毛、腺鳞和多细胞非腺毛，下表皮可见多细胞头、多细胞柄腺毛、腺鳞、小腺鳞和单细胞非腺毛		数列类圆形、类椭圆形，不规则形细胞	2 列类长方形细胞，分枝状非腺毛	
枇杷叶紫珠 *C. kochiana* Makino	上表皮为 1 列类方形或类圆形细胞，下表皮为 1 列类圆形细胞	上表皮具小腺毛、多细胞头多细胞柄腺毛和单细胞非腺毛，下表皮具小腺毛、多细胞分枝状非腺毛、多细胞星状毛和星状毛	散在草酸钙簇晶，气孔均平轴式	近 10 列类长方形、类长椭圆形细胞	2 列类长方形细胞，可见分枝状非腺毛、腺鳞、腺毛	
广东紫珠 *C. kwangtungensis* Chun	上表皮细胞多角形，下表皮细胞类多角形，垂周壁弯曲	上表皮细胞外壁有疣状突起，上表皮外侧可见多细胞非腺毛、腺毛，下表皮外侧可见腺鳞		表皮为 2～4 列切向延长的类方形细胞，偶见非腺毛		

3. 薄层色谱法鉴别

薄层色谱法鉴别在中药制剂的定性鉴别中已得到广泛的应用，这主要是其具有分离分析双重功能，大大提高了鉴别工作的灵敏度和专属性，成为中药鉴别的重要方法。《中国药典》中大多数品种采用硅胶薄层色谱法，少数使用聚酰胺薄层色谱法和氧化铝色谱法进行鉴别。有学者采用黄酮类和三萜类化学成分作为对照品，开展了裸花紫珠及其同属植物薄层色谱的定性分析，如董琳采用木犀草素、5-羟基-3, 7, 3′, 4′-四甲氧基黄酮、5, 4′-二羟基-3, 7, 3′-三甲氧基黄酮为对照品，测得裸花紫珠样品与裸花紫珠阳性药材在薄层色谱中相应的位置上呈现相同颜色的荧光斑点。闫康对紫珠属6种植物的乙酸乙酯部位与甲醇部位进行薄层色谱的定性分析，采用木犀草素和齐墩果酸作为两提取部位的对照品，结果表明该方法可较好地区分裸花紫珠及其同属植物。此外，王红刚等对3种紫珠属植物（大叶紫珠、裸花紫珠、枇杷叶紫珠）进行薄层分析，结果表明三者均含有黄酮类化合物，但三者斑点的数量和位置不同，因此可通过薄层色谱将三者区别开来。

4. 化学成分鉴别

宁德生等研究发现，7种紫珠属植物（红紫珠、裸花紫珠、大叶紫珠、杜虹花、紫珠、广东紫珠、枇杷叶紫珠）之间的总黄酮和总酚酸含量差异显著，其中以红紫珠的总黄酮含量最高，在粗提液中其总黄酮含量高达3.75%，裸花紫珠次之，枇杷叶紫珠的最低；同时，通过相关性分析发现，紫珠属植物的总黄酮和总酚酸含量与其抗氧化活性呈正相关。蔡灏等研究发现5种紫珠属药材（裸花紫珠、大叶紫珠、枇杷叶紫珠、广东紫珠、紫珠）的总酚和总黄酮含量相差较大，其中裸花紫珠的总黄酮含量最高；王红刚等研究亦表明5种紫珠属植物中总黄酮含量从高到低依次为裸花紫珠、尖尾枫、大叶紫珠、杜虹花、枇杷叶紫珠。

5. 指纹图谱鉴别

利用高效液相色谱法（HPLC法）建立裸花紫珠、广东紫珠、大叶紫珠、杜虹花、红紫珠、紫珠、老鸦糊等不同种紫珠属植物样品的色谱图（图1-10），结果表明，不同种紫珠属植物的色谱图有明显差异，每个种的色谱图存在特征性，说明HPLC指纹图谱可有效鉴别紫珠属植物的各个种，可以解决因该属植物外观形态相近、难以辨别而导致目前市场上混卖混用等问题。孙宜春等通过化学计量学方法，探讨苯乙醇苷类成分在紫珠属植物药材鉴别上的应用。结果表明，紫珠属植物不同药材的苯乙醇苷类成分差异较大，连翘酯苷B、金石蚕苷、毛蕊花糖苷、samioside 和异类叶升麻苷均可作为区分紫珠属植物不同药材的"指纹"化学成分。

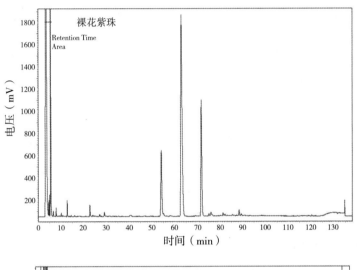

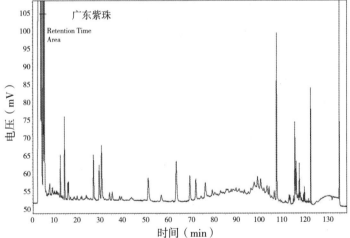

图 1-10 不同品种紫珠属植物的 HPLC 色谱图

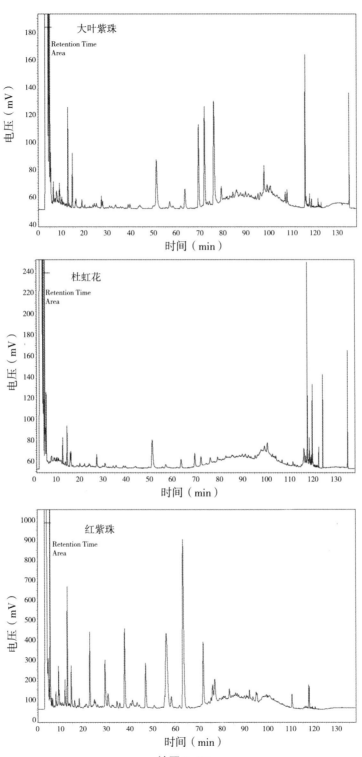

续图 1-10

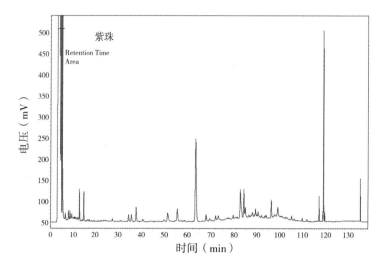

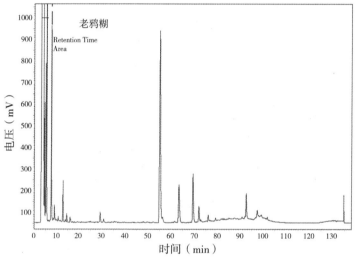

续图 1–10

6. 分子鉴别

杨先国等采用随机扩增多态性 DNA（RAPD）分子标记法从 DNA 分子水平对裸花紫珠、大叶紫珠、广东紫珠、杜虹花 4 个种展开相关研究，发现这 4 个种 RAPD 扩增后的聚类分析结果与植物形态学观察分类结果相一致，所得 RAPD 标记可用于紫珠属药用植物的多态性研究，为开发用于遗传鉴定研究的分子标记技术奠定基础。

第二章　裸花紫珠的化学物质基础研究

裸花紫珠为马鞭草科紫珠属植物，主要生长在海南、广东、广西、江西等国内省份及新加坡、印度、越南、马来西亚等国外地区。裸花紫珠味苦、微辛，性平，具有止血、抗炎、消肿、解毒、化湿去浊等功效，基于其开发的裸花紫珠片、胶囊、颗粒、栓剂、合剂及分散片等多种制剂已上市并被广泛使用，临床上主要用于治疗各种内外伤出血、细菌性感染引起的炎症肿毒、急性传染性肝炎等。

据国内外相关文献调查显示，裸花紫珠的化学成分主要包括黄酮类、三萜类、二萜类、倍半萜类、环烯醚萜类、苯丙素类及挥发油类等二次代谢产物。

由于裸花紫珠的药用成分具有新颖的化学结构和显著的临床疗效，引起了国内众多学者的极大兴趣。有学者采用大孔吸附树脂、Sephadex LH–20 凝胶、十八烷基硅烷键合硅胶（ODS）、硅胶、高效液相半制备和高速逆流色谱等多种色谱分离方法对其化学成分进行系统地富集、分离及纯化，并利用核磁共振（NMR）等多种现代波谱学分析技术及结合气相色谱质谱法（GC–MS），迄今已从中分离（分析），鉴定得到近 500 个单体化合物。现将中药裸花紫珠的化学物质基础综述如下。

第一节　黄酮类化合物

据国内外文献报道统计，相关学者从裸花紫珠中分离鉴定出 40 种黄酮类化合物，主要包括游离黄酮、黄酮苷、黄酮醇及其苷类等。裸花紫珠的黄酮类化合物多以木犀草素（图 2–1–6）为母核形成甲氧基、酚羟基或糖苷类化合物等衍生物；糖苷类化合物所连接的单糖以葡萄糖为主，二糖以葡萄糖和鼠李糖（以 1 → 6 位连接）为主。此外，也有报道黄酮苷元与咖啡酰基或阿魏酰基缩合形成酯类衍生物，如木犀草素 –3′ –O–（6″ –E– 咖啡酰）– β –D– 吡喃葡萄糖苷（2–1–25）。目前，从裸花紫珠中分离鉴定的黄酮类化合物及其结构式详见表 2–1 和图 2–1。从化合物报道频次和含量角度出发，黄酮类被认为是裸花紫珠的主要成分之一，也是高效液相色谱法检测的常用指标成分，其中以木犀草素（2–1–6）和（或）木犀草苷（2–1–11）作为指标检测的研究报道较多。

表 2–1　裸花紫珠中的黄酮类成分

序号	化合物名称	植物部位
2–1–1	芹菜素（apigenin）	地上部分
2–1–2	岳桦素（ermanine）	地上部分
2–1–3	芹菜素 –7–O– β –D– 葡萄糖苷（apigenin–7–O– β –D–glucoside）	地上部分
2–1–4	芹菜素 –7–O– β –D– 葡萄糖醛酸苷丁酯 （apigenin–7–O– β –D–glucuronide buthyl ester）	叶
2–1–5	野漆树苷；芹菜素 –7–O– β –D– 新橙皮苷 （rhoifolin；apigenin–7–O– β –D–neohesperidoside）	地上部分
2–1–6	木犀草素（luteolin）	叶
2–1–7	5, 7, 4′ – 三羟基 –3′ – 甲氧基黄酮 （5, 7, 4′ –trihydroxy–3′ –methoxyflavone）	叶
2–1–8	香叶木素（diosmetin）	叶
2–1–9	毡毛美洲茶素（velutin）	叶
2–1–10	含珠藓黄酮（philonotisflavone）	地上部分
2–1–11	木犀草素 –7–O– β –D– 吡喃葡萄糖苷；木犀草苷 （luteolin–7–O– β –D–glucopyranoside；luteoloside）	地上部分
2–1–12	金圣草黄素 –7–O– β –D– 葡萄糖苷；柯伊利素 –7–O– β –D– 吡喃葡萄糖苷（chrysoeriol–7–O– β –D–glucoside）	地上部分
2–1–13	6– 羟基木犀草素 –7–O– β –D– 葡萄糖苷 （6–hydroxyluteolin–7–O– β –D–glucoside）	地上部分
2–1–14	木犀草素 –3′ – 甲氧基 –6– 羟基 –7–O– β –D– 吡喃葡萄糖苷 （luteolin–3′ –methoxyl–6–hydroxy–7–O– β –D–glucopyranoside）	地上部分
2–1–15	木犀草素 –3′ –O– β –D– 吡喃葡萄糖苷 （luteolin–3′ –O– β –D–glucopyranoside）	地上部分
2–1–16	木犀草素 –4′ –O– β –D– 吡喃葡萄糖苷 （luteodin–4′ –O– β –D–glucopyranoside）	地上部分
2–1–17	5, 7– 二羟基 –3′ – 甲氧基黄酮 –4′ –O– β –D– 葡萄糖苷 （5, 7–dihydroxy–3′ –methoxy fiavone–4′ –O– β –D–glucoside）	叶

序号	化合物名称	植物部位
2-1-18	木犀草素 -7-*O*-β-*D*- 吡喃葡萄糖醛酸苷甲酯 ［luteolin-7-*O*-β-*D*-glucuronide］	叶
2-1-19	木犀草素 -7-*O*- 新橙皮苷（luteodin-7-*O*-neohesperidoside）	叶
2-1-20	5, 3′- 二羟基 -4′- 甲氧基黄酮 -7-*O*-β-*D*- 新橙皮苷 （5, 3′-dihydroxy-4′-methoxyflavone-7-*O*-β-*D*-neohesperidoside）	叶
2-1-21	木犀草素 -7, 4′- 二 -*O*- 葡萄糖苷（luteolin-7, 4′-di-*O*-glucoside）	地上部分
2-1-22	木犀草素 -7-*O*-（6″-p- 香豆酰基）-β-*D*- 吡喃葡萄糖苷 ［luteolin-7-*O*-（6″-p-coumaryl）-β-*D*-glucopyranoside］	叶
2-1-23	木犀草素 -7-*O*-（6″-*E*- 咖啡酰）-β-*D*- 吡喃葡萄糖苷 ［luteolin-7-*O*-（6″-*trans*-caffeoyl）-β-*D*-glucopyranoside］	叶
2-1-24	木犀草素 -7-*O*-（6″-*E*- 阿魏酰）-β-*D*- 吡喃葡萄糖苷 ［luteolin-7-*O*-（6″-*trans*-feruloyl）-β-*D*-glucopyranoside］	叶
2-1-25	木犀草素 -3′-*O*-（6″-*E*- 咖啡酰）-β-*D*- 吡喃葡萄糖苷 ［luteolin-3′-*O*-（6″-*trans*-caffeoyl）-β-*D*-glucopyranoside］	地上部分
2-1-26	木犀草素 -4′-*O*-（6″-*E*- 咖啡酰）-β-*D*- 吡喃葡萄糖苷 ［luteolin-4′-*O*-（6″-*trans*-caffeoyl）-β-*D*-glucopyranoside］	地上部分
2-1-27	山奈酚（kaempferol）	地上部分
2-1-28	5- 羟基 -3, 7, 4′- 三甲氧基黄酮 （5-hydroxy-3, 7, 4′-trimethoxyflavone）	地上部分
2-1-29	槲皮素（quercetin）	叶
2-1-30	异鼠李素（isorhamnetin）	地上部分
2-1-31	鼠李秦素（rhamnazin）	地上部分
2-1-32	3, 7- 二甲氧基 - 槲皮素（3, 7-dimethoxy-quercetin）	叶
2-1-33	5, 7- 二羟基 -3, 3′, 4′- 三甲氧基黄酮 （5, 7-dihydroxy-3, 3′, 4′-trimethoxyflavone）	地上部分
2-1-34	5, 4′- 二羟基 -3, 7, 3′- 三甲氧基黄酮 （5, 4′-dihydroxy-3, 7, 3′-trimethoxyflavone）	叶
2-1-35	阿亚黄素（ayanin）	叶
2-1-36	5- 羟基 -3, 7, 3′, 4′- 四甲氧基黄酮 （5-hydroxy-3, 7, 3′, 4′-tetramethoxyflavone）	叶
2-1-37	紫云英苷（astragalin）	叶
2-1-38	槲皮素 -3′-*O*-β-*D*- 葡萄糖苷（quercetin-3′-*O*-β-*D*-glucoside）	叶

续表

序号	化合物名称	植物部位
2-1-39	芦丁（rutin）	叶
2-1-40	2′-羟基-4, 3′, 4′, 6′-四甲氧基查尔酮 （2′-hydroxy-4, 3′, 4′, 6′-tetramethoxychalcone）	叶

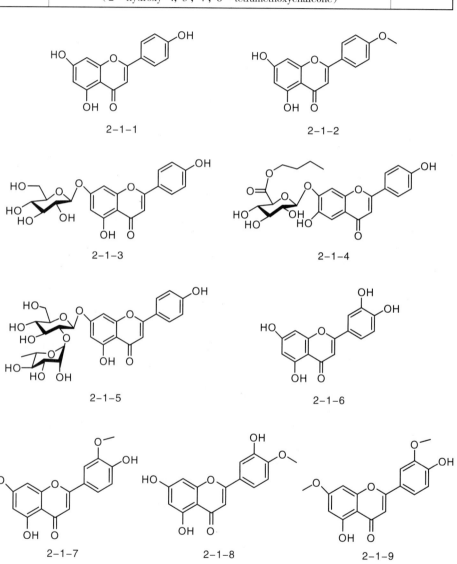

图 2-1　裸花紫珠黄酮类成分的化学结构

2-1-10

2-1-11

2-1-12

2-1-13

2-1-14

2-1-15

2-1-16

2-1-17

2-1-18

2-1-19

续图 2-1

2-1-20

2-1-21

2-1-22

2-1-23

2-1-24

2-1-25

2-1-26

续图 2-1

2-1-27

2-1-28

2-1-29

2-1-30

2-1-31

2-1-32

2-1-33

2-1-34

2-1-35

2-1-36

2-1-37

2-1-38

2-1-39

2-1-40

续图 2-1

第二节　三萜类化合物

裸花紫珠药用成分中的三萜类化合物以五环三萜及其苷类居多，结构多以乌苏烷型或齐墩果烷型三萜为基本骨架，具有 2α－羟基、12－烯、19α－羟基、二十八酸的基本结构，2 位、3 位、19 位、23 位和 24 位碳多被羟基取代，28 位的羧基则多被糖苷化而形成三萜皂苷。虽然从裸花紫珠中分离鉴定出的三萜类化学成分较多，也被认为是裸花紫珠的主要成分之一，但在其质量控制研究中很少以该类化合物作为指标成分。目前仅有张艳秋、秦树森等选取了其中含量较高的且具抗菌、消炎、护肝降酶作用的熊果酸（2-2-2）和齐墩果酸（2-2-15）作为指标成分，用高效液相色谱法进行定量测定，探索其对裸花紫珠质量控制的实际意义。目前从裸花紫珠中分离鉴定出的三萜类化合物及其结构式详见表 2-2 和图 2-2。

表 2-2　裸花紫珠中的三萜类成分

序号	化合物名称	植物部位
2-2-1	乌苏烷 -12- 烯 -3β- 醇（urs-12-en-3β-ol）	叶
2-2-2	乌索酸 / 乌苏酸 / 熊果酸（ursolic acid）	地上部分
2-2-3	2α－羟基乌索酸（2α-hydroxyursolic acid）	地上部分
2-2-4	2α,3α－二羟基 -12- 烯 -28- 乌苏酸 （2α,3α-dihydroxyurs-12-en-28-oic acid）	地上部分
2-2-5	2α,3β,19α－三羟基 -12- 烯 -28- 乌苏酸 （2α,3β,19α-trihydroxyurs-12-en-28-oic acid）	地上部分
2-2-6	2α,3α,19α－三羟基乌索酸 -12- 烯 -28- 乌苏酸；蔷薇酸 （2α,3α,19α-trihydroxyurs-12-en-28-oic acid; euscaphic acid）	地上部分
2-2-7	2α,3α,24- 三羟基乌苏烷 -12- 烯 -28- 乌苏酸 （2α,3α,24-trihydroxyurs-12-en-28-oic acid）	地上部分
2-2-8	2α,3α,19α,23- 四羟基 -12- 烯 -28- 乌苏酸 （2α,3α,19α,23-tetrahydroxyurs-12-en-28-oic acid）	地上部分
2-2-9	2α, 3β, 19α－三羟基乌苏烷 -12- 烯 -28-O-β-D- 吡喃葡萄糖苷 （2α,3β,19α-trihydroxyurs-12-en-28-O-β-D-glucopyranoside）	地上部分
2-2-10	刺梨苷；2α,3α,19α－三羟基乌苏烷 -12- 烯 -28- O-β-D- 吡喃葡萄糖苷（kajiichigoside F1；2α,3α, 19α-trihydroxyurs-12-en-28-O-β-D-glucopyranoside）	地上部分

序号	化合物名称	植物部位
2-2-11	2α,3α,19α,23-四羟基乌苏烷-12-烯-28-O-β-D-葡萄糖苷 （2α,3α,19α,23-tetrahydroxyurs-12- en-28-O-β-D-glucopyranoside）	地上部分
2-2-12	2α,3α,23,29-四羟基乌苏酸-12,19-二烯- 28-O-β-D-吡喃葡萄糖苷 ［2α,3α,23,29-tetrahydroxyurs-12,19-dien- 28-O-β-D-glucopyranoside］	叶
2-2-13	2α,3α,19α-三羟基乌苏烷-12-烯-28-O-β-D-木糖 （1→2）-β-D-葡萄糖苷［2α,3α,19α-trihydroxyurs-12-en- 28-O-β-D-xylopyranosyl（1→2）-β-D-glucopyranoside］	地上部分
2-2-14	2α,3α,19α,23-四羟基-12,20（30）-二烯-28-乌苏酸 ［2α,3α,19α,23-tetrahydroxyurs-12,20（30）-dien-28-oic acid］	地上部分
2-2-15	齐墩果酸（oleanolic acid）	地上部分
2-2-16	2α,3β,24-三羟基齐墩果烷-12-烯-28-乌苏酸 （2α,3β,24-trihydroxyolean-12-en-28-oic acid）	地上部分
2-2-17	2α,3α,24-三羟基齐墩果烷-12-烯-28-乌苏酸 （2α,3α,24-trihydroxyolean-12-en-28-oic acid）	地上部分
2-2-18	2α,3β,19α-三羟基齐墩果烷-12-烯-28-O-β-D-吡喃葡萄糖苷 （2α,3β,19α-trihydroxyolean-12- en-28-O-β-D-glucopyranoside）	地上部分
2-2-19	2α,3α,19α-三羟基齐墩果烷-12-烯-28-O-β-D-吡喃葡萄糖苷 （2α,3α,19α-trihydroxyolean-12- en-28-O-β-D-glucopyranoside）	地上部分
2-2-20	2α,3α,19α-三羟基齐墩果烷-12-烯-28-O-β-D- 木糖-（1→2）-β-D-吡喃葡萄糖苷 ［2α,3α,19α-trihydroxyolean-12-en-28-O-β-D- xylopyranosyl-（1→2）-β-D-glucopyrano-side］	叶
2-2-21	2α,3β,19α,23-四羟基齐墩果烷-12-烯-28-O-β-D-葡萄糖苷 （2α,3β,19α,23-tetrahydroxyolean-12- en-28-O-β-D-glucopyranoside）	叶
2-2-22	2α,3α,19α,23-四羟基齐墩果烷-12-烯-28-O-β-D-葡萄糖苷 （2α,3α,19α,23-tetrahydroxy olean-12- en-28-O-β-D-glucopyranoside）	地上部分

续表

序号	化合物名称	植物部位
2-2-23	2α,3α,19α,24-四羟基齐墩果烷-12-烯-28-O-β-D-吡喃葡萄糖苷（2α,3α,19α,24-tetrahydroxyolean-12-en-28-O-β-D-glucopyranoside）	叶
2-2-24	2α,3α,19α,23-四羟基齐墩果烷-12-烯-28-O-β-D-木糖-（1→2）-β-D-吡喃葡萄糖苷［2α,3α,19α,23-tetrahydroxyolean-12-en-28-O-β-D-xylopyranosyl-（1→2）-β-D-glucopyranoside］	叶

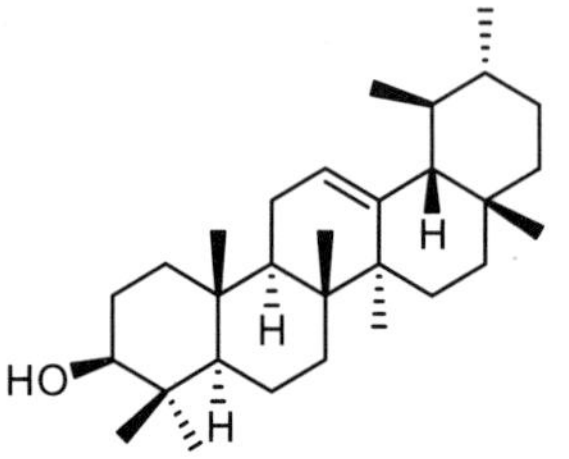

2-2-1 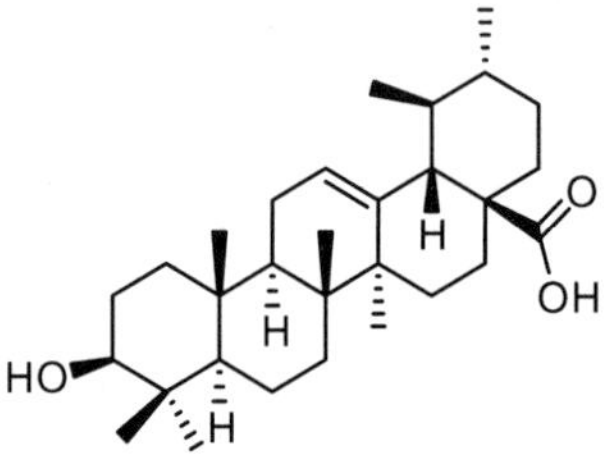 2-2-2 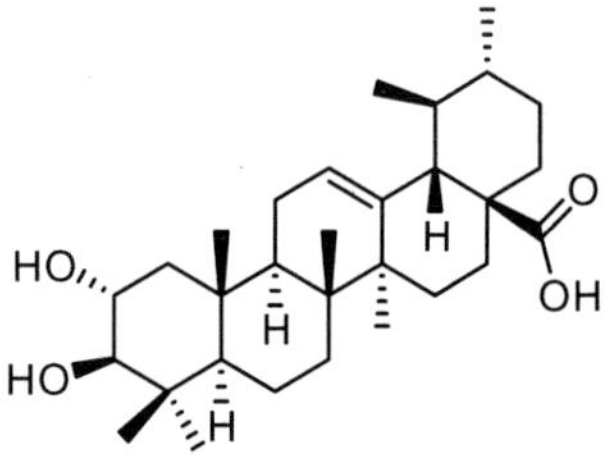 2-2-3

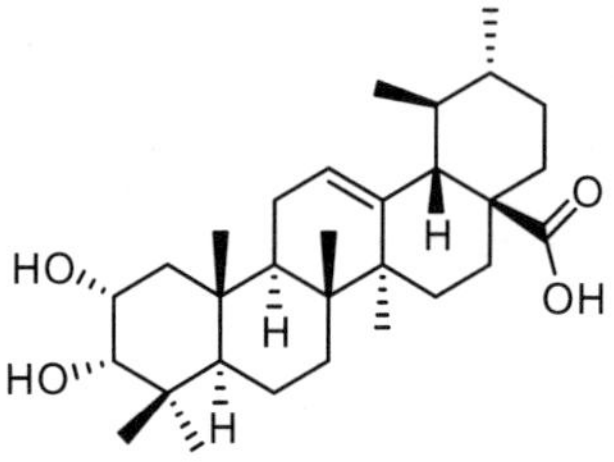

2-2-4 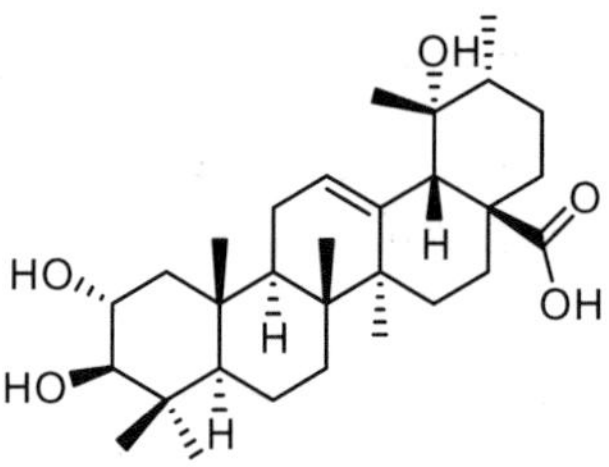 2-2-5 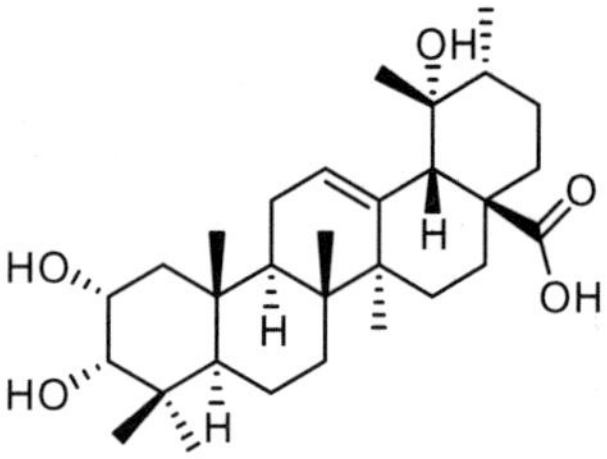 2-2-6

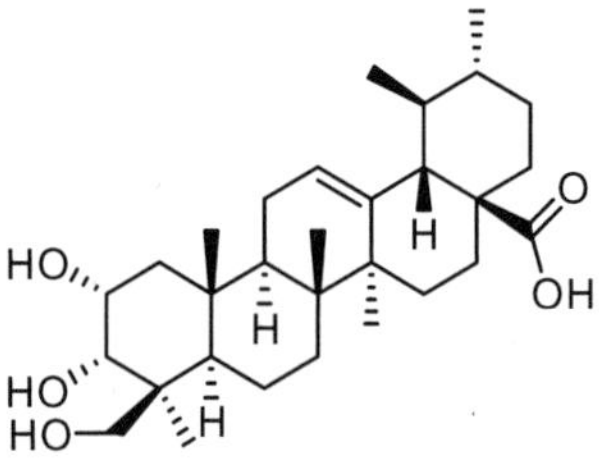

2-2-7 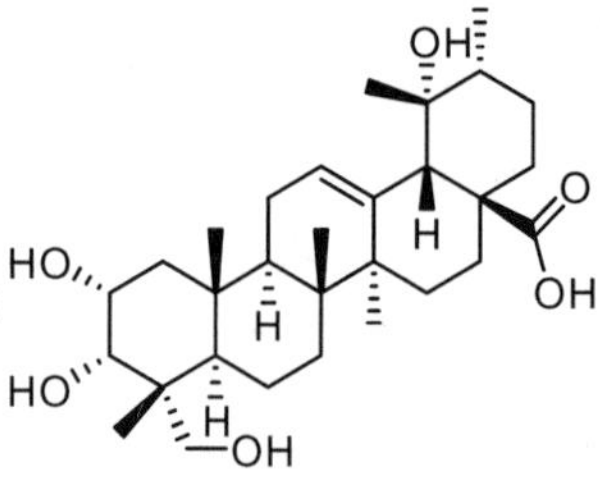 2-2-8 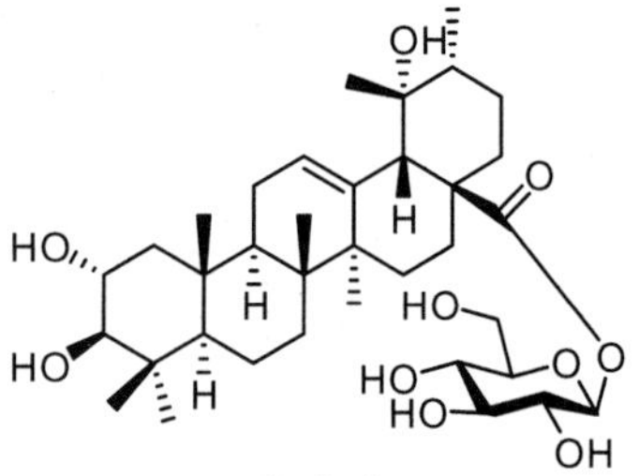 2-2-9

图 2-2　裸花紫珠三萜类成分的化学结构

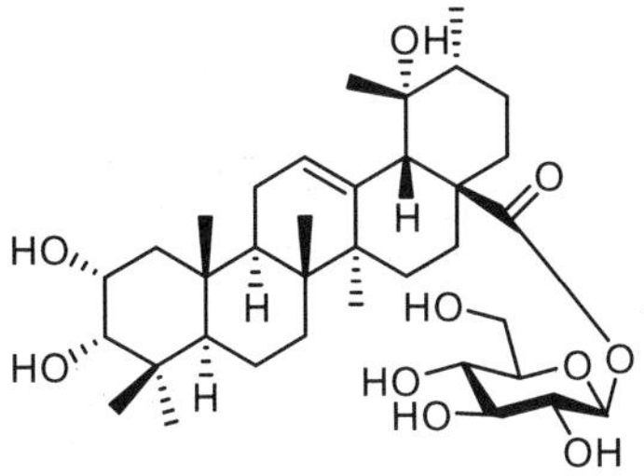

2-2-10

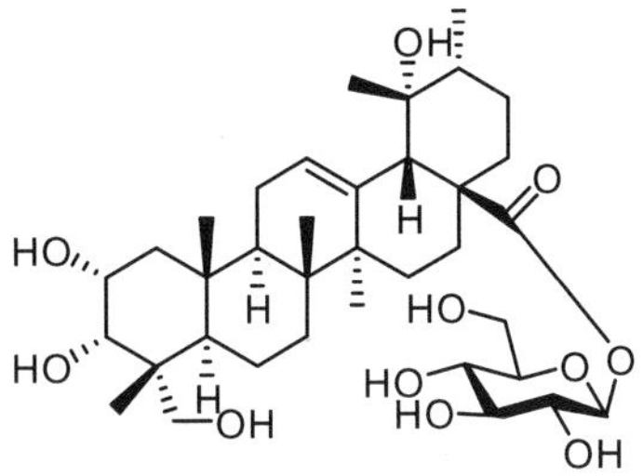

2-2-11

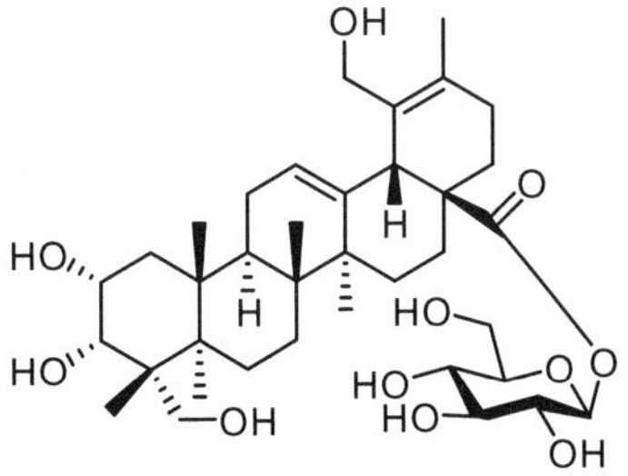

2-2-12

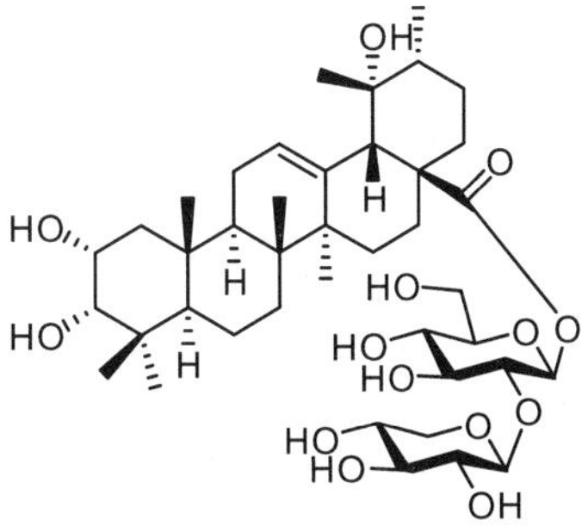

2-2-13

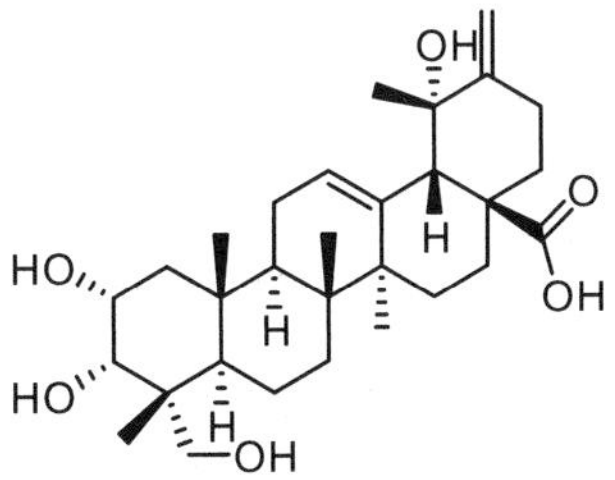

2-2-14

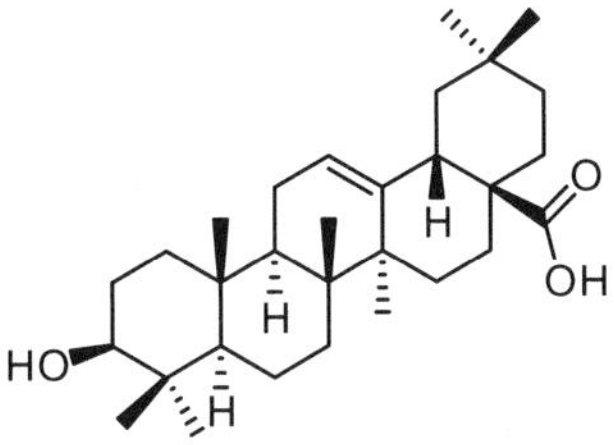

2-2-15

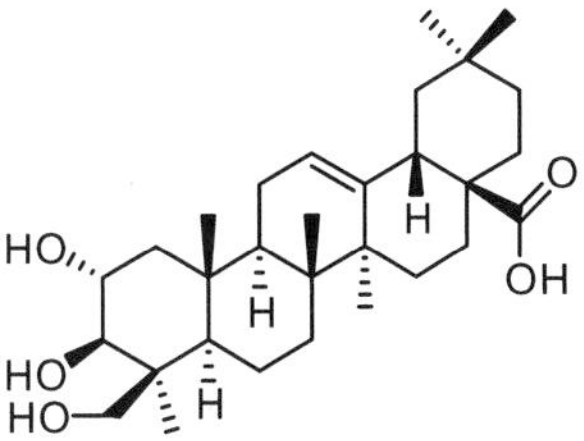

2-2-16

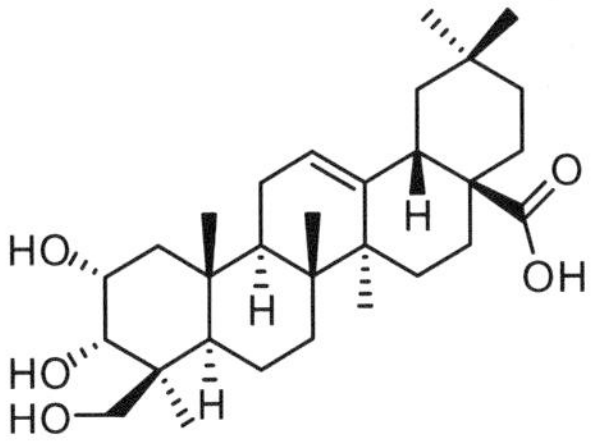

2-2-17

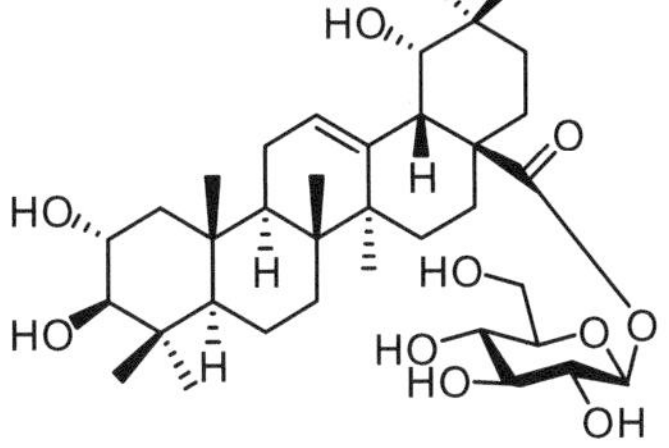

2-2-18

续图 2-2

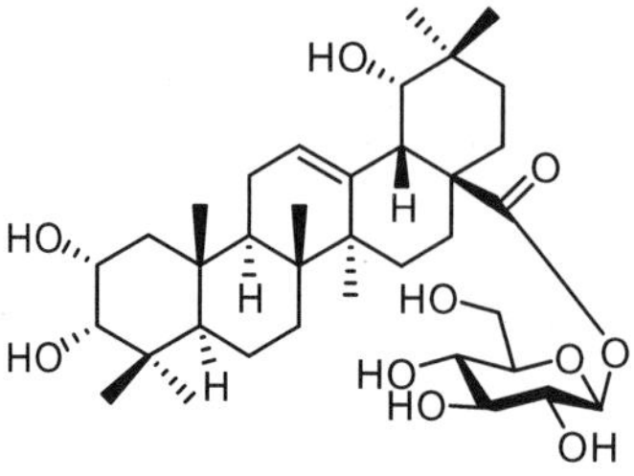

2-2-19

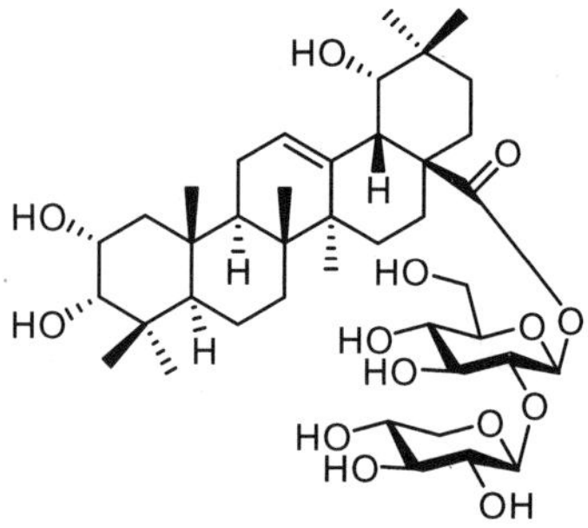

2-2-20

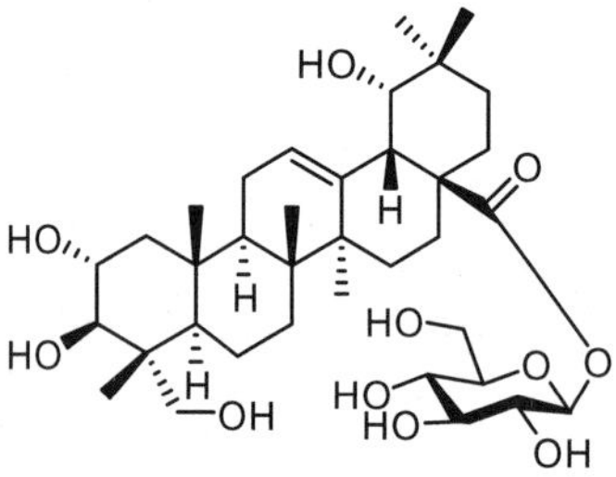

2-2-21

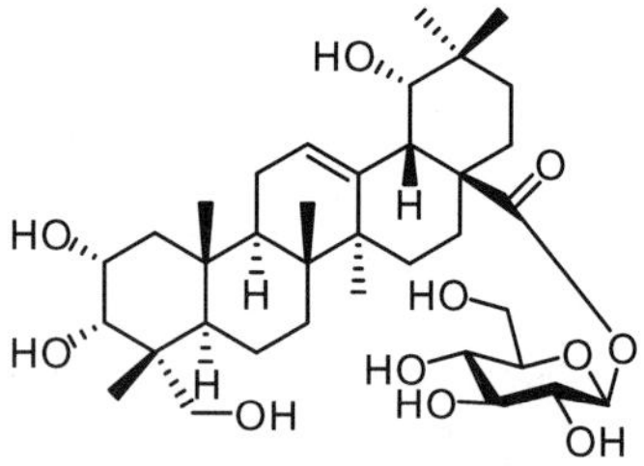

2-2-22

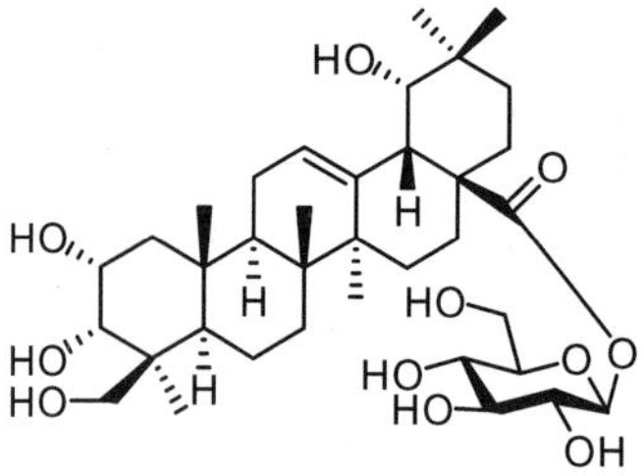

2-2-23

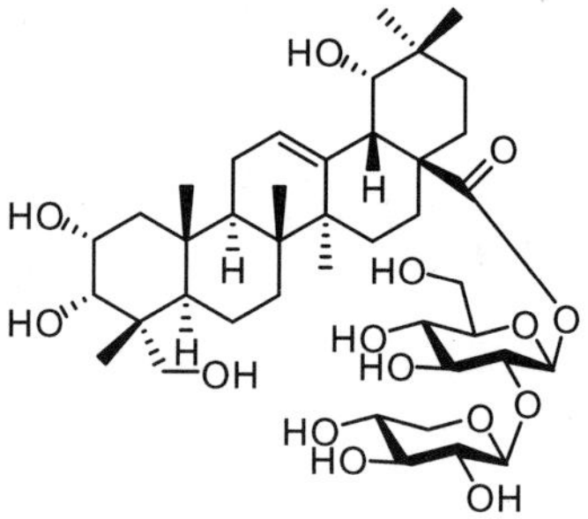

2-2-24

续图 2-2

第三节　二萜类化合物

　　二萜类化合物是近几年来对裸花紫珠新兴起的研究热点，以半日花烷型二萜、松香烷型二萜和海松烷型二萜为主。目前从裸花紫珠中分离鉴定出的二萜类化合物及其结构式详见表 2-3 和图 2-3。

表 2-3　裸花紫珠中的二萜类成分

序号	化合物名称	植物部位
2-3-1	callnudoid A	叶
2-3-2	callnudoid A1	叶
2-3-3	callnudoid B	叶
2-3-4	callnudoid C	叶
2-3-5	callnudoid D	叶
2-3-6	callnudoid E	叶
2-3-7	callnudoid F	叶
2-3-8	callnudoid G	叶
2-3-9	callnudoid H	叶
2-3-10	callicarpic acid A	叶
2-3-11	callicarpic acid	叶
2-3-12	nudiflopene A	叶
2-3-13	nudiflopene B	叶
2-3-14	nudiflopene C	叶
2-3-15	nudiflopene D	叶
2-3-16	nudiflopene E	叶
2-3-17	nudiflopene F	叶
2-3-18	nudiflopene G	叶
2-3-19	nudiflopene H	叶
2-3-20	nudiflopene I	叶
2-3-21	nudiflopene J	叶
2-3-22	nudiflopene K	叶
2-3-23	nudiflopene L	叶
2-3-24	nudiflopene M	叶
2-3-25	nudiflopene N	叶
2-3-26	nudiflopene O	叶
2-3-27	latisilinoid	叶
2-3-28	callinudin A	叶
2-3-29	callinudin B	叶
2-3-30	callinudin C	叶

续表

序号	化合物名称	植物部位
2-3-31	callinudin D	叶
2-3-32	callinudin E	叶
2-3-33	callinudin F	叶
2-3-34	3,4-seco-12R,13S-dihydroxy-4（18），8（17），14（15）-labdatrien-3-oic acid	叶
2-3-35	ent-3,4-seco-14-carbonyl-15,16-epoxy-4（18），8（17），13（14）-labdatrien-3-oic acid	叶
2-3-36	ent-3,4-seco-12R,15-epoxy-4（18），8（17），13-labdatrien-3-oic acid	叶
2-3-37	ent-3,4-seco-16-hydroxy-12,15-epoxy-4（18），8（17），12,14-labdatetraen-3-oic acid	叶
2-3-38	ent-3,4-seco-12,15-dioxo-4,8,13-labdatrien-3-oic acid	叶
2-3-39	methylcallicarpate	叶
2-3-40	syn-3,4-seco-12R-hydroxy-15,16-epoxy-4（18），8（17），13（16），14（15）-labdatetraen-3-oic acid	叶
2-3-41	syn-3,4-seco-12S-hydroxy-15,16-epoxy-4（18），8（17），13（16），14（15）-labdatetraen-3-oic acid	叶
2-3-42	ent-12,15-epoxy-3,4-seco-4,8,12,14-labdatetraen-3-oic acid	叶
2-3-43	12E-3,4-secolabda-4（18），8（17），12,14-tetraen-3-oic acid	叶
2-3-44	12E-3,4-secolabda-4（18），8（17），12,14-tetraen-3-oic acid methyl ester	叶
2-3-45	callicarpaolide	叶
2-3-46	callicapene M6	叶
2-3-47	sterebin A	叶
2-3-48	sterebin I	叶
2-3-49	sterebin J	叶
2-3-50	sterebin O	叶
2-3-51	7α-hydroxy sandaracopimaric acid	地上部分
2-3-52	14α-hydroxy-7,15-isopimaradien-18-oic acid	叶

序号	化合物名称	植物部位
2-3-53	isopimaric acid	叶
2-3-54	14α–hydroxy methyl ester-7,15–isopimaradien–l8–oic acid	叶
2-3-55	3–oxo–7–hydroxy–8（17），13E–labdadien–15–oic acid	叶
2-3-56	3–oxo–8–hydroxy–13E–labdadien–15–oic acid	叶
2-3-57	sesamin	叶
2-3-58	paulownin	叶
2-3-59	12,15–dihydroxylabda–8（17），13–dien–19–oic acid	叶
2-3-60	16,17–dihydroxy–3–O–phyllocladane	地上部分
2-3-61	callicarposide A	地上部分
2-3-62	3,12–O–β–D–二吡喃葡萄糖基–11，16–二羟基–8,11,13–三烯	叶

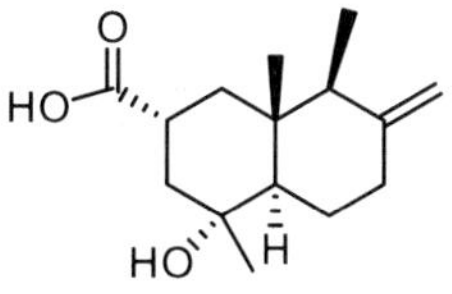

2-3-1 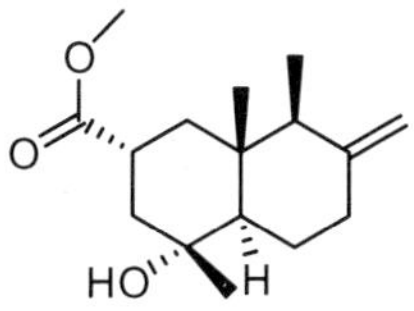   2-3-2 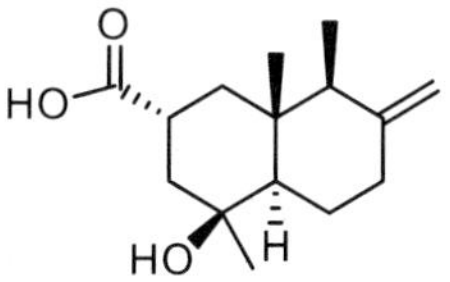   2-3-3

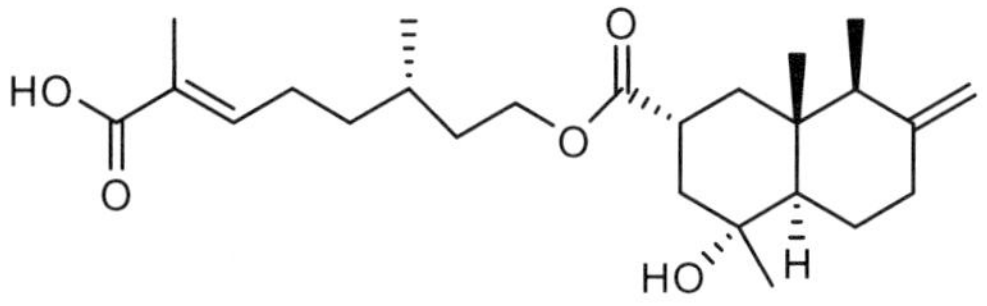

2-3-4 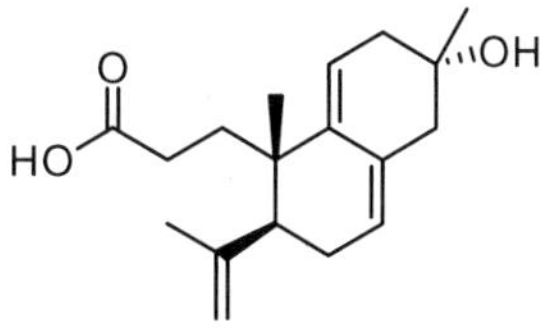   2-3-5

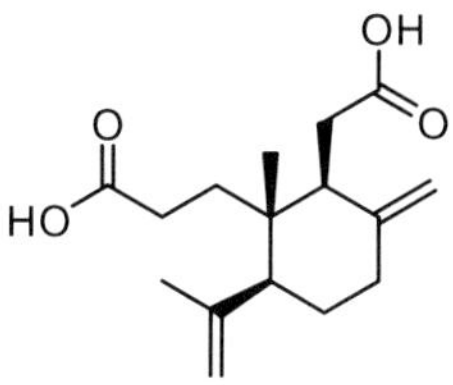

2-3-6 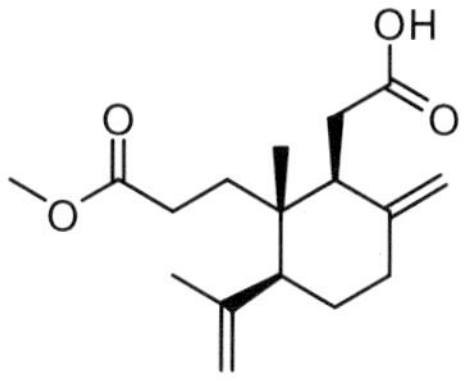   2-3-7

图 2-3　裸花紫珠二萜类成分的化学结构

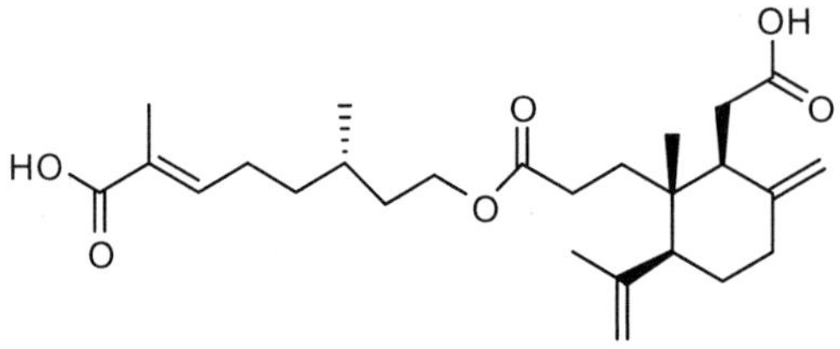

2-3-8

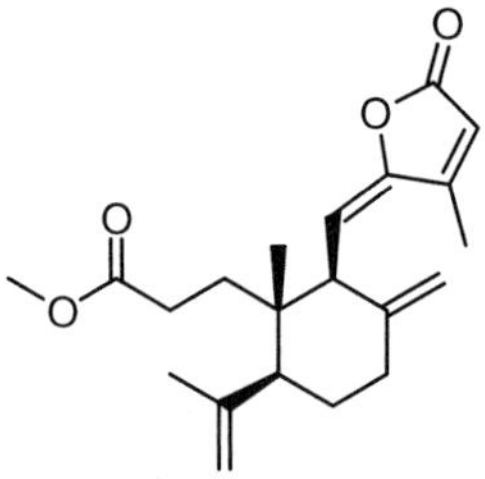

2-3-9

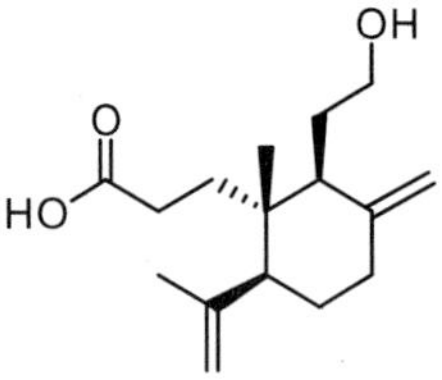

2-3-10

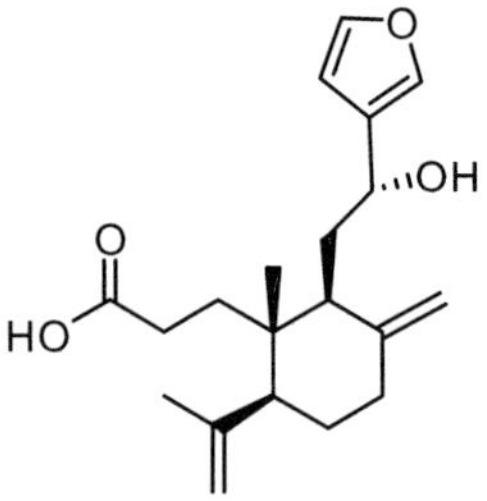

2-3-11

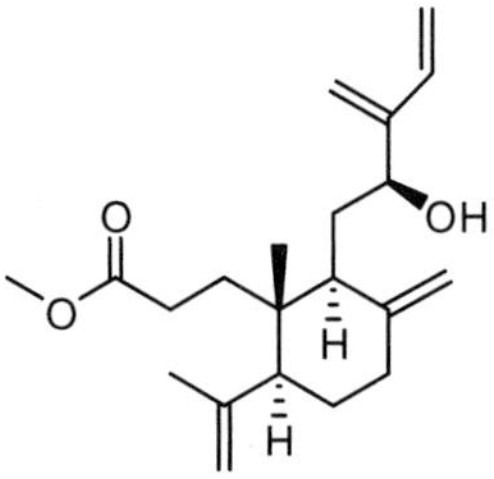

2-3-12

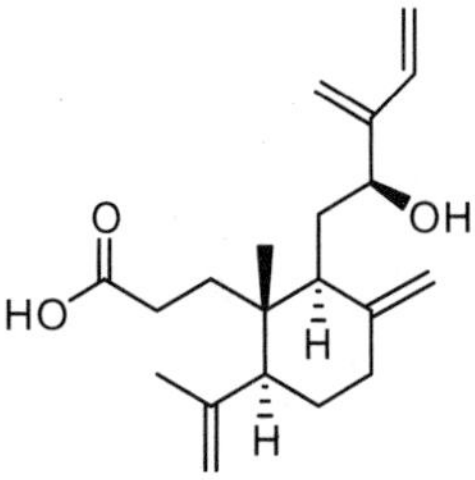

2-3-13

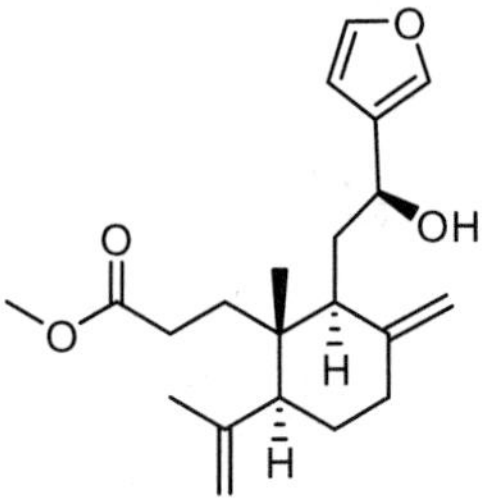

2-3-14

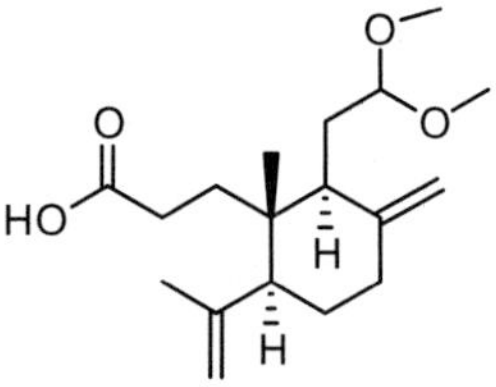

2-3-15

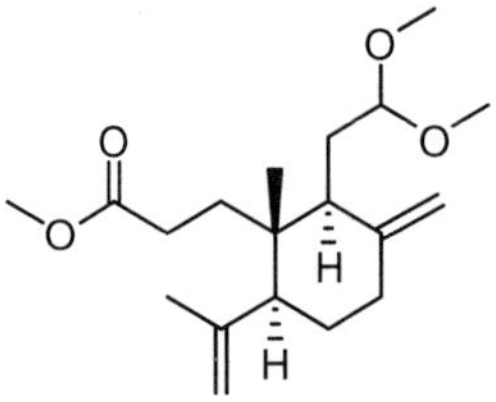

2-3-16

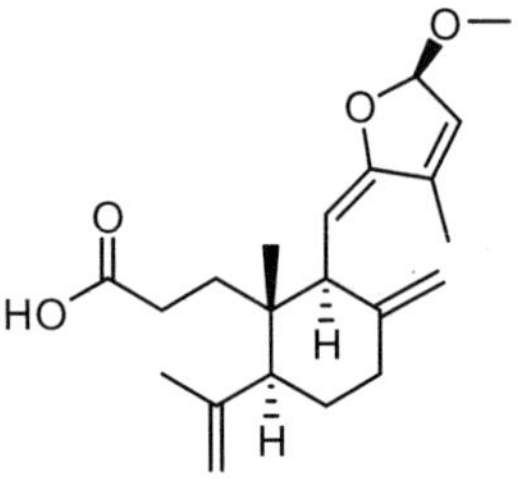

2-3-17

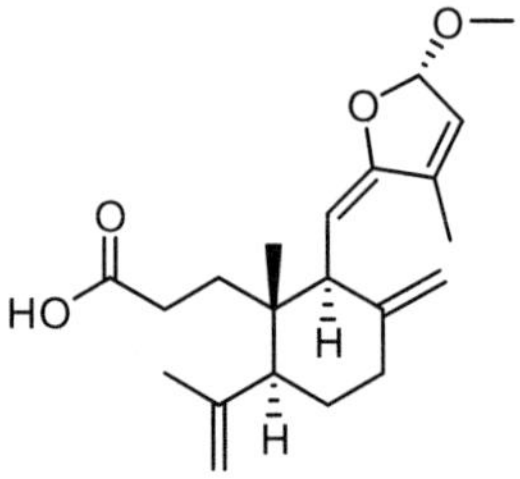

2-3-18

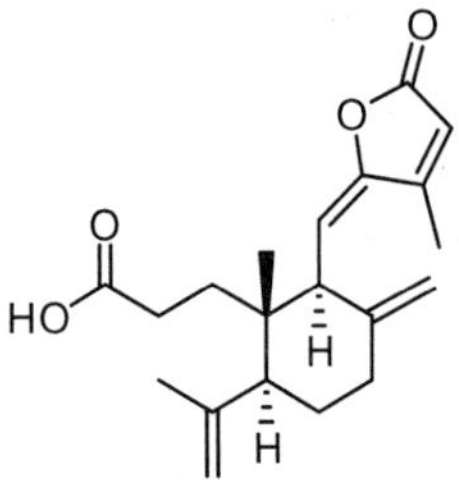

2-3-19

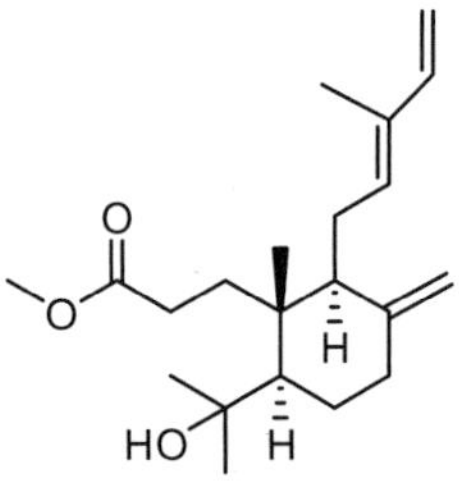

2-3-20

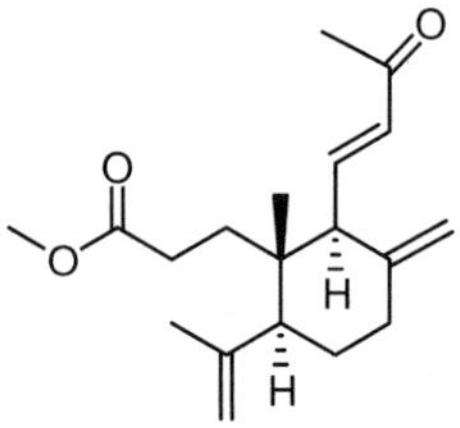

2-3-21

续图 2-3

2-3-22 2-3-23 2-3-24

2-3-25 2-3-26 2-3-27

2-3-28 2-3-29 2-3-30

2-3-31 2-3-32 2-3-33

2-3-34 2-3-35 2-3-36

续图 2-3

2-3-37

2-3-38

2-3-39

2-3-40

2-3-41

2-3-42

2-3-43

2-3-44

2-3-45

2-3-46

2-3-47

2-3-48

2-3-49

续图 2-3

2-3-50　　　　　2-3-51　　　　　2-3-52　　　　　2-3-53

2-3-54　　　　　2-3-55　　　　　2-3-56　　　　　2-3-57

2-3-58　　　　　2-3-59　　　　　2-3-60

2-3-61　　　　　　　　2-3-62

续图 2-3

第四节　倍半萜类化合物

倍半萜类化合物是裸花紫珠的特征性成分之一，以石竹烷型、丁香烷型、megastigman型和蛇麻烷型等构型及其降倍半萜类化合物为主。目前从裸花紫珠中分离鉴定出的倍半萜类化合物及其结构式详见表2-4和图2-4。

表2-4　裸花紫珠中的倍半萜类成分

序号	化合物名称	植物部位
2-4-1	（3S,5R,6R,7E,9S）-megastigman-7-ene-3,5,6,9-tetrol	叶
2-4-2	（3S,5R,6S,7E）-5,6-环氧-3-羟基-7-大柱香波龙烯-9-酮［（3S,5R,6S,7E）-5,6-epoxy-3-hydroxy-7-megastigmen-9-one］	叶
2-4-3	（7E,6R,9S）-9-hydroxy-4,7-megastigmadien-3-one	叶
2-4-4	（S）-（+）-去氢催吐萝芙叶醇［（S）-（+）-dehydrovomifoliol］	叶
2-4-5	（+）-dehydrovomifoliol	叶
2-4-6	vomifoliol	叶
2-4-7	脱落酸（abscisic acid）	叶
2-4-8	（6S,9R）-roseoside	叶
2-4-9	12-羟基茉莉酸（12-hydroxyjasmonicacid）	叶
2-4-10	（-）-12-羟基茉莉酸甲酯［（-）-methyl-12-hydroxyjasmonate］	叶
2-4-11	pubinernoid A	叶
2-4-12	（-）-clovane-2,9-diol	叶
2-4-13	丁子香烷-2β,9α-二醇（clovane-2β,9α-diol）	叶
2-4-14	（8R,9R）-异丁香烷-8,9-二醇［（8R,9R）-isocaryolane-8,9-diol］	叶
2-4-15	丁香烷-1,9β-二醇（caryolane-1,9β-diol）	叶
2-4-16	丁香烷-1β,9α-二醇（caryolane-1β,9α-diol）	叶
2-4-17	suberosols B	叶
2-4-18	7,8-epoxy-1（12）-caryophy-9β-diol	叶
2-4-19	（3R,4R,5R）-5-hydroxycaryophyll-8（13）-ene-3,4-epoxide	叶
2-4-20	kobusone	叶
2-4-21	caryophyllenol-II	叶
2-4-22	humulene diepoxideA	叶

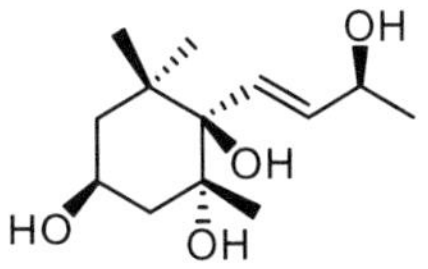

2-4-1 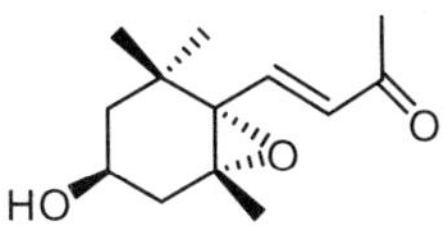　　　　　　2-4-2 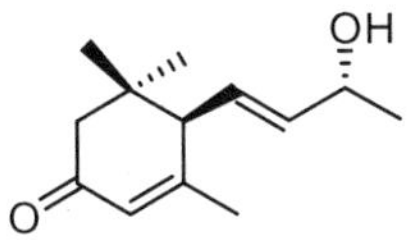　　　　　　2-4-3 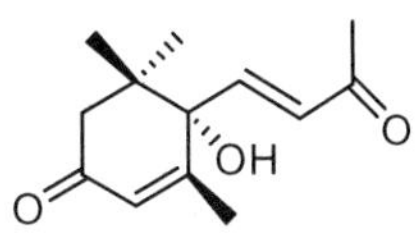　　　　　　2-4-4

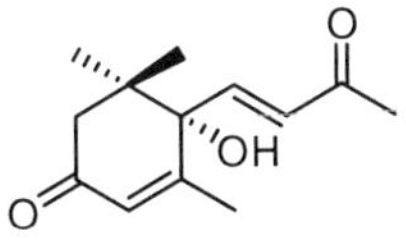

2-4-5 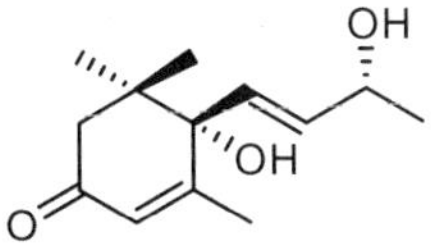　　　　　　　2-4-6 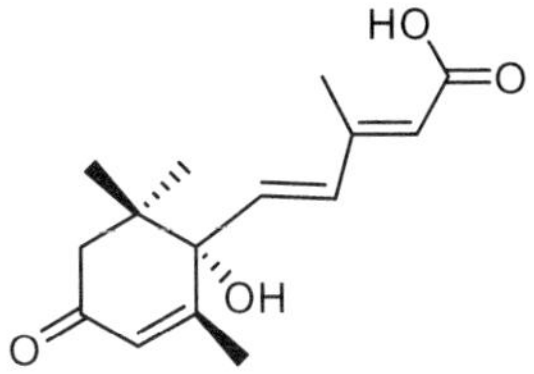　　　　　　　2-4-7

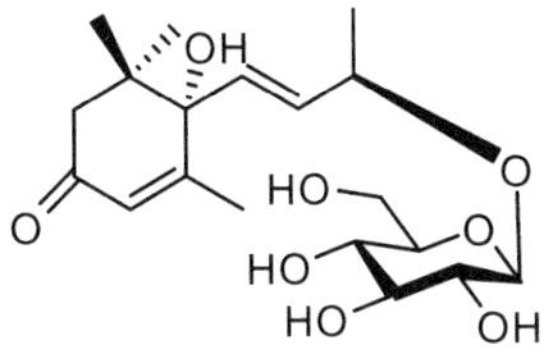

2-4-8 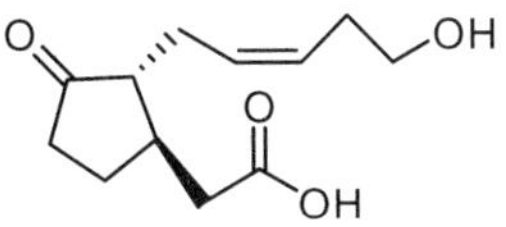　　　　　　　2-4-9 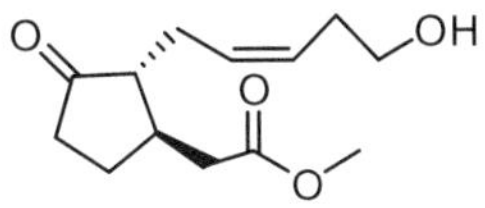　　　　　　　2-4-10

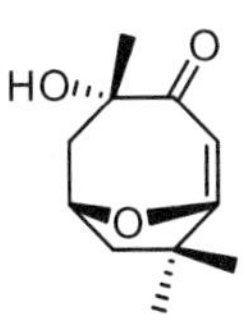

2-4-11 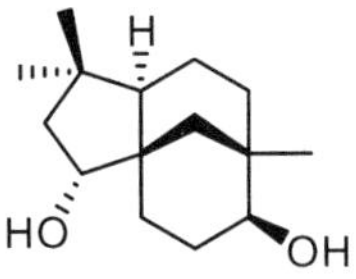　　　　2-4-12 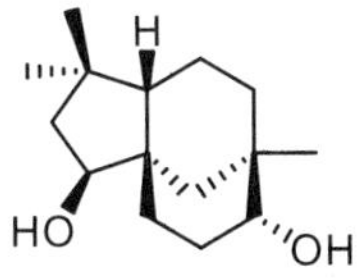　　　　2-4-13 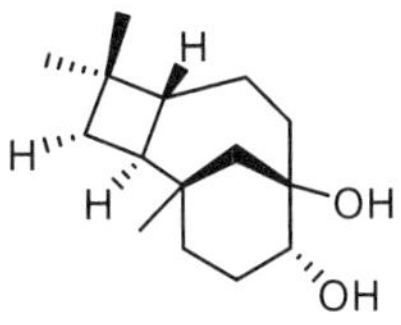　　　　2-4-14

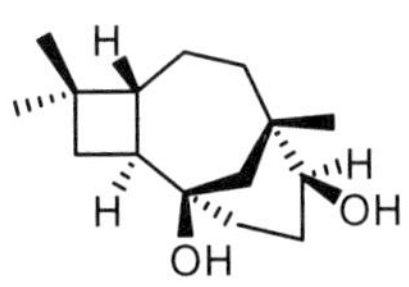

2-4-15 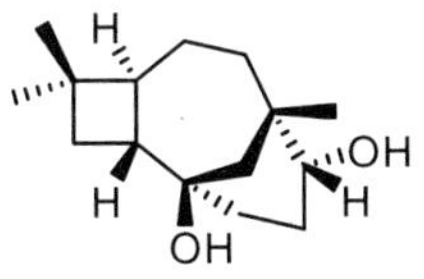　　　　2-4-16 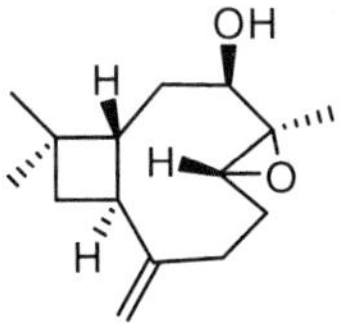　　　　2-4-17 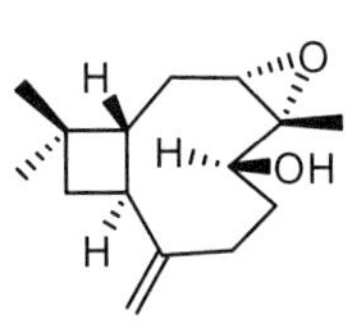　　　　2-4-18

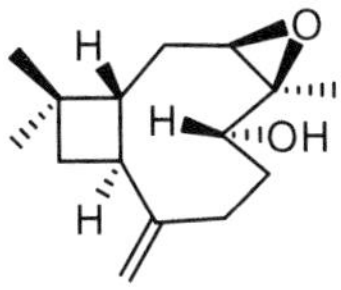

2-4-19 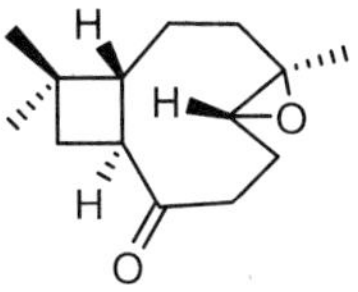　　　　2-4-20 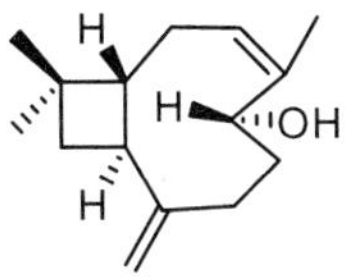　　　　2-4-21 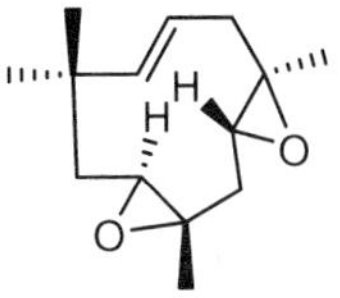　　　　2-4-22

图 2-4　裸花紫珠倍半萜类成分的化学结构

第五节　环烯醚萜类化合物

　　环烯醚萜类化合物也是裸花紫珠的特征性成分之一，Feng 等报道了一系列以梓醇为骨架结构的环烯醚萜苷与咖啡酰基和桂皮酰基生成的衍生物，如 6-O- 丁香酰筋骨草醇（2-5-5）、6-O- 阿魏酰梓醇（2-5-13）、6″-O- 咖啡酰梓醇（2-5-23）。目前从裸花紫珠中分离鉴定出的环烯醚萜类化合物及其结构式详见表 2-5 和图 2-5。

表 2-5　裸花紫珠中的环烯醚萜类成分

序号	化合物名称	植物部位
2-5-1	益母草苷（ajugol）	地上部分
2-5-2	梓醇（catalpol）	地上部分
2-5-3	8- 乙酰基哈帕苷（8-acetyl-harpagide）	地上部分
2-5-4	6-O- 香草酰筋骨草苷（6-O-vanilloylajugol）	地上部分
2-5-5	6-O- 丁香酰筋骨草醇（6-O-syringoylajugol）	地上部分
2-5-6	ampicoside	地上部分
2-5-7	5″-methoxy-ampicoside	地上部分
2-5-8	linearoside	地上部分
2-5-9	6-O- 咖啡酰基益母草苷（6-O-caffeoylajugol）	叶
2-5-10	裸花紫珠梓醇 A	叶
2-5-11	nudifloside	地上部分
2-5-12	米内苷（minecoside）	叶
2-5-13	6-O- 阿魏酰梓醇（6-O-feruloylcatalpol）	地上部分
2-5-14	callicoside B	叶
2-5-15	callicoside C	叶
2-5-16	callicoside D	叶
2-5-17	callicoside E	叶
2-5-18	callicoside F	叶
2-5-19	7-O-E-p-coumaroylgardoside	叶
2-5-20	10-O-（E）-p-coumaroyl geniposidic acid	地上部分
2-5-21	6′-O- 咖啡酰基益母草苷 / 裸花紫珠苷 A1（6′-O-caffeoyl ajugol /nudifloside A1）	叶
2-5-22	callicoside A（6′-O-caffeoyl-3,4-dihydrocatalpol）	叶
2-5-23	6″-O- 咖啡酰梓醇（6″-O-caffeoylcatalpol）	地上部分

续表

序号	化合物名称	植物部位
2-5-24	6″-*O*-阿魏酰梓醇（6″-*O*-feruloylcatalpol）	地上部分
2-5-25	agnucastoside C	地上部分
2-5-26	3″-methoxyagnucastoside C	地上部分

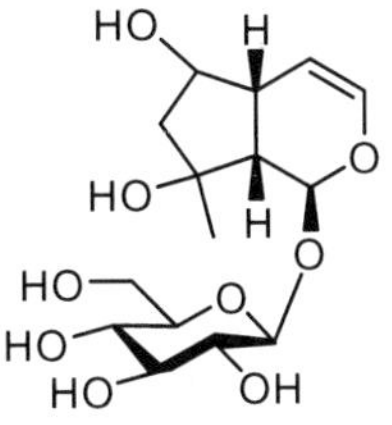

2-5-1

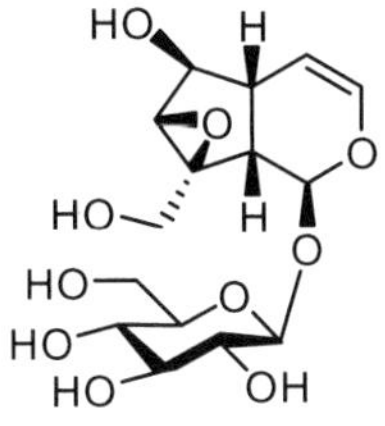

2-5-2

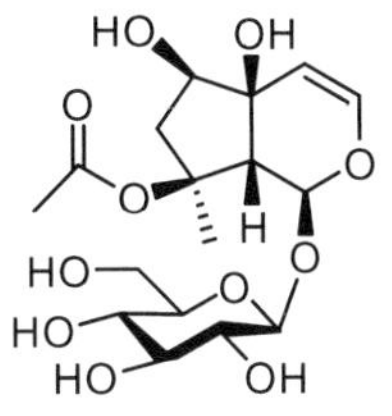

2-5-3

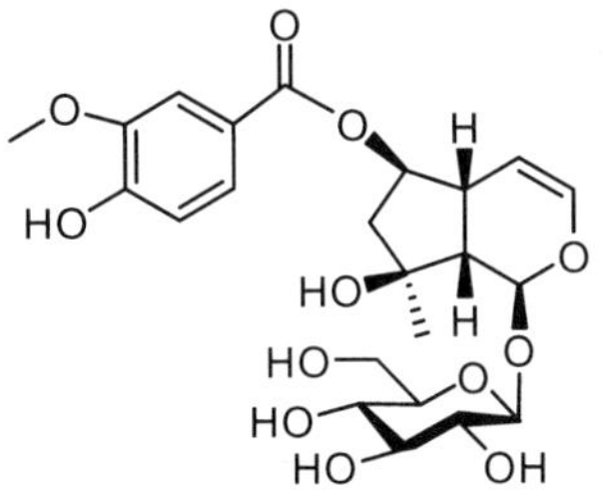

2-5-4

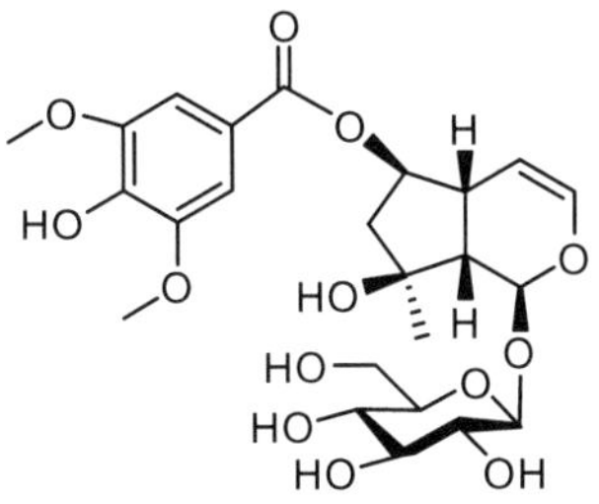

2-5-5

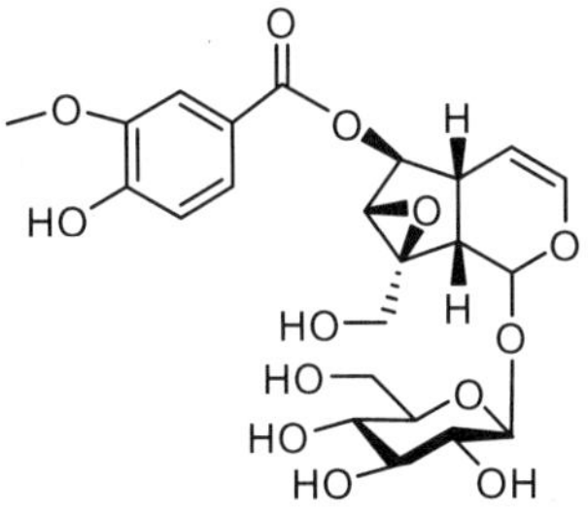

2-5-6

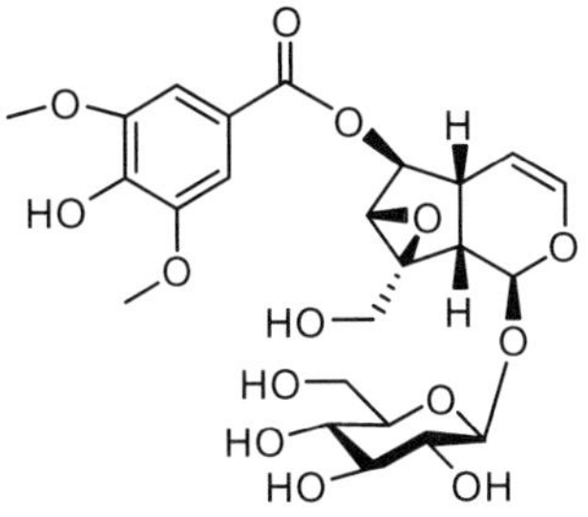

2-5-7

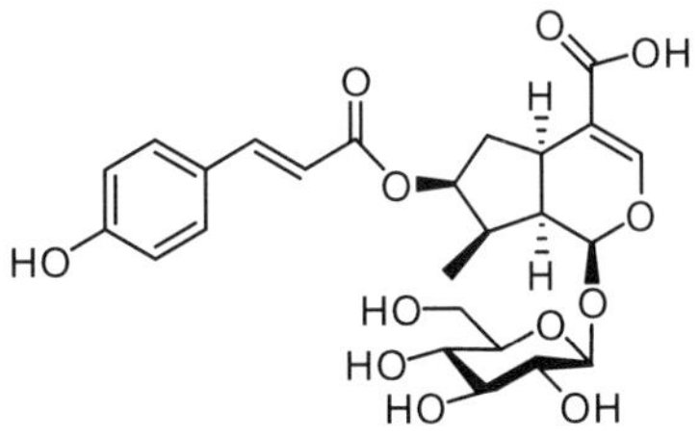

2-5-8

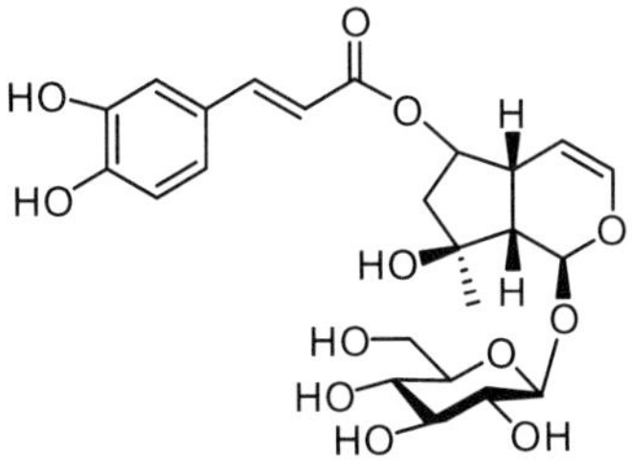

2-5-9

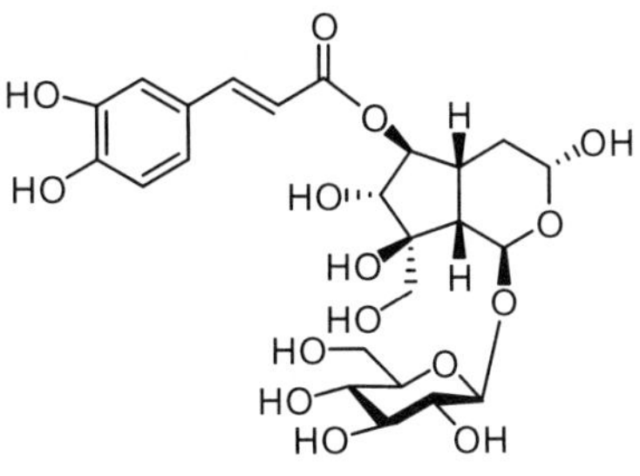

2-5-10

图 2-5　裸花紫珠环烯醚萜类成分的化学结构

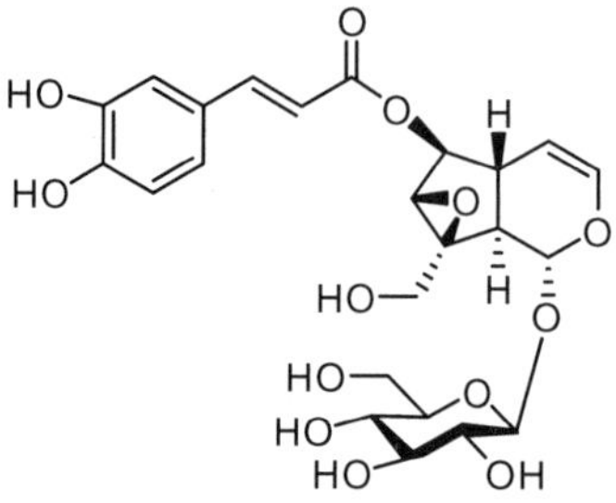

2-5-11

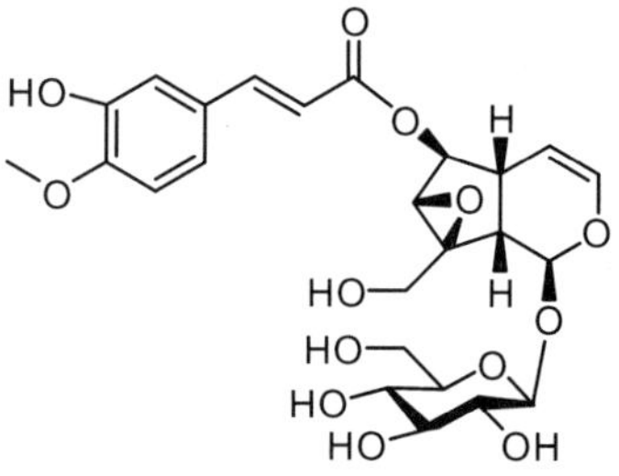

2-5-12

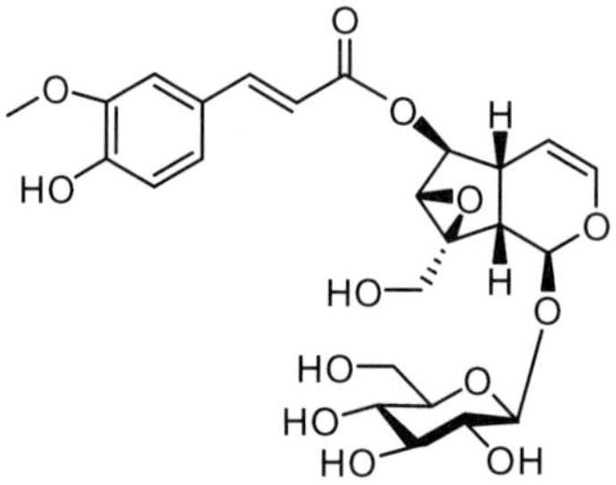

2-5-13

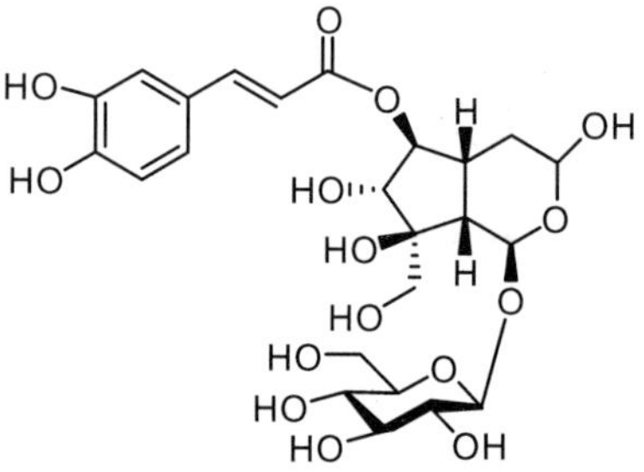

2-5-14

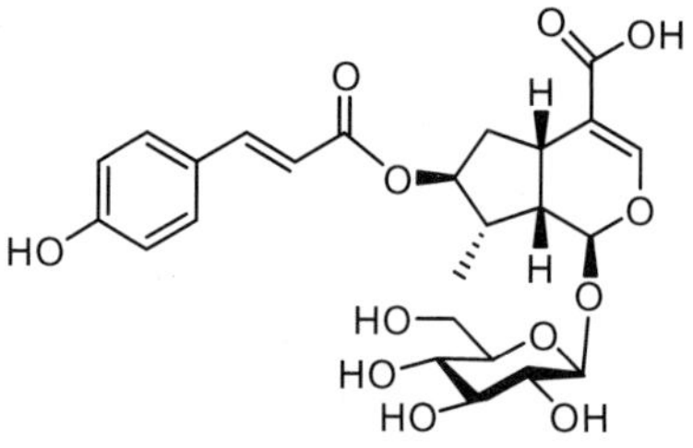

2-5-15

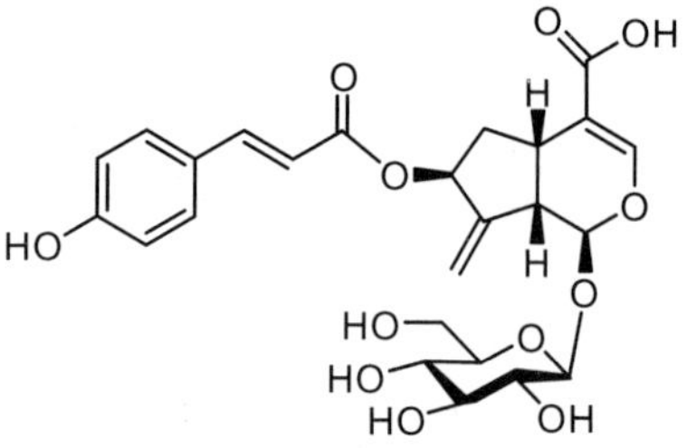

2-5-16

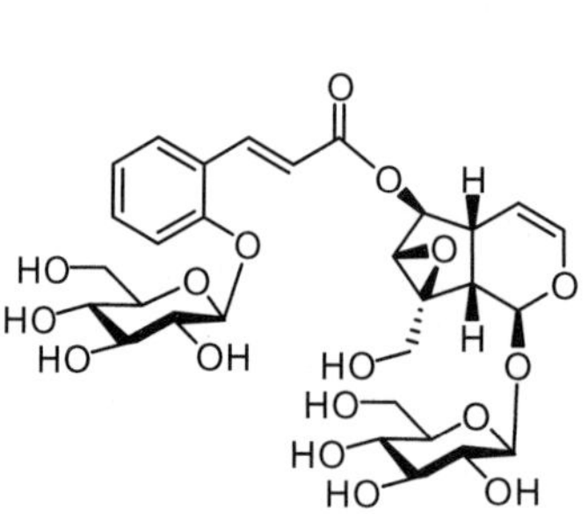

2-5-17

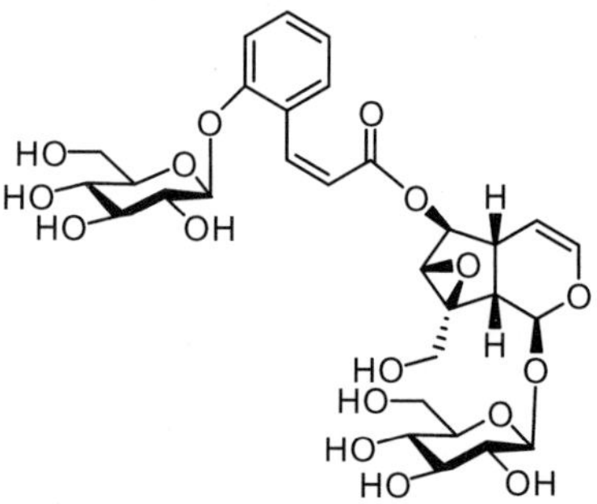

2-5-18

续图 2-5

2-5-19

2-5-20

2-5-21

2-5-22

2-5-23

2-5-24

2-5-25

2-5-26

续图 2-5

第六节　苯丙素类化合物

目前从裸花紫珠中分离鉴定所得的苯丙素类化合物主要有苯丙素苷、木脂素、类木脂素、香豆素、苯丙酸和苯乙醇苷等类型。其中，化合物 nudiflorin A ～ C（2-6-30 ～ 2-6-32）为双四氢呋喃型木脂素，含有相同的平面结构，仅立体构型存在差异。在采用高效液相色谱法和超高效液相色谱法评价裸花紫珠质量时，毛蕊花糖苷和连翘酯苷 B 常被选定为指标成分，以完成多个有效成分的联合检测。目前从裸花紫珠中分离鉴定出的苯丙素类化合物及其结构式详见表 2-6 和图 2-6。

表 2-6　裸花紫珠中的苯丙素类成分

序号	化合物名称	植物部位
2-6-1	芥子醛（sinapaldehyde）	叶
2-6-2	对羟基桂皮酸（hydrocinnamic acid）	叶
2-6-3	咖啡酸（caffeic acid）	叶
2-6-4	阿魏酸（ferulic acid）	叶
2-6-5	benzyl-4′-hydroxybenzoyl-3′-O-β-D-glucopyranoside	地上部分
2-6-6	6-O-咖啡酰-α-D-葡萄糖 （6-O-caffeyl-α-D-glucopyranose）	地上部分
2-6-7	6-O-咖啡酰-β-D-葡萄糖 （6-O-caffeyl-β-D-glucopyranose）	地上部分
2-6-8	连翘酯苷 E（forsythoside E）	叶
2-6-9	deacylisomartynoside	叶
2-6-10	1,6-di-O-caffeoyl-β-D-glucopyranoside	地上部分
2-6-11	麦角甾苷（verbascoside）；毛蕊花糖苷（acteoside）	地上部分
2-6-12	异毛蕊花糖苷（isoacteoside）	叶
2-6-13	syringalide A；3′-α-L-rhamnopyranoside	叶
2-6-14	异地黄苷；异角胡麻苷（isomartynoside）	叶
2-6-15	leucosceptoside A	叶
2-6-16	地黄苷；角胡麻苷（martynoside）	地上部分
2-6-17	肉苁蓉苷 C（cistaneside C）	叶
2-6-18	（7R）-campneoside I	叶
2-6-19	（7S）-campneoside I	叶
2-6-20	crenatoside	叶
2-6-21	松果菊苷（echinacoside）	地上部分

序号	化合物名称	植物部位
2-6-22	金石蚕苷（poliumoside）	叶
2-6-23	连翘酯苷 B（forsythoside B）	叶
2-6-24	alyssonoside	地上部分
2-6-25	cis-alyssonoside	叶
2-6-26	samioside	地上部分
2-6-27	密花树苷 K	地上部分
2-6-28	tortoside F	地上部分
2-6-29	柳叶柴胡酚（salicifoliol）	叶
2-6-30	裸花紫珠甲素（nudiflorin A； （1*R*, 2*R*, 5*R*, 6*R*）-1-hydroxy-2-（3,4-methylenedioxyphenyl）- 6-（3,4-dihydroxyphenyl）-3,7-dioxabicyclo［3.3.0］octane）	叶
2-6-31	裸花紫珠乙素（nudiflorin B； （1*R*, 2*S*, 5*R*, 6*R*）-1-hydroxy-2-（3,4-methylenedioxyphenyl）- 6-（3,4-dihydroxyphenyl）-3,7-dioxabicyclo［3.3.0］octane）	叶
2-6-32	裸花紫珠丙素（nudiflorin C； （1*R*, 2*S*, 5*R*, 6*R*）-1-hydroxy-2-（3,4-dihydroxy-phenyl）- 6-（3,4-methylenedioxyphenyl）-3,7-dioxabicyclo［3.3.0］octane）	叶
2-6-33	无梗五加苷 B（acanthoside B）	地上部分
2-6-34	七叶内酯；6,7-二羟基香豆素 （aesculetin；6,7-Dihydroxycoumarin）	叶
2-6-35	九里香亭（murrangatin）	叶

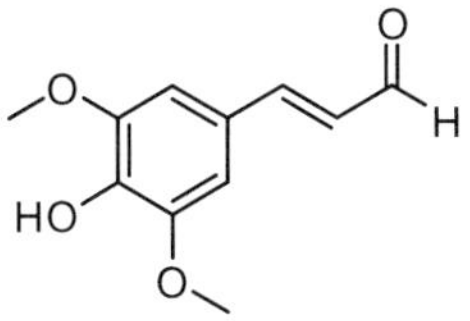

2-6-1 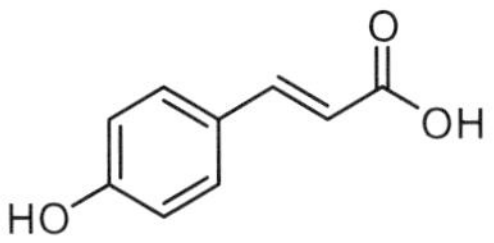　　　　　　　　　　2-6-2 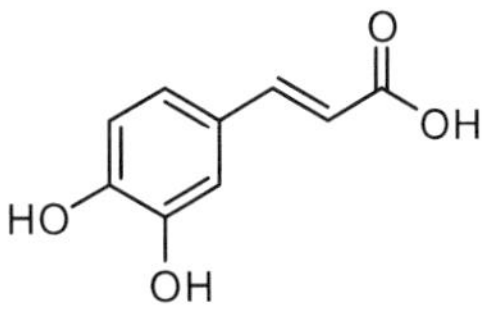　　　　　　　　　　2-6-3

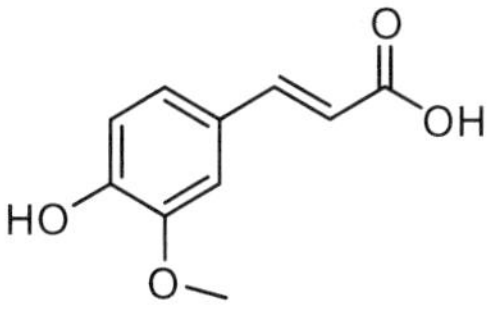

2-6-4 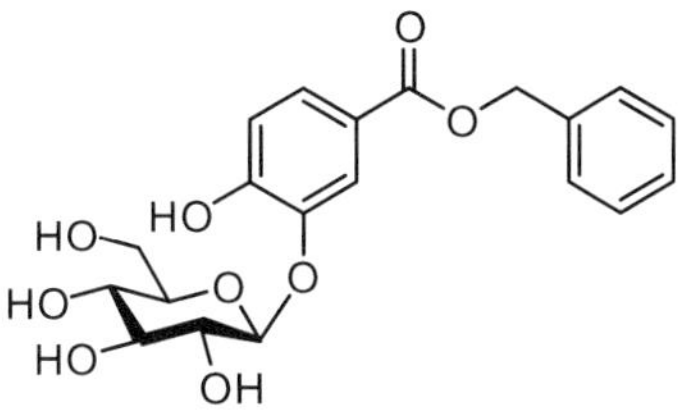　　　　　　　　　　2-6-5

图 2-6　裸花紫珠苯丙素类成分的化学结构

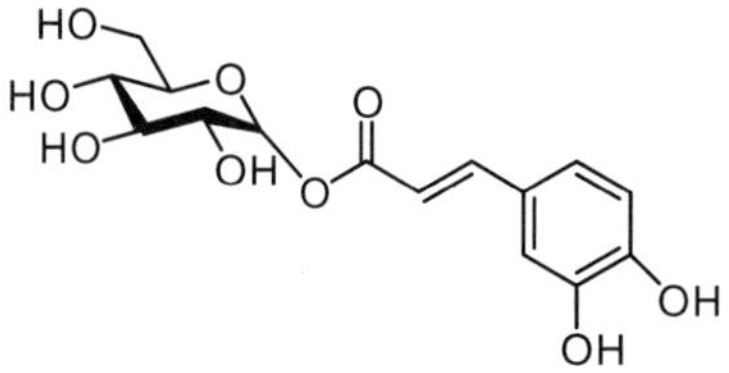

2-6-6

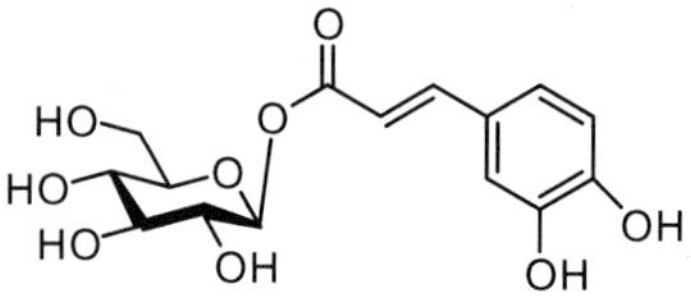

2-6-7

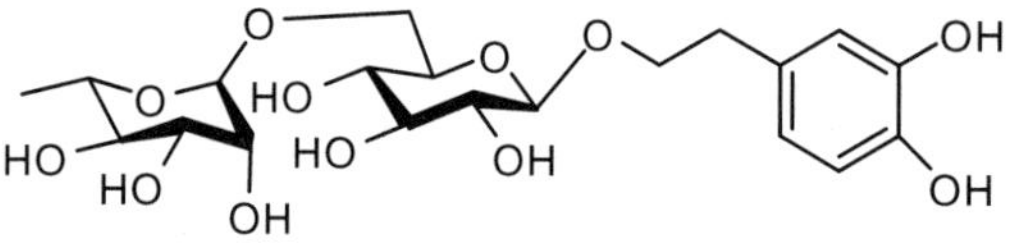

2-6-8

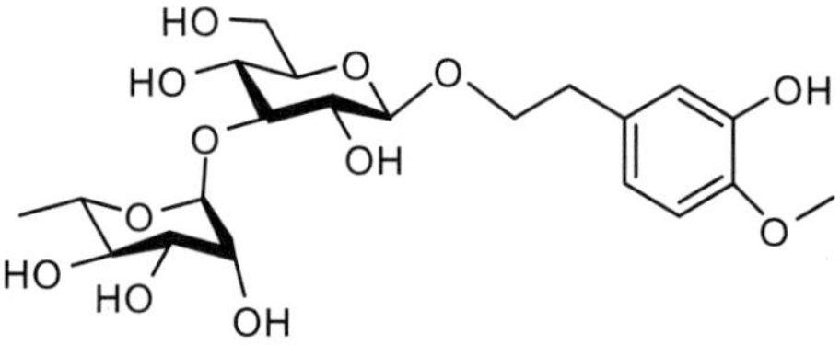

2-6-9

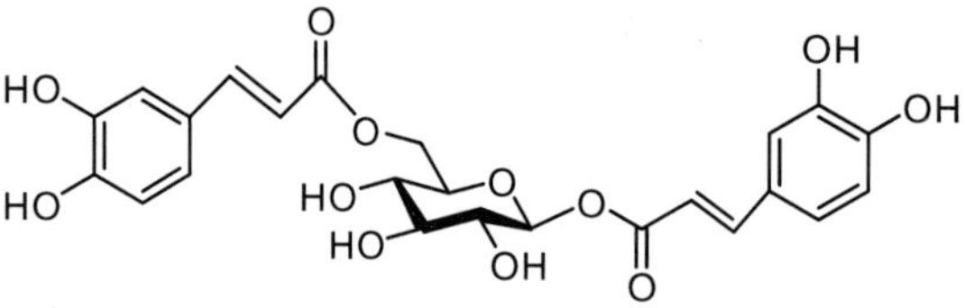

2-6-10

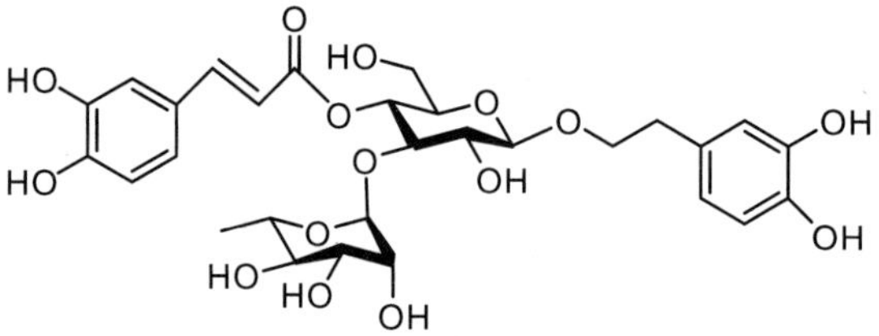

2-6-11

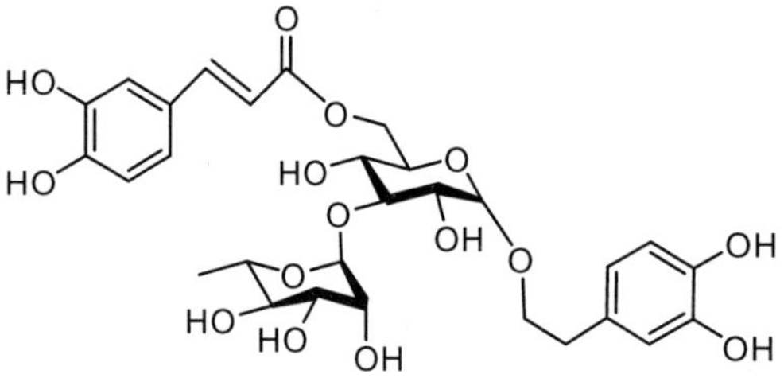

2-6-12

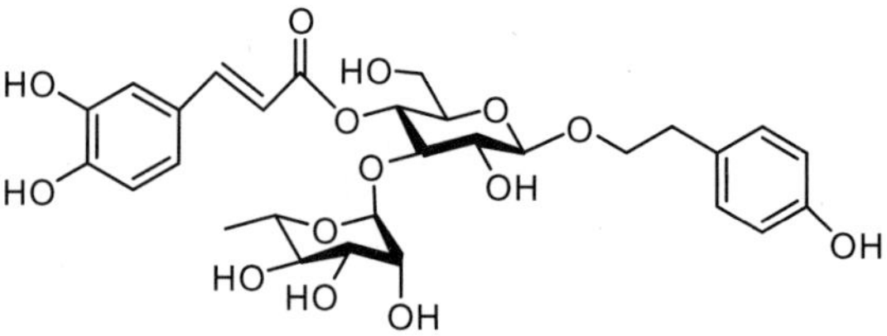

2-6-13

续图 2-6

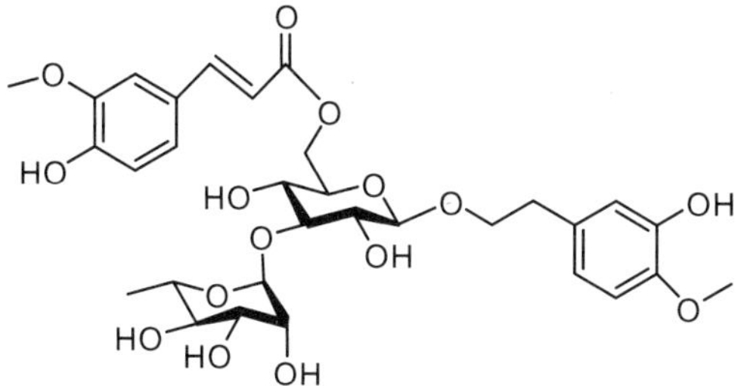

2-6-14

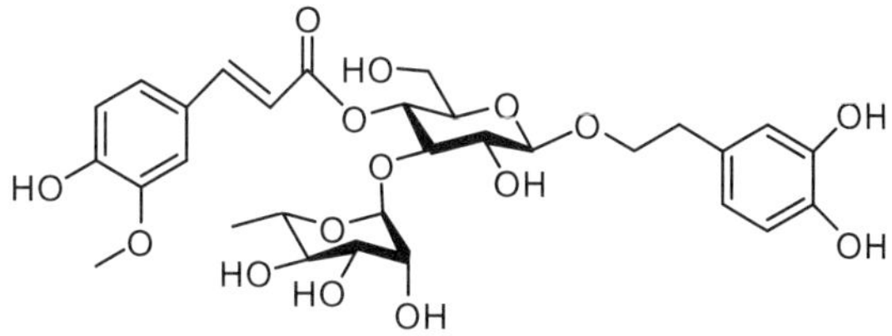

2-6-15

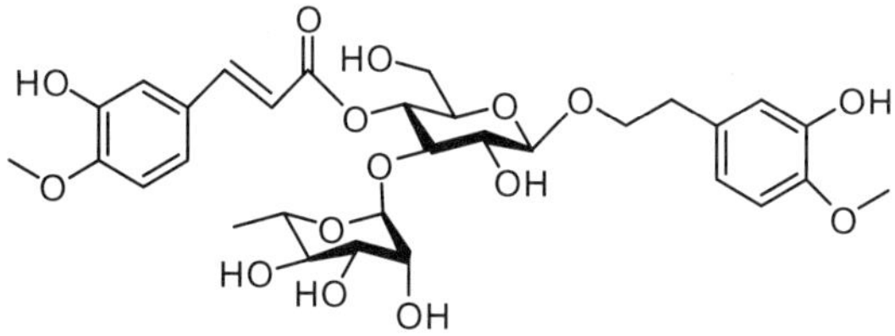

2-6-16

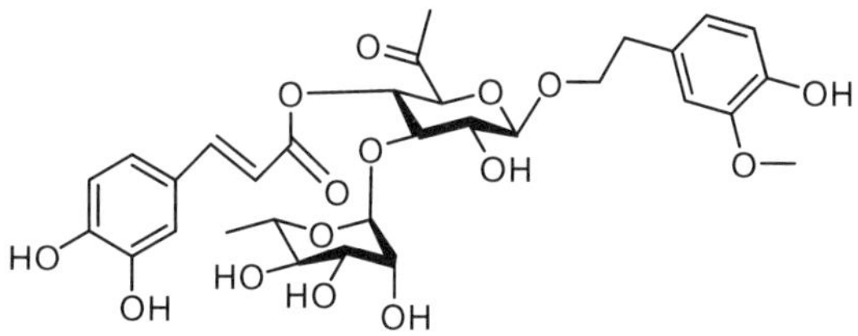

2-6-17

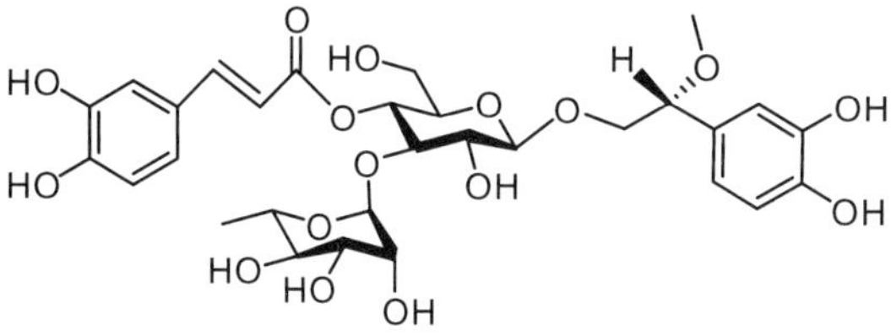

2-6-18

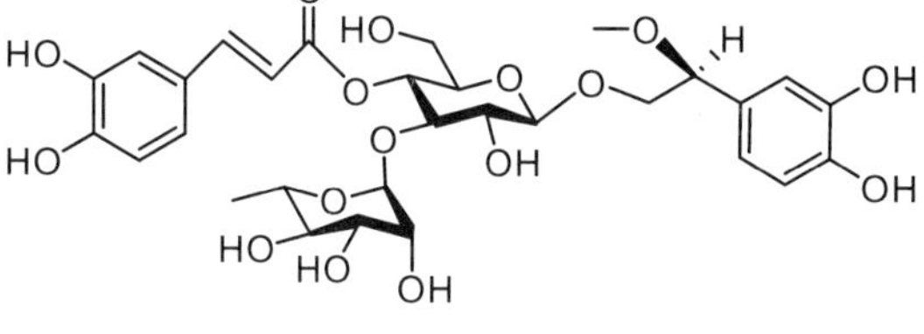

2-6-19

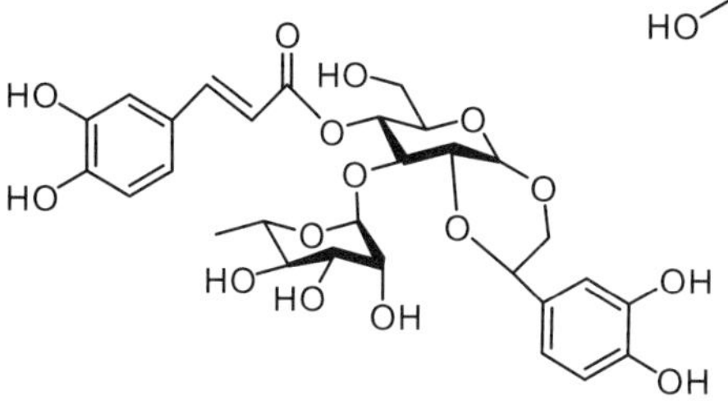

2-6-20

续图 2-6

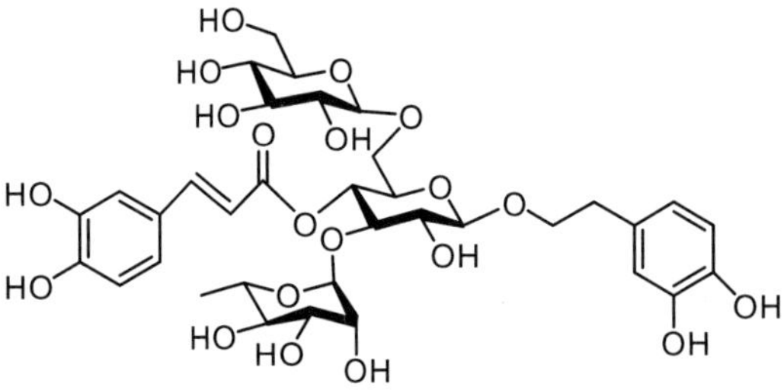

2-6-21

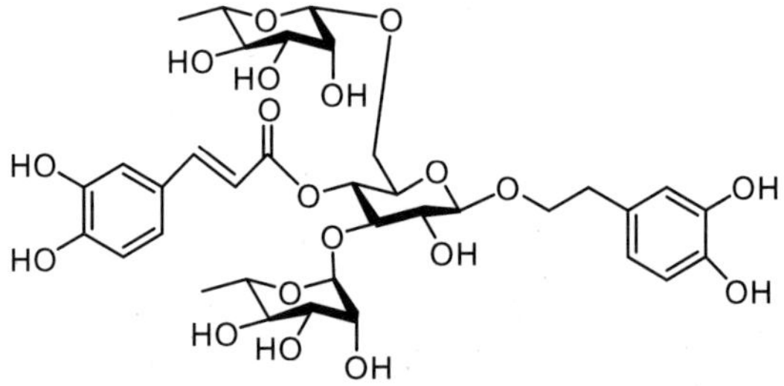

2-6-22

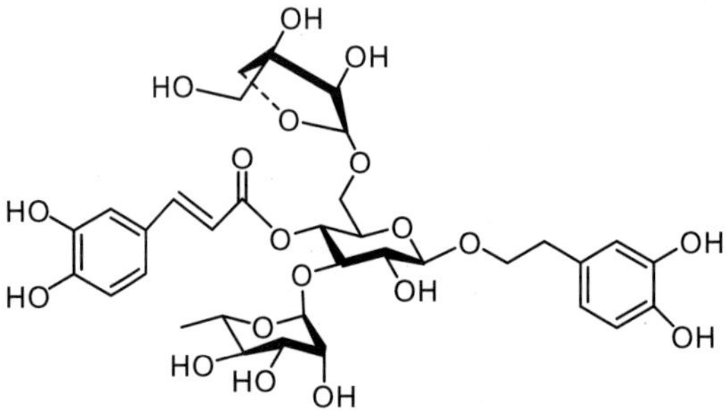

2-6-23

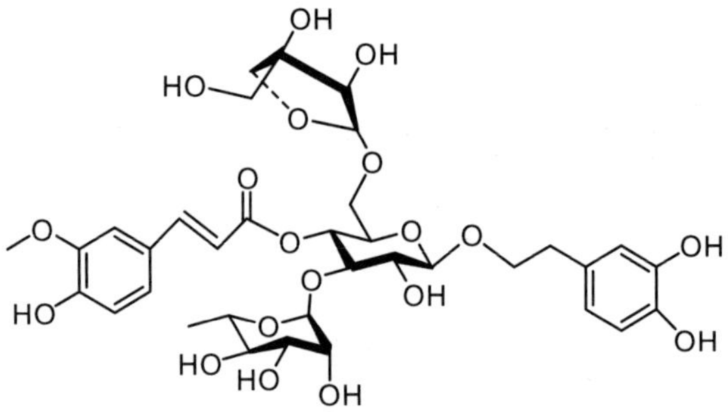

2-6-24

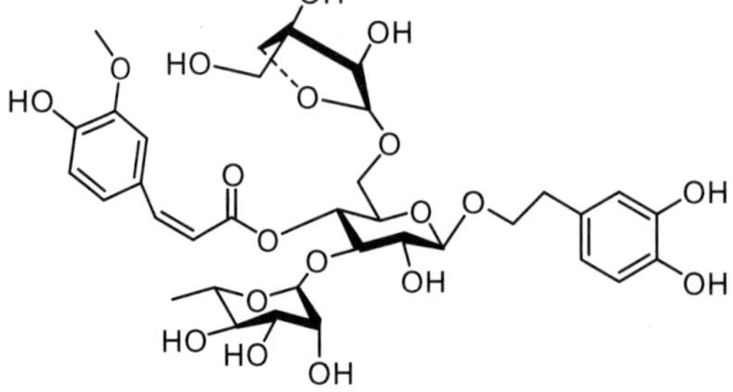

2-6-25

续图 2-6

2-6-26

2-6-27

2-6-28

2-6-29

2-6-30

2-6-31

2-6-32

2-6-33

2-6-34

2-6-35

续图 2-6

第七节　其他化学成分

从裸花紫珠中还分离出酚酸、酚苷、甾体、肽类等类型的化合物，详见表 2-7 和图 2-7。研究还发现裸花紫珠叶中含有较多挥发油类成分，详见表 2-8。

表 2-7　裸花紫珠中的其他化学成分

序号	化合物名称	植物部位
2-7-1	（4S,6S）-4,6- 二羟基 -α- 松油醇 ［（4S,6S）-4,6-dihydroxy-α-terpineol］	叶
2-7-2	对薄荷 -8- 烯 -1,2- 二醇（p-menth-8-ene-1,2-diol）	叶
2-7-3	香草醛（vanillin）	叶
2-7-4	原儿茶醛（protocatechuicaldehyde；3,4-Dihydroxybenzaldehyde）	叶
2-7-5	原儿茶酸（protocatechuic acid；3,4-Dihydroxybenzoic acid）	叶
2-7-6	香草酸（vanillic acid）	叶
2-7-7	丁香酸（syringic acid）	叶
2-7-8	（1R）-2,2- 二甲基 -3- 羟甲基 -3- 环己烯 -1- 甲酸 ［（1R）-2,2-dimethyl-3-methylol-3-cyclohexene-1-carboxylic acid］	叶
2-7-9	（1R,4R）-2,2- 二甲基 -3- 亚甲基 -4- 羟基环己烷 -1- 甲酸 ［（1R,4R）-2,2-dimethyl-3-methylene-4- hydroxycyclohexane-1-carboxylic acid］	叶
2-7-10	（1R）-2,2- 二甲基 -4- 羟甲基 -3- 环己烯 -1- 甲酸 ［（1R）-2,2-dimethyl-4-methylol-3-cyclohexene-1-carboxylic acid］	叶
2-7-11	天目地黄素 B（rehmachinin B）	叶
2-7-12	香桂酮（subamone）	叶
2-7-13	黄牡丹醇 B（paeoveitol B）	叶
2-7-14	北玄参素 G（buergerinin G）	叶
2-7-15	8- 羟基 -2,6- 二甲基 -（2E,6E）- 辛二烯酸 ［8-hydroxy-2,6-dimethyl-（2E,6E）-octadienoic acid］	叶
2-7-16	8- 羟基 -2,6- 二甲基 -（2E）- 辛烯酸 ［8-hydroxy-2,6-dimethyl-（2E）-octenoic acid］	叶
2-7-17	紫珠醌 B（callicarpaquinone B）	叶
2-7-18	β- 谷甾醇（β-sitosterol）	叶
2-7-19	β- 胡萝卜苷（β-daucosterol）	地上部分
2-7-20	金色酰胺醇酯（aurantiamide acetate）	地上部分

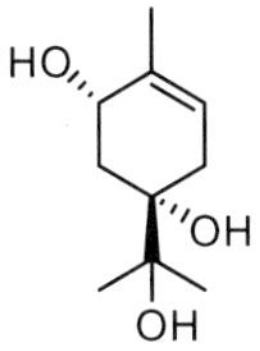

图2-7 裸花紫珠中其他化学成分的化学结构

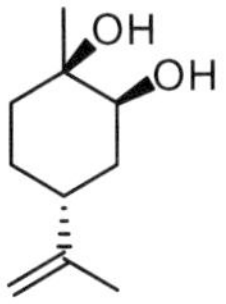

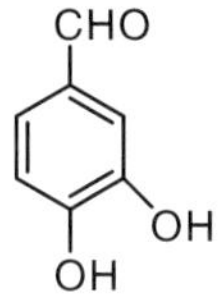

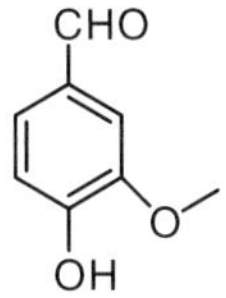

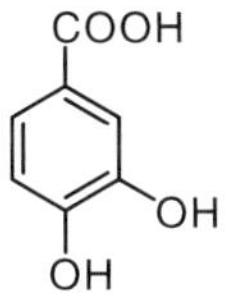

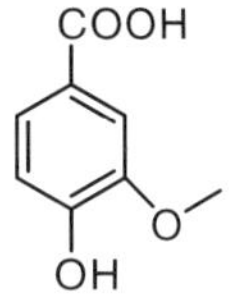

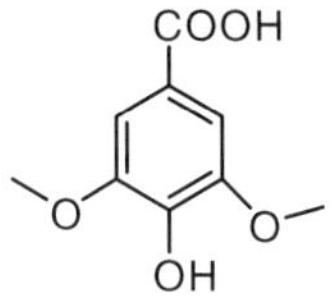

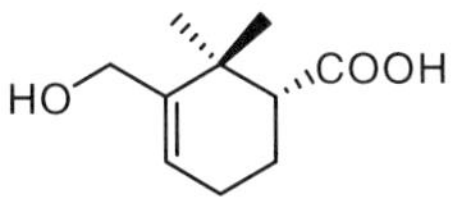

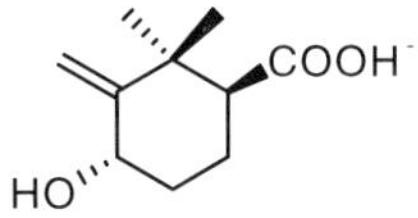

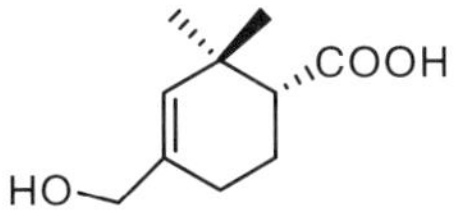

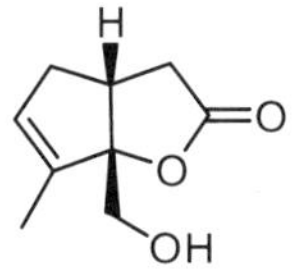

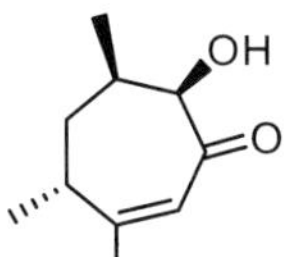

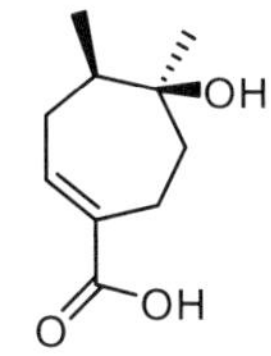

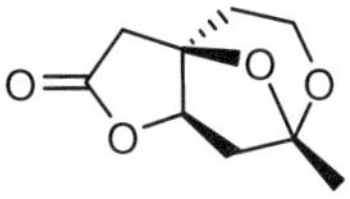

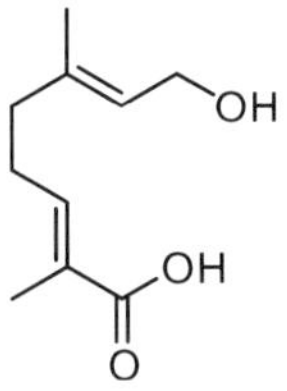

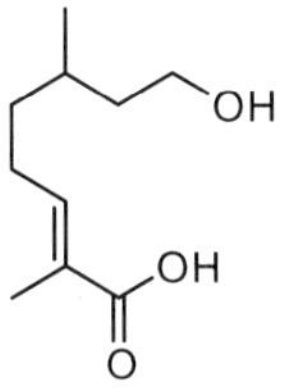

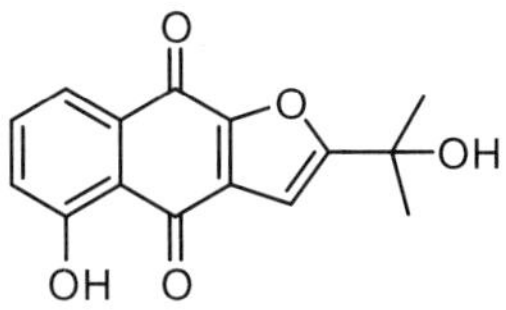

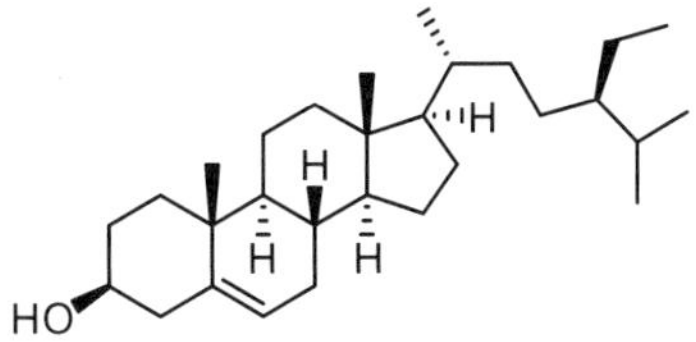

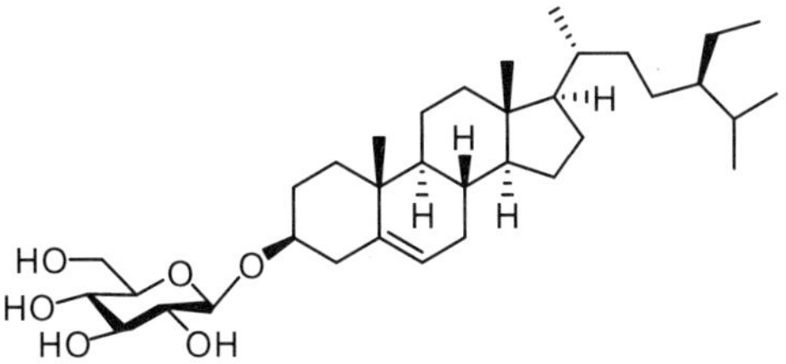

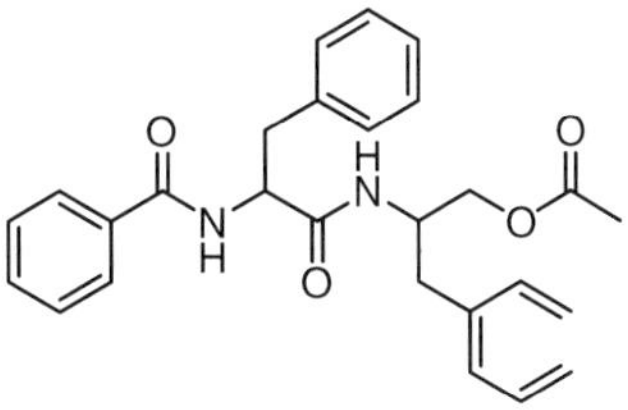

表 2-8　裸花紫珠叶中挥发油类成分

编号	化合物名称	分子式	相对分子质量
2-8-1	莰烯（camphene）	$C_{10}H_{16}$	136
2-8-2	2,4（10）-苧二烯［2,4（10）-thujadiene］	$C_{10}H_{14}$	134
2-8-3	蘑菇醇（matsutake alcohol）	$C_8H_{16}O$	128
2-8-4	β-月桂烯（β-myrcene）	$C_{10}H_{16}$	136
2-8-5	α-水芹烯（α-phellandrene）	$C_{10}H_{16}$	136
2-8-6	（+）-4-蒈烯［（+）-4-carene］	$C_{10}H_{16}$	136
2-8-7	反式-4-侧柏醇（trans-4-thujanol）	$C_{10}H_{18}O$	154
2-8-8	β-罗勒烯（β-ocimene）	$C_{10}H_{16}$	136
2-8-9	α-羟基松油醇（α-hydroxy terpineol）	$C_{10}H_{18}O_2$	170
2-8-10	α-柠檬醛（α-citral）	$C_{10}H_{16}O$	152
2-8-11	小茴香醛（fenchol）	$C_{10}H_{18}O$	154
2-8-12	α-龙脑烯醛（α-campholenal）	$C_{10}H_{16}O$	152
2-8-13	松香芹醇（pinocarveol）	$C_{10}H_{16}O$	152
2-8-14	橙花醛（neral）	$C_{10}H_{16}O$	152
2-8-15	松香芹酮（pinocarvone）	$C_{10}H_{14}O$	150
2-8-16	反式-3（10）-蒈烯-2-醇［trans-3（10）-caren-2-ol］	$C_{10}H_{16}O$	152
2-8-17	α-水芹烯-8-醇（α-phellandren-8-ol）	$C_{10}H_{16}O$	152
2-8-18	（-）-莰醇［（-）-borneol］	$C_{10}H_{18}O$	154
2-8-19	顺式-香芹酚（cis-carveol）	$C_{10}H_{16}O$	152
2-8-20	隐品酮（cryptone）	$C_9H_{14}O$	138
2-8-21	桃金娘醛（myrtanal）	$C_{10}H_{16}O$	152
2-8-22	松油烯-4-醇（terpinen-4-ol）	$C_{10}H_{18}O$	154
2-8-23	（1R）-（-）-桃金娘烯醛［（1R）-（-）-myrtenal］	$C_{10}H_{14}O$	150
2-8-24	α-松油醇（α-terpineol）	$C_{10}H_{18}O$	154
2-8-25	桃金娘烯醇（myrtenol）	$C_{10}H_{16}O$	152
2-8-26	反式-辣薄荷醇（trans-piperitol）	$C_{10}H_{18}O$	154
2-8-27	反式-香芹酚（trans-carveol）	$C_{10}H_{16}O$	152
2-8-28	枯茗醛（p-cumic aldehyde）	$C_{10}H_{12}O$	148
2-8-29	香芹酮（carvone）	$C_{10}H_{14}O$	150

编号	化合物名称	分子式	相对分子质量
2-8-30	紫苏醛（perilla aldehyde）	$C_{10}H_{14}O$	150
2-8-31	水芹醛（phellandral）	$C_{10}H_{16}O$	152
2-8-32	紫苏醇（perillol）	$C_{10}H_{16}O$	152
2-8-33	β-大马酮（β-damascenone）	$C_{13}H_{18}O$	190
2-8-34	α-柏木烯（α-cedrene）	$C_{15}H_{24}$	204
2-8-35	香树烯（alloaromadendren）	$C_{15}H_{24}$	204
2-8-36	β-紫罗兰酮（β-ionone）	$C_{13}H_{20}O$	192
2-8-37	β-金合欢烯（β-farnesene）	$C_{15}H_{24}$	204
2-8-38	大根香叶烯B（germacrene B）	$C_{15}H_{24}$	204
2-8-39	去氢白菖烯（calamenene）	$C_{15}H_{22}$	202
2-8-40	柏木烷（cedrane）	$C_{15}H_{26}$	206
2-8-41	δ-杜松烯（δ-cadinene）	$C_{15}H_{24}$	204
2-8-42	异长叶烷酮（isolongifolone）	$C_{15}H_{24}O$	220
2-8-43	辛苯（octylbenzene）	$C_{14}H_{22}$	190
2-8-44	榄香醇（elemol）	$C_{15}H_{26}O$	222
2-8-45	9-柏木酮（9-cedranone）	$C_{15}H_{24}O$	220
2-8-46	表蓝桉醇（epiglobulol）	$C_{15}H_{26}O$	222
2-8-47	4,4-二甲基四环［6.3.2.0（2,5）.0（1,8）］十三烷-9-醇（tetracyclo［6.3.2.0（2,5）.0（1,8）］tridecan-9-ol,4,4-dimethyl）	$C_{15}H_{24}O$	220
2-8-48	β-柏木烯-9α-醇（β-cedren-9α-ol）	$C_{15}H_{24}O$	220
2-8-49	香橙烯氧化物（aromadendrene oxide）	$C_{15}H_{24}O$	220
2-8-50	顺式-澳白檀醇（cis-lanceol）	$C_{15}H_{24}O$	220
2-8-51	顺式-Z-α-没药烯环氧化物（cis-Z-α-bisabolene epoxide）	$C_{15}H_{24}O$	220
2-8-52	顺式-湿地松酸甲酯（methyl cis-communate）	$C_{21}H_{32}O_2$	316
2-8-53	α-侧柏烯（α-thujene）	$C_{10}H_{16}$	136
2-8-54	α-蒎烯（α-pinene）	$C_{10}H_{16}$	136
2-8-55	香桧烯（sabinene）	$C_{10}H_{16}$	136
2-8-56	萜品油烯（terpinolene）	$C_{10}H_{16}$	136

续表

编号	化合物名称	分子式	相对分子质量
2-8-57	（+）-2-carene	$C_{10}H_{16}$	136
2-8-58	邻伞花烃（o-cymene）	$C_{10}H_{14}$	134
2-8-59	γ-松油烯（γ-terpinen）	$C_{10}H_{16}$	136
2-8-60	β-松油醇（β-terpineol）	$C_{10}H_{18}O$	154
2-8-61	isothujol	$C_{10}H_{20}O_2$	172
2-8-62	芳樟醇（linalool）	$C_{10}H_{18}O$	154
2-8-63	dihydrocarvyl acetate	$C_{12}H_{20}O_2$	196
2-8-64	4-松油醇（4-terpineol）	$C_{10}H_{18}O$	154
2-8-65	金合欢醇（farnesol）	$C_{15}H_{26}O$	222
2-8-66	蛇麻烯（humulene）	$C_{15}H_{24}$	204
2-8-67	异石竹烯（isocaryophyllene）	$C_{15}H_{24}$	204
2-8-68	junipen	$C_{15}H_{24}$	204
2-8-69	γ-杜松烯（γ-cadinene）	$C_{15}H_{26}$	206
2-8-70	β-蒎烯（β-pinene）	$C_{10}H_{16}$	136
2-8-71	α-没药醇（α-bisabolol）	$C_{15}H_{26}O$	222
2-8-72	longipipene epoxide	$C_{15}H_{22}O$	218
2-8-73	橙花叔醇（nerolidol）	$C_{15}H_{26}O$	222
2-8-74	manoyl oxide	$C_{13}H_{10}O$	182
2-8-75	环氧葎草烯（humulene epoxide）	$C_{15}H_{26}O$	222
2-8-76	β-芳樟醇厚（β-linalool）	$C_{10}H_{18}O$	154
2-8-77	p-menth-1-en-8-ol	$C_{10}H_{18}O$	154
2-8-78	α-荜澄茄苦素（α-cubebene）	$C_{15}H_{24}$	204
2-8-79	胡椒烯（copaene）	$C_{15}H_{24}$	
2-8-80	4-烯丙基-1,2-二甲氧基苯 （4-allyl-1,2-dimethoxybenzene）	$C_{11}H_{14}O_2$	178
2-8-81	石竹烯（caryophyllene）	$C_{15}H_{24}$	204
2-8-82	1H-环丙［e］甘菊环,十氢-1,1,7-三甲基-4-亚甲基（1H-cycloprop［e］azulene, decahydeo-1,1,7-trimethy-4-methylene-,［laR-（1aα,4aβ,7α,7αβ,7bα）］-)	$C_{15}H_{24}$	204
2-8-83	α-石竹烯（α-caryophyllene）	$C_{15}H_{24}$	204

编号	化合物名称	分子式	相对分子质量
2-8-84	香橙烯（aromadendrene）	$C_{15}H_{24}$	204
2-8-85	τ-衣兰油烯（τ-muurolene）	$C_{15}H_{24}$	204
2-8-86	大根香叶烯 D（germacrene D）	$C_{15}H_{24}$	204
2-8-87	桉叶烷 -4（14），11-二烯［eudeama-4（14），11-diene］	$C_{15}H_{24}$	204
2-8-88	4β-H,5α-雅槛蓝 -1（10），11-二烯［4β-H,5α-eremophila-1（10），11-diene］	$C_{15}H_{24}$	204
2-8-89	桉叶烷 -3,7-（11）-二烯［eudeama-3,7-（11）-diene］	$C_{15}H_{24}$	204
2-8-90	杜松 -1（10），4-二烯［cadina-1（10），4-diene］	$C_{15}H_{24}$	204
2-8-91	杜松 -1,3,5-三烯（cadina-1,3,5-triene）	$C_{15}H_{22}$	202
2-8-92	α-白菖考烯（α-calacorene）	$C_{15}H_{20}$	200
2-8-93	τ-榄香烯（τ-calacorene）	$C_{15}H_{24}$	204
2-8-94	石竹烯氧化物（caryophyllene oxide）	$C_{15}H_{24}O$	220
2-8-95	1,5,5,8-四甲基 -12-含氧双环［9.1.0］十二烷 -3,7-二烯（1,5,5,8-tetramethy-12-oxabicyclo［9.1.0］dodeca-3,7-diene）	$C_{15}H_{24}O$	220
2-8-96	反式 -Z-α-没药烯环氧化物（trans-Z-α-bisabolene epoxide）	$C_{15}H_{24}O$	220
2-8-97	4,4-二甲基［6.3.2.0（2,5）］.0（1,8）十三烷 -9-醇（tetracyclo［6.3.2.0（2,5）］0（1,8）tridecan-9-ol,4,4-dimethyl）	$C_{15}H_{26}O$	222
2-8-98	绿花白千层醇（viridiflorol）	$C_{15}H_{26}O$	222
2-8-99	异香树素环氧化物（isoaromadendrene epoxide）	$C_{15}H_{24}O$	220
2-8-100	反式 -长叶松香芹醇（trans-longipinoicarveol）	$C_{15}H_{24}O$	220
2-8-101	7-异丙烯基 -1,4α,5,6,7,8-六氢 -3H-萘 -2-酮（7-isopropeny1-1,4α,5,6,7,8-hexahydro-3H-naphthalen-2-one）	$C_{15}H_{22}O$	218
2-8-102	1,2-二甲基肼（1,2-dimethyl hydrazine）	$C_2H_8N_2$	60
2-8-103	乙酸（acetic acid）	$C_2H_4O_2$	60
2-8-104	己醛（acetaldehyde）	$C_6H_{12}O$	100
2-8-105	反式 -2-己烯醛（trans-2-hexenal）	$C_6H_{10}O$	98

续表

编号	化合物名称	分子式	相对分子质量
2-8-106	（2E,4E）-2,4- 庚二烯 ［（2E,4E）-2,4-heptadiene］	C_7H_{12}	96
2-8-107	1- 葵烯 -3- 酮 （1-kwaiene-3-ketone）	$C_{10}H_{18}O$	154
2-8-108	2- 正戊基呋喃 （2-n-amyl furan）	$C_9H_{14}O$	138
2-8-109	反式 -2,4- 庚二烯醛 （trans-2,4-heptadienal）	$C_7H_{10}O$	110
2-8-110	苄醇 （benzyl alcohol）	C_7H_8O	108
2-8-111	邻异丙基甲苯 （o-isopropyl toluene）	$C_{10}H_{14}$	134
2-8-112	反式 - 水化香桧烯 （trans-hydrate cardamine）	$C_{10}H_8O$	154
2-8-113	β - 乙酸松油酯 （β-terpinyl acetate）	$C_{12}H_{20}O_2$	196
2-8-114	反式 -2- 辛烯醛 （trans-2-octenal）	$C_8H_{14}O$	126
2-8-115	1,4- 桉叶素 （1,4-eucalyptus）	$C_{10}H_8O$	154
2-8-116	乙酸二甲基苄基原酯 （dimethyl benzyl acetate）	$C_{12}H_{16}O_2$	192
2-8-117	1,4- 二甲基苯乙烯 （1,4-dimethyl styrene）	$C_{10}H_{12}$	132
2-8-118	苯乙醇 （benzene ethanol）	$C_8H_{10}O$	122
2-8-119	环己醇 （cyclohexanol）	$C_6H_{12}O$	100
2-8-120	对薄荷基 -1,2- 二醇 （p-menthol-1,2-diol）	$C_{10}H_{20}O_2$	172
2-8-121	壬醛 （nonyl aldehyde）	$C_9H_{18}O$	142
2-8-122	诺涨酮 （novartis pinic ketone）	$C_9H_{14}O$	138
2-8-123	异蒲勒醇 （pule alcohol）	$C_{10}H_{18}O$	154
2-8-124	（S）- 顺马鞭草烯醇 ［（S）-malverbenol］	$C_{10}H_{16}O$	152
2-8-125	香茅醛 （citronellal）	$C_{10}H_{18}O$	154
2-8-126	DL- 异冰片醇 （DL-isobenol）	$C_{10}H_{18}O$	154
2-8-127	β - 环氧蒎烷 （β-epoxypinane）	$C_{10}H_{16}O$	152
2-8-128	（-）-4- 萜品醇 ［（-）-4-terpene alcohol］	$C_{10}H_{18}O$	154
2-8-129	水杨酸甲酯 （methyl salicylate）	$C_8H_8O_3$	152
2-8-130	6,6- 二甲基二环 ［3.1.1］庚 -2- 烯 -2- 甲醇 （6,6-dimethyl dicyclol ［3.1.1］hept-2-ene-2-methanol）	$C_{10}H_{16}O$	152
2-8-131	癸醛 （decanal）	$C_{10}H_{20}O$	156
2-8-132	顺式香芹醇 （cis-parsley alcohol）	$C_{10}H_{16}O$	152
2-8-133	右旋香芹酮 （dextrocarvone）	$C_{10}H_{14}O$	150

编号	化合物名称	分子式	相对分子质量
2-8-134	对异丙基苯甲醇（p-isopropyl benzyl alcohol）	$C_{10}H_{14}O$	150
2-8-135	L-紫苏醇（L-perilla alcohol）	$C_{10}H_{16}O$	152
2-8-136	3-甲基-6-丙基苯酚 （3-methyl-6-propyl phenol）	$C_{10}H_{14}O$	150
2-8-137	丙酸香茅酯（citronella propionate）	$C_{13}H_{24}O_2$	212
2-8-138	1,2,6,6-四甲基己二烯 （1,2,6,6-tetramethylhexadiene）	$C_{10}H_{18}$	138
2-8-139	(S)-(＋)-5-(1-羟基-1-甲基乙基)-2-甲基-2-环己烯-1-酮［(S)-(＋)-5-(1-hydroxy-1-methylethyl)-2-methyl-2-cyclohexene-1-ketone］	$C_{10}H_{18}O_3$	186
2-8-140	β-柏木烯（β-cedrene）	$C_{15}H_{24}$	204
2-8-141	十四烷（tetradecyl）	$C_{14}H_{30}$	198
2-8-142	菖蒲二烯（calamus diene）	$C_{15}H_{24}$	204
2-8-143	α-姜黄烯（α-turmeric）	$C_{15}H_{22}$	202
2-8-144	β-顺式-金合欢烯（β-cis-farnesene）	$C_{15}H_{24}$	204
2-8-145	β-瑟林烯（β-selinene）	$C_{15}H_{24}$	204
2-8-146	卡拉烯（calamene）	$C_{15}H_{22}$	202
2-8-147	β-倍半水芹烯（β-sesquahydrate）	$C_{15}H_{24}$	204
2-8-148	氯代十八烷（chlorooctadecane）	$C_{18}H_{37}Cl$	288
2-8-149	二氢姜黄烯（dihydrocurcumene）	$C_{15}H_{24}$	204
2-8-150	蛇麻烯氧化物Ⅱ（humulene oxide Ⅱ）	$C_{15}H_{24}O$	220
2-8-151	柏木烯醇（cedrenol）	$C_{15}H_{24}O$	220
2-8-152	1-十六烯（1-hexadecene）	$C_{16}H_{32}$	224
2-8-153	4,8,13-杜法三烯-1,3-二醇 （4,8,13-dufatriene-1,3-diol）	$C_{20}H_{34}O_2$	306
2-8-154	环氧异香树烯（epoxide isocyanene）	$C_{15}H_{22}O$	218
2-8-155	二十八烷（octadecane）	$C_{28}H_{58}$	394
2-8-156	2,6,10,14-四甲基十五烷 （2,6,10,14-tetramethyl pentadecane）	$C_{19}H_{40}$	268
2-8-157	抗坏血酸二棕榈酸酯（dipalmitate ascorbic acid）	$C_{38}H_{68}O_8$	652
2-8-158	8（14），15-海松二烯 ［8（14），15-heliosone diene］	$C_{20}H_{32}$	272

第二章 裸花紫珠的化学物质基础研究

第三章　裸花紫珠化学成分的提取富集及含量测定

　　裸花紫珠的化学成分较为复杂，主要含有萜类、苯乙醇苷类、缩合鞣质和羟基化合物等。已有研究报道，裸花紫珠的总黄酮能明显缩短小鼠凝血时间和断尾出血时间，并具有一定的抗菌消炎活性；其酚酸类成分可显著缩短活化部分凝血活酶时间，可能是裸花紫珠具有止血作用的主要活性成分。因此，黄酮和多酚类成分通常被认为是评价裸花紫珠提取物品质优劣的主要化学指标。有文献报道裸花紫珠总黄酮的定量方法以芦丁作为对照品，但考虑到裸花紫珠黄酮类化合物多以木犀草素为母核，本研究主要以木犀草素为对照品对其总黄酮的含量进行测定；而裸花紫珠总酚、总皂苷和苯乙醇苷等含量测定罕见报道。为更好地控制裸花紫珠提取物的内在质量，为裸花紫珠产品的生产制备工艺优化及进一步开发提供基础理论依据，本章重点对裸花紫珠不同提取物及不同洗脱部位中的总酚、总黄酮及总皂苷的测定方法进行研究，同时对其总酚的提取富集工艺进行优化，并总结相关学者对苯乙醇苷、多糖的提取富集工艺及含量测定方法。

第一节　不同树脂纯化裸花紫珠总酚、总黄酮和总皂苷的工艺研究

一、材料与方法

　　裸花紫珠干浸膏粉末（以下简称干浸膏）由海南九芝堂药业有限公司提供，批号为110500，提取溶剂为饮用水，植物部位为枝叶；深棕色粉末，易受潮。

　　实验室中18种不同型号树脂。

（一）树脂预处理

分别取实验室中 18 种不同型号树脂，用无水乙醇浸泡 24 h，使其充分溶胀，接着用无水乙醇洗至出液后加适量蒸馏水至无白色浑浊现象，再用蒸馏水洗至无醇味备用。

（二）静态实验

分别准确称取上述已处理的树脂约 2 g，置于具塞的磨口三角瓶中，加入 2 mg/mL 干浸膏溶液（吸附前样品溶液）20 mL，静态吸附 24 h 后，过滤，保留滤液（即静态吸附后样品溶液，测滤液中的总酚、总黄酮和总皂苷的含量）。用少量蒸馏水洗涤树脂 2 遍后用 80% 乙醇静态解吸附 24 h，测定解吸附液中的总酚、总黄酮和总皂苷的含量。结合脱色率和解析附率筛选出较佳的几种树脂。用分光光度计直接测定样品溶液吸附前和样品溶液静态吸附后 A_{550} 的吸光值，根据脱色率公式求得树脂对样品的脱色率。分别用没食子酸、木犀草素、齐墩果酸做标准品测定总酚、总黄酮、总皂苷的含量，绘制标准曲线，得到回归方程。根据回归方程分别测定样品吸附前、样品吸附后、样品解吸附后溶液中的总酚、总黄酮、总皂苷的含量：

脱色率（%）＝（吸附前样品溶液 A_{550} －静态吸附后样品溶液 A_{550}）/ 吸附前样品溶液 A_{550}×100%；

总酚解吸附率（%）＝解吸附后样品溶液中的总酚含量（mg）/［（树脂吸附量（mg/g）× 树脂量（g）］×100%；

总黄酮解吸附率（%）＝解吸附后样品溶液中的总黄酮含量（mg）/［（树脂吸附量（mg/g）× 树脂量（g）］×100%；

总皂苷解吸附率（%）＝解吸附后样品溶液中的总皂苷含量（mg）/［（树脂吸附量（mg/g）× 树脂量（g）］×100%。

（三）动态实验

分别量取适量较佳的树脂装柱，配制 10 mg/mL 干浸膏溶液，每种树脂上样 200 mL 后，用去离子水冲洗后各用 200 mL 80% 乙醇洗脱。测定各洗脱液中的总酚、总黄酮和总皂苷的浓度。

用分光光度计直接测定样品溶液动态吸附前和样品溶液动态吸附后 A_{550} 的吸光值，根据脱色率公式求得树脂对样品的脱色率。分别用没食子酸、木犀草素、齐墩果酸做标准品测定总酚、总黄酮、总皂苷的含量，绘制标准曲线，得到回归方程。根据回归方程分别测定样品吸附前、样品吸附后、样品解吸附后溶液中总酚、总黄酮、总皂苷的含量：

脱色率（％）＝（吸附前样品溶液 A_{550} －动态吸附后样品溶液 A_{550}）/吸附前样品溶液 A_{550}×100%。

二、结果

（一）静态吸附结果

1.脱色的影响

综合考虑脱色、总酚、总黄酮和总皂苷 4 个指标，根据表 3-1 至表 3-4 静态吸附实验结果，共筛选出鲁 DM-130、平 DM-130、HPD-600、D05、HP-20、CA-40 等 6 种树脂及聚酰胺进行下一步的动态实验。

不同型号树脂对裸花紫珠静态吸附脱色的影响见表 3-1。

表 3-1　不同型号树脂对裸花紫珠静态吸附脱色的影响

树脂型号	静态吸附前 A_{550}	静态吸附后 A_{550}	脱色率（%）
330	0.777	0.794	-2.19
阴离子树脂	0.777	0.568	26.90
NKA	0.777	0.485	37.58
D-941	0.777	0.267	65.64
DM-312	0.777	0.686	11.71
D101	0.777	0.559	28.06
CA-40	0.777	0.265	65.89
AB-8	0.777	0.541	30.37
1400	0.777	0.482	37.97
D900	0.777	0.285	63.32
DM-8	0.777	0.318	59.07
HPD-600	0.777	0.210	72.97
HP-20	0.777	0.276	64.48
鲁 DM-130	0.777	0.245	68.47
D05	0.777	0.233	70.01
86021	0.777	0.471	39.38
HPD-400	0.777	0.521	32.95
平 DM-130	0.777	0.231	70.27

2. 总酚的测定结果

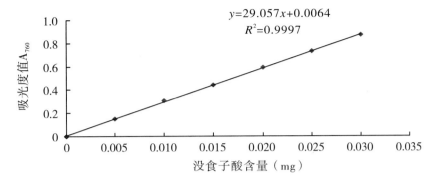

$$y=29.057x+0.0064$$
$$R^2=0.9997$$

图 3-1 没食子酸标准曲线

表 3-2 不同型号树脂对裸花紫珠静态吸附中总酚含量的影响

树脂型号	吸附前溶液中总酚含量（mg）	吸附后溶液中总酚含量（mg）	树脂吸附量（mg/g）	解吸附后溶液中总酚含量（mg）	解吸附率（%）
CA-40	5.27	0.88	2.18	2.79	63.61
D900	5.27	0.92	2.16	0.59	13.59
HP-20	5.27	0.88	2.18	3.41	77.66
平 DM-130	5.27	1.02	2.06	2.59	61.04
DM-8	5.27	0.81	2.23	2.86	64.11
D101	5.27	1.05	2.04	3.07	72.70
HPD-600	5.27	0.78	2.24	3.28	72.99
D05	5.27	0.57	2.29	3.14	66.81
HPD-400	5.27	1.23	2.02	3.62	89.60
NKA	5.27	1.29	1.93	2.93	73.49
86021	5.27	1.09	2.07	2.38	56.82
鲁 DM-130	5.27	1.26	1.97	2.18	54.30
1400	5.27	1.64	1.81	2.93	80.54
D-941	5.27	1.50	1.87	0.18	4.76
330	5.27	2.33	1.46	0.39	13.22
阴离子树脂	5.27	1.60	1.90	0.25	6.81

3. 总黄酮的测定

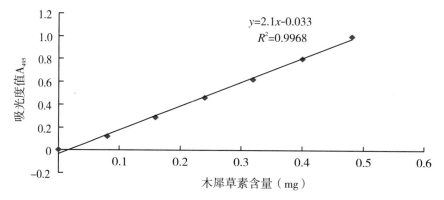

$$y=2.1x-0.033$$
$$R^2=0.9968$$

图 3-2　木犀草素标准曲线

表 3-3　不同型号树脂对裸花紫珠静态吸附中总黄酮含量的影响

树脂型号	吸附前溶液中总黄酮含量（mg）	吸附后溶液中总黄酮含量（mg）	树脂吸附量（mg/g）	解吸附后溶液中总黄酮含量（mg）	解吸附率（%）
330	32.10	5.52	13.15	2.71	10.22
阴离子树脂	32.10	4.62	14.23	3.05	11.09
NKA	32.10	4.43	13.39	26.33	95.18
D-941	32.10	3.24	14.28	2.10	7.26
D101	32.10	4.90	13.14	24.24	89.14
CA-40	32.10	3.43	14.25	26.38	92.03
AB-8	32.10	1.57	14.15	1.57	5.15
1400	32.10	6.48	12.75	23.48	91.64
D900	32.10	2.95	14.50	2.38	8.17
DM-8	32.10	3.38	14.35	23.19	80.76
HPD-600	32.10	3.19	14.41	25.52	88.30
HP-20	32.10	3.33	14.28	26.33	91.56
鲁 DM-130	32.10	3.52	14.02	25.57	89.50
D05	32.10	3.05	14.15	26.52	91.31
86021	32.10	4.05	13.86	22.43	79.97
HPD-400	32.10	4.67	13.71	24.33	88.72
平 DM-130	32.10	3.29	13.99	25.48	88.43

4. 总皂苷的测定

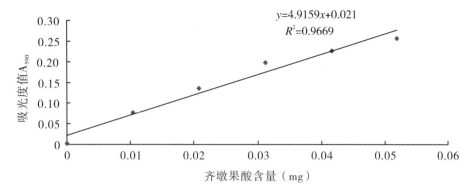

图 3-3　齐墩果酸标准曲线

表 3-4　不同型号树脂对裸花紫珠静态吸附中总皂苷含量的影响

树脂型号	吸附前溶液中总皂苷含量（mg）	吸附后溶液中总皂苷含量（mg）	树脂吸附量（mg/g）	解吸附后溶液中总皂苷含量（mg）	解吸附率（%）
CA-40	8.10	0.33	3.86	3.64	46.86
D900	8.10	0.16	3.95	-0.22	-2.82
HP-20	8.10	0.18	3.93	3.17	40.10
平 DM-130	8.10	0.16	3.85	3.50	44.10
DM-8	8.10	0.43	3.83	2.54	33.16
D101	8.10	2.36	2.77	2.54	44.33
HPD-600	8.10	0.18	3.94	3.46	43.70
D05	8.10	0.10	3.89	3.03	37.91
HPD-400	8.10	1.00	3.55	2.52	35.53
NKA	8.10	0.67	3.59	2.85	38.36
86021	8.10	0.47	3.77	2.75	36.00
鲁 DM-130	8.10	0.26	3.84	2.46	31.43
1400	8.10	1.79	3.14	2.87	45.48
D-941	8.10	0.24	3.88	-0.20	-2.59
330	8.10	1.18	3.42	-0.16	-2.35
阴离子树脂	8.10	0.71	3.82	-0.12	-1.65

（二）动态实验结果

在动态实验中，发现解吸附后总酚和总皂苷的含量比吸附前溶液中的含量整体偏高，推测其原因是解吸附后溶液所测的吸光值较高，超出其标准曲线的线性范围，故测得的值偏高。综合考虑脱色、总酚、总黄酮和总皂苷等4个指标，根据表3-5至表3-8动态吸附实验结果，选择HP-20大孔树脂作为后续富集纯化工艺研究树脂。

表3-5　7种树脂对裸花紫珠脱色的影响

树脂型号	动态吸附前 A_{550}	动态吸附后 A_{550}	脱色率（%）
鲁 DM-130	0.823	0.258	68.65
平 DM-130	0.823	0.265	67.80
HPD-600	0.823	0.279	66.10
D05	0.823	0.259	68.53
HP-20	0.823	0.127	84.57
CA-40	0.823	0.300	63.55
聚酰胺	0.823	0.266	67.68

表3-6　7种树脂对裸花紫珠总酚含量的影响

树脂型号	吸附前溶液中总酚含量（mg）	吸附后溶液中总酚含量（mg）	解吸附后溶液中总酚含量（mg）
鲁 DM-130	135.41	2.18	203.70
平 DM-130	135.41	14.22	184.60
HPD-600	135.41	12.37	212.56
D05	135.41	11.55	213.68
HP-20	135.41	12.97	211.36
CA-40	135.41	17.41	216.09
聚酰胺	135.41	49.02	153.54

表3-7　7种树脂对裸花紫珠总黄酮含量的影响

树脂型号	吸附前溶液中总黄酮含量（mg）	吸附后溶液中总黄酮含量（mg）	解吸附后溶液中总黄酮含量（mg）
鲁 DM-130	375.24	17.90	207.14
平 DM-130	375.24	15.81	169.05

树脂型号	吸附前溶液中总黄酮含量（mg）	吸附后溶液中总黄酮含量（mg）	解吸附后溶液中总黄酮含量（mg）
HPD-600	375.24	11.90	206.67
D05	375.24	12.57	210.95
HP-20	375.24	11.81	200.95
CA-40	375.24	18.29	197.14
聚酰胺	375.24	64.38	127.62

表 3-8　7种树脂对裸花紫珠总皂苷含量的影响

树脂型号	吸附前溶液中总皂苷含量（mg）	吸附后溶液中总皂苷含量（mg）	解吸附后溶液中总皂苷含量（mg）
鲁 DM-130	231.19	73.52	231.70
平 DM-130	231.19	71.73	195.49
HPD-600	231.19	52.12	243.29
D05	231.19	32.43	244.41
HP-20	231.19	56.47	202.40
CA-40	231.19	44.75	254.07
聚酰胺	231.19	88.94	135.68

第二节　裸花紫珠总酚、总黄酮和总皂苷含量的测定

一、材料与方法

（一）药材、试剂与仪器

裸花紫珠枝叶，由海南九芝堂药业有限公司提供。

裸花紫珠干浸膏粉末（以下简称干浸膏），由海南九芝堂药业有限公司提供，批号为110500，提取溶剂为饮用水，植物部位为枝叶；深棕色粉末，易受潮。

工业乙醇；工业甲醇；甲醇（AR，西陇化工股份有限公司，批号为110320），无水乙醇（AR，西陇化工股份有限公司，批号为110601），福林酚试剂（Folin

试剂，上海荔达生物科技有限公司，货号为 PRLB09125），无水碳酸钠（AR，广州化学试剂厂，批号为 830902），亚硝酸钠（CR，广州化学试剂二厂，批号为 1016013），硝酸铝（AR，汕头市西陇化工厂有限公司，批号为 031004），氢氧化钠（AR，西陇化工股份有限公司，批号为 110520），高氯酸（上海桃浦化工厂），冰醋酸（AR，西陇化工股份有限公司，批号为 100823）。

电热套（北京中兴伟业仪器有限公司），电子天平 XS225A–SCS（Precisa），FN101–2A 鼓风干燥箱（长沙仪器仪表厂），R–200 型旋转蒸发仪（Buchi Labortechnik AG CH–9230），SHZ–D（Ⅲ）型循环水式真空泵（巩义市英予华仪器厂），HH–S 型水浴锅（郑州长城科工贸有限公司），T6 型新世纪紫外可见分光光度计（北京普析通用仪器有限责任公司）。

（二）方法

1. 裸花紫珠原材料不同提取物的制备

（1）裸花紫珠枝叶 75 ℃水提取物

称取阴干后的裸花紫珠枝叶 500 g，按干料质量（g）：去离子水体积（mL）＝ 1∶10 加入 5000 mL 去离子水，于 75 ℃水浴条件下提取 2 次，每次提取 4 h，合并提取液于旋转蒸发仪 50 ℃下减压浓缩至膏状，冷冻干燥即得（以下简称 75 ℃水提取物）。称重后计算其得率：

75 ℃水提取物得率（%）＝所得 75 ℃水提取物质量（g）/ 所用阴干裸花紫珠枝叶质量（g）×100%。

（2）裸花紫珠枝叶 80% 乙醇提取物

称取阴干后的裸花紫珠枝叶 1500 g，按干料质量（g）：80% 乙醇体积（mL）＝ 1∶8 加入 12000 mL 80% 乙醇，加热冷凝回流提取 2 次，每次提取 4 h，合并提取液于旋转蒸发仪 50 ℃下减压浓缩至膏状，冷冻干燥即得（以下简称 80% 乙醇提取物）。称重后计算其得率：

80% 乙醇提取物得率（%）＝所得 80% 乙醇提取物质量（g）/ 所用阴干裸花紫珠枝叶质量（g）×100%。

2. 干浸膏经 HP–20 大孔树脂的预处理

称取 800 g 干浸膏粉末，完全溶解于 6000 mL 去离子水中，经布袋过滤，后经棉花塞过滤；所得滤液上 HP–20 大孔树脂（依次采用去离子水、40% 甲醇、60% 甲醇、80% 甲醇洗脱，各梯度均洗脱至无色为止），得水洗脱部分、

40% 甲醇洗脱部分、60% 甲醇洗脱部分、80% 甲醇洗脱部分；将上述各部分分别于旋转蒸发仪 50 ℃下减压浓缩得水洗脱部分浸膏、40% 甲醇洗脱部分浸膏、60% 甲醇洗脱部分浸膏、80% 甲醇洗脱部分浸膏（以下依次简称为水洗部分、40% 部分、60% 部分和 80% 部分）。各部分分别真空干燥（其中水洗部分为冷冻干燥）即得。称重后分别计算其得率：

水洗部分得率（%）＝所得水洗部分质量（g）/所用干浸膏质量（g）×100%；

40% 部分得率（%）＝所得 40% 部分质量（g）/所用干浸膏质量（g）×100%；

60% 部分得率（%）＝所得 60% 部分质量（g）/所用干浸膏质量（g）×100%；

80% 部分得率（%）＝所得 80% 部分质量（g）/所用干浸膏质量（g）×100%。

3. 总酚的测定

（1）供试品溶液的制备

精密称取水洗部分、40% 部分、60% 部分、80% 部分、干浸膏、75 ℃水提取物、80% 乙醇提取物分别为 24.7 mg、25.4 mg、24.7 mg、25.7 mg、25.4 mg、25.6 mg、25.9 mg，各加 50% 甲醇 5 mL 超声溶解，转移至 25 mL 容量瓶中（洗涤 3 次），用 50% 甲醇稀释至刻度，摇匀备用。

（2）标准曲线的制作

精密称取没食子酸 10.0 mg，置 10 mL 容量瓶中加 50% 甲醇溶解并稀释至刻度，摇匀，得浓度为 1 mg/mL 的对照品储备液。精密移取 1 mL 对照品储备液置于 10 mL 容量瓶中，用 50% 甲醇稀释至刻度，摇匀，得浓度为 0.1 mg/mL 的对照品溶液。分别精密吸取 0 μL、40 μL、80 μL、120 μL、160 μL、200 μL、240 μL 对照品溶液于试管中，加 70% 乙醇稀释至 5 mL，摇匀，加入 Folin 试剂 2 mL，混匀后静置 2 min，加入 7% 碳酸钠溶液 1 mL，振荡混匀，静置 30 min，以去离子水管作为空白对照，在 760 nm 波长下测定吸光度，以没食子酸含量为横坐标，以其吸光度值为纵坐标，得没食子酸含量测定标准曲线，并得到回归方程。

4. 总黄酮的测定

（1）供试品溶液的制备

供试品溶液的制备同总酚测定的制备。

（2）标准曲线的制作

精密称取木犀草素 10.3 mg，置 25 mL 容量瓶中加 50% 甲醇溶解并稀释至刻度，摇匀，得浓度为 0.412 mg/mL 的对照品溶液。分别精密吸取 0 mL、0.2 mL、0.4 mL、0.6 mL、0.8 mL、1.0 mL、1.2 mL 对照品溶液于试管中，加去离子水稀释至 5 mL，加入 5% 的亚硝酸钠溶液 1 mL，摇匀后静置 6 min，加入 10% 硝酸铝溶液 1 mL，摇匀后静置 6 min，加入 4% 氢氧化钠溶液 4 mL，摇匀后静置 30 min，以 0 mL 对照品溶液管作为空白对照，在 495 nm 波长下测定吸光度，以木犀草素含量为横坐标，以其吸光度值为纵坐标，得木犀草素含量测定标准曲线，并得到回归方程。

5. 总皂苷的测定

（1）供试品溶液的制备

供试品溶液的制备同总酚测定的制备。

（2）标准曲线的制作

精密称取齐墩果酸 10.0392 mg，置 10 mL 容量瓶中加 50% 甲醇溶解并稀释至 10 mL 刻度，摇匀，得浓度为 1.0392 mg/mL 的对照品溶液。分别精密吸取 0 μL、10 μL、20 μL、30 μL、40 μL、50 μL 对照品溶液于试管中，60 ℃ 条件下鼓风吹干，加入 5% 香兰素 0.2 mL、高氯酸 0.8 mL，用保鲜膜封口摇匀后 60 ℃ 水浴 15 min，自来水冷却，迅速加入冰醋酸 5 mL，用保鲜膜封口摇匀，静置 5 min，以 0 μL 对照品溶液管作为空白对照，在 590 nm 波长下测定吸光度，以齐墩果酸含量为横坐标，以其吸光度值为纵坐标，得齐墩果酸含量测定标准曲线，并得到回归方程。

二、结果

（一）裸花紫珠不同提取物及不同部位得率

表 3-9　裸花紫珠不同提取物及不同部位得率的比较

样品	水洗部分	40%部分	60%部分	80%部分	75 ℃水提取物	80%乙醇提取物
得率（%）	66.02	19.22	8.50	3.50	24.00	33.00

（二）总酚的测定结果

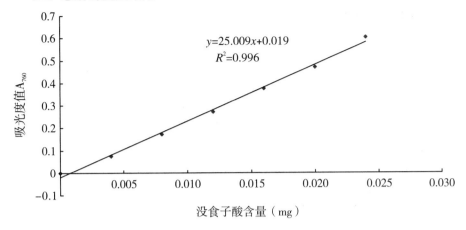

$y=25.009x+0.019$
$R^2=0.996$

图 3-4　没食子酸标准曲线

表 3-10　裸花紫珠不同提取物及不同部位总酚含量的比较

样品	总重 (mg)	总体积 (mL)	反应用体积 (mL)	A_{760}	反应中总酚含量 (mg)	总重中总酚含量 (mg)	总重中总酚含量占比 (%)
水洗部分	24.7	25	0.1	0.220	0.00956	2.3891	9.67
40% 部分	25.4	25	0.1	0.892	0.03643	9.1067	35.85
60% 部分	24.7	25	0.1	0.495	0.02055	5.1382	20.80
80% 部分	25.7	25	0.1	0.251	0.01080	2.6990	10.50
干浸膏	25.4	25	0.1	0.383	0.01607	4.0186	15.82
70 ℃水提取物	25.6	25	0.1	0.350	0.01475	3.6887	14.41
80% 乙醇提取物	25.9	25	0.1	0.364	0.01531	3.8286	14.78

（三）总黄酮的测定结果

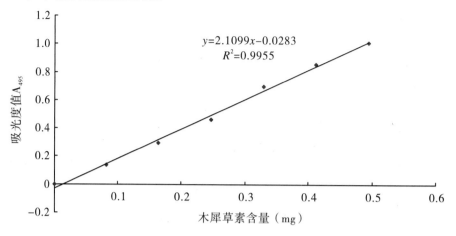

$y=2.1099x-0.0283$
$R^2=0.9955$

图 3-5　木犀草素标准曲线

表 3-11　裸花紫珠不同提取物及不同部位总黄酮含量的比较

样品	总重（mg）	总体积（mL）	反应用体积（mL）	A_{495}	反应中总黄酮含量（mg）	总重中总黄酮含量（mg）	总重中总黄酮含量占比（%）
水洗部分	24.7	25	1.0	0.328	0.1689	4.2218	17.09
40% 部分	25.4	25	0.5	0.746	0.3670	18.3492	72.24
60% 部分	24.7	25	1.0	0.648	0.3205	8.0134	32.44
80% 部分	25.7	25	1.0	0.300	0.1556	3.8900	15.14
干浸膏	25.4	25	1.0	0.601	0.2983	7.4565	29.36
70 ℃水提取物	25.6	25	1.0	0.524	0.2618	6.5441	25.56
80% 乙醇提取物	25.9	25	1.0	0.584	0.2902	7.2551	28.01

（四）总皂苷的测定结果

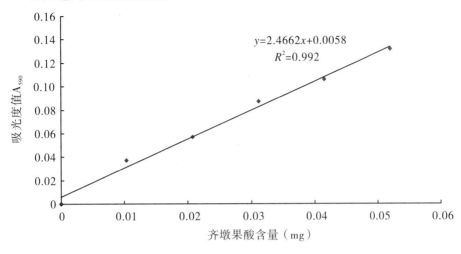

图3-6　齐墩果酸标准曲线

表3-12　裸花紫珠不同提取物及不同部位总皂苷含量的比较

样品	总重（mg）	总体积（mL）	反应用体积（mL）	A_{590}	反应中总皂苷含量（mg）	总重中总皂苷含量（mg）	总重中总皂苷含量占比（%）
水洗部分	24.7	25	0.1	0.035	0.0118	2.9600	11.98
40%部分	25.4	25	0.1	0.045	0.0159	3.9737	15.64
60%部分	24.7	25	0.1	0.064	0.0236	5.8998	23.89
80%部分	25.7	25	0.1	0.165	0.0646	16.1382	62.79
干浸膏	25.4	25	0.1	0.056	0.0204	5.0888	20.03
70℃水提取物	25.6	25	0.1	0.023	0.0070	1.7436	6.81
80%乙醇提取物	25.9	25	0.1	0.040	0.0139	3.4669	13.39

三、小结与讨论

　　裸花紫珠的主要化学成分有萜类、苯乙醇苷类、缩合鞣质、羟基化合物等。用 HPLC 法分析裸花紫珠样品时，谱图上所检测到的几个大峰出峰的时间较短，成分较杂，大极性成分含量较高。75℃水提取物和80%乙醇提取物中总酚和总黄酮含量差别不大，但总皂苷类含量差别较大。综合考虑成本等因素，采用裸花紫珠水提取物作为进一步研究的材料。

利用 HP-20 大孔树脂对干浸膏样品进行预处理，从得率来看，效果较好，总回收率达到 97.24%。预处理所得四部分样品中，总酚含量大小为 40% 部分（35.85%）＞ 60% 部分（20.80%）＞ 80% 部分（10.50%）＞水洗部分（9.67%）；总黄酮含量大小为 40% 部分（72.24%）＞ 60% 部分（32.44%）＞水洗部分（17.09%）＞ 80% 部分（15.14%）；总皂苷含量大小为 80% 部分（62.79%）＞ 60% 部分（23.89%）＞ 40% 部分（15.64%）＞水洗部分（11.98%）。其中 40% 部分的总酚、总黄酮和总皂苷含量相加后大于 100%，推测其原因是总酚与总黄酮中含酚羟基基团，导致在测定过程中存在一定程度的交叉现象。

裸花紫珠中的黄酮类成分含量高且测定方法成熟，被首选为裸花紫珠的质量控制指标。裸花紫珠中的黄酮类成分含量的测定，目前报道多采用紫外—可见分光光度法。但在实验中发现，测定总黄酮所用波长 495 nm 受样品色素影响较大。此外，总皂苷含量虽比总酚含量高，但其极性相对较小（干浸膏的 HPLC 分析谱图上峰型较小较多，出峰时间较大）。综合考虑，后续采用总酚含量测定作为下一步质量控制指标成分。

第三节　不同厂家生产的裸花紫珠药品总酚含量的测定

一、材料与方法

（一）药品

裸花紫珠片，海南九芝堂药业有限公司（以下简称九芝堂）。

裸花紫珠分散片，康普药业股份有限公司（以下简称康普）。

裸花紫珠胶囊，江西杏林白马药业股份有限公司（以下简称白马）。

裸花紫珠分散片，成都华宇制药有限公司（以下简称万朗）。

裸花紫珠胶囊，江西银涛药业股份有限公司（以下简称银涛）。

裸花紫珠颗粒，江西普正制药股份有限公司（以下简称普正）。

裸花紫珠胶囊，海南思迈药业有限公司（以下简称立先）。

（二）供试品溶液的制备

按照每人每日每次进药量分别精密称取不同厂家生产的裸花紫珠药品，各加适量 50% 甲醇溶解并超声 30 min 进行提取，提取液以 14000 r/min 离心

5 min，取上清液。

裸花紫珠片去糖衣，研碎，称取 0.25 g，加入 75% 乙醇 25 mL，超声 30 min 进行提取，提取液以 14000 r/min 离心 5 min，取上清液，用于九芝堂 50 批次裸花紫珠片总酚含量测定。

（三）总酚的测定

常规反应：移取适量供试品溶液，加去离子水至 300 μL，摇匀，加入 Folin 试剂 300 μL，混匀后静置 2 min，加入 7% 碳酸钠溶液 2.5 mL、去离子水 1.5 mL，振荡混匀，暗处静置 60 min 后以 760 nm 波长测定吸光度 A_{760}。

非常规反应：移取适量供试品溶液，加去离子水至 600 μL，混匀后静置 2 min，加入 7% 碳酸钠溶液 2.5 mL、去离子水 1.5 mL，振荡混匀，暗处静置 60 min 后以 760 nm 波长测定吸光度 A'_{760}。

（四）总黄酮的测定

常规反应：移取适量供试品溶液，加去离子水稀释至 5 mL，加入 5% 亚硝酸钠溶液 1 mL，摇匀后静置 6 min，加入 10% 硝酸铝溶液 1 mL，摇匀后静置 6 min，加入 4% 氢氧化钠溶液 4 mL，摇匀后静置 30 min，以 0 mL 对照品溶液管作为空白对照，以 495 nm 波长测定吸光度 A_{495}。

非常规反应一：移取适量供试品溶液，加去离子水稀释至 11 mL，摇匀后静置 30 min，以 0 mL 对照品溶液管作为空白对照，495 nm 波长下测定吸光度 A'_{495}。

非常规反应二：移取适量供试品溶液，加去离子水稀释至 7 mL，加入 4% 氢氧化钠溶液 4 mL，摇匀后静置 30 min，以 0 mL 对照品溶液管作为空白对照，以 495 nm 波长测定吸光度 A''_{495}。

二、结果

（一）不同厂家生产的裸花紫珠药品中色素对总黄酮和总酚测定的影响

不同厂家生产的裸花紫珠药品中色素对总黄酮和总酚测定的影响结果见表 3-13 和表 3-14。

表 3-13　不同厂家生产的裸花紫珠片中色素对总黄酮测定的影响

厂家	总重（g）	总体积（mL）	反应体积（mL）	A_{495}	A'_{495}	A''_{495}	$\triangle A_{495}$
九芝堂	0.5418	50	1	0.864	0.227	0.572	0.292
康普	2.2617	100	1	0.314	0.055	0.206	0.108
立先	1.2304	100	1	0.589	0.112	0.320	0.269
普正	3.9396	100	1	0.766	0.191	0.538	0.228
万朗	0.4905	25	1	0.660	0.128	0.385	0.275
银涛	1.1929	100	1	0.653	0.238	0.568	0.085
白马	1.6907	100	1	0.983	0.314	0.827	0.156

注：A_{495} 为样品＋水＋ $NaNO_2$ ＋ Al（NO_3）$_3$ ＋ NaOH；A'_{495} 为样品＋水；A''_{495} 为样品＋水＋NaOH；$\triangle A_{495} = A_{495} - A''_{495}$。

表 3-14　不同厂家生产的裸花紫珠片中色素对总酚测定的影响

厂家	总重（g）	总体积（mL）	反应体积（μL）	A_{760}	A'_{760}	$\triangle A_{760}$
九芝堂	0.5418	50	20	0.570	−0.001	0.571
康普	2.2617	100	50	0.479	−0.001	0.480
立先	1.2304	100	20	0.367	−0.002	0.369
普正	3.9396	100	20	0.675	−0.001	0.676
万朗	0.4905	25	20	0.516	−0.001	0.517
银涛	1.1929	100	20	0.436	−0.001	0.437
白马	1.6907	100	20	0.746	−0.000	0.746

注：A_{760} 为样品＋水＋ Folin 试剂＋ Na_2CO_3；A'_{760} 为样品＋水＋ Na_2CO_3；$\triangle A_{760} = A_{760} - A'_{760}$。

（二）不同厂家生产的裸花紫珠药品中总酚的含量

不同厂家生产的裸花紫珠药品中总酚的含量测定结果见表 3-15 和表 3-16。

表 3-15 不同厂家生产的裸花紫珠药品第一批次总酚含量的测定

厂家	总重（g）	总体积（mL）	反应体积（μL）	A_{760}	反应中总酚含量（mg）	总重中总酚含量（mg）	总重中总酚含量占比（%）
九芝堂	0.5594	50	20	0.601	0.0199	49.63	8.87
康普	0.5165	25	20	0.283	0.0093	116.72	2.26
立先	0.3093	30	20	0.268	0.0088	13.26	4.29
普正	3.0278	80	20	0.569	0.0188	75.18	2.48
万朗	0.5113	25	20	0.439	0.0145	18.12	3.54
银涛	0.3112	30	20	0.301	0.0099	14.90	4.78
白马	0.3899	30	20	0.509	0.0168	25.21	6.47

表 3-16 不同厂家生产的裸花紫珠药品第二批次总酚含量的测定

厂家	批号	总重（g）	总体积（mL）	反应体积（μL）	A_{760}	反应中总酚含量（mg）	总重中总酚含量（mg）	总重中总酚含量占比（%）	平均值（%）	RSD（%）
九芝堂	120220	0.5405	100	50	0.635	0.0208	41.53	7.68	8.21	13.61
	120010	0.5313	100	50	0.606	0.0198	39.61	7.45		
	111280	0.5409	100	50	0.783	0.0257	51.32	9.49		
康普	20120406	0.5027	100	50	0.233	0.0075	14.93	2.97	3.06	17.34
	20110710	0.5146	100	50	0.208	0.0066	13.27	2.58		
	20120217	0.5203	100	50	0.293	0.0094	18.89	3.63		
立先	111203	0.3070	100	50	0.199	0.0063	12.68	4.13	5.19	24.64
	110802	0.3019	100	50	0.309	0.0099	19.96	6.61		
	111104	0.3145	100	50	0.237	0.0076	15.19	4.83		
普正	111203	2.5759	100	50	0.993	0.0326	65.22	2.53	2.57	2.92
	120301	2.6143	100	50	1.007	0.0332	66.14	2.53		
	120703	2.5825	100	50	1.045	0.0343	68.66	2.66		
万朗	120306	0.5134	100	50	0.25	0.0080	16.05	3.13	3.63	22.35
	111103	0.5247	100	50	0.261	0.0084	16.78	3.20		
	110702	0.5164	100	50	0.364	0.0118	23.59	4.57		
银涛	111118	0.3136	100	50	0.298	0.0096	19.23	6.13	5.74	9.74
	111102	0.3218	100	50	0.267	0.0086	17.18	5.34		

续表

厂家	批号	总重 (g)	总体积 (mL)	反应体积 (μL)	A$_{760}$	反应中总酚含量 (mg)	总重中总酚含量 (mg)	总重中总酚含量占比 (%)	平均值 (%)	RSD (%)
白马	20120508	0.3962	100	50	0.492	0.0160	32.06	8.09	8.29	2.06
	20111202	0.4228	100	50	0.544	0.0178	35.51	8.40		
	20111208	0.4208	100	50	0.54	0.0176	35.24	8.37		

（三）九芝堂50批次裸花紫珠片总酚的含量

九芝堂50批次裸花紫珠片总酚含量的测定结果见表3-17。

表3-17 九芝堂50批次裸花紫珠片总酚含量的测定

批号	总重 (g)	总体积 (mL)	反应体积 (μL)	A$_{760}$	反应中总酚含量 (mg)	总重中总酚含量 (mg)	总重中总酚含量占比 (%)	平均值 (%)	RSD (%)
110930	0.2555	25	20	0.754	0.0263	32.82	12.85		
110730	0.2549	25	20	0.656	0.0227	28.42	11.15		
110280	0.2530	25	20	0.537	0.0185	23.07	9.12		
110990	0.2511	25	20	0.745	0.0259	32.42	12.91		
110590	0.2527	25	20	0.721	0.0251	31.34	12.40		
110360	0.2540	25	20	0.634	0.0219	27.43	10.80		
110510	0.2491	25	20	0.642	0.0222	27.79	11.16		
110580	0.2507	25	20	0.712	0.0247	30.94	12.34		
101060	0.2498	25	20	0.339	0.0113	14.17	5.67		
111040	0.2496	25	20	0.718	0.0250	31.21	12.50	11.15	16.32
100870	0.2500	25	20	0.659	0.0228	28.55	11.42		
110840	0.2548	25	20	0.609	0.0210	26.31	10.32		
111110	0.2509	25	20	0.674	0.0234	29.23	11.65		
111160	0.2502	25	20	0.658	0.0228	28.51	11.39		
100970	0.2533	25	20	0.714	0.0248	31.03	12.25		
101040	0.2538	25	20	0.595	0.0205	25.68	10.12		
110480	0.2545	25	20	0.607	0.0210	26.22	10.30		
110410	0.2530	25	20	0.769	0.0268	33.50	13.24		
110080	0.2540	25	20	0.802	0.0280	34.98	13.77		

批号	总重（g）	总体积（mL）	反应体积（μL）	A_760	反应中总酚含量（mg）	总重中总酚含量（mg）	总重中总酚含量占比（%）	平均值（%）	RSD（%）
110030	0.2523	25	20	0.728	0.0253	31.66	12.55		
100880	0.2498	25	20	0.641	0.0222	27.74	11.11		
110640	0.2519	25	20	0.724	0.0252	31.48	12.50		
100890	0.2510	25	20	0.694	0.0241	30.13	12.00		
110160	0.2515	25	20	0.671	0.0232	29.09	11.57		
100920	0.2506	25	20	0.725	0.0252	31.52	12.58		
110210	0.2512	25	20	0.791	0.0276	34.49	13.73		
111250	0.2506	25	20	0.625	0.0216	27.03	10.78		
110120	0.2500	25	20	0.747	0.0260	32.51	13.00		
110090	0.2542	25	20	0.892	0.0312	39.03	15.35		
100810	0.2538	25	20	0.646	0.0224	27.97	11.02		
120500	0.2515	25	20	0.515	0.0177	22.08	8.78		
120410	0.2501	25	20	0.479	0.0164	20.46	8.18		
120190	0.2550	25	20	0.488	0.0167	20.87	8.18		
120310	0.2503	25	20	0.599	0.0207	25.86	10.33		
121190	0.2536	25	20	0.573	0.0198	24.69	9.74	11.15	16.32
121090	0.2546	25	20	0.638	0.0221	27.61	10.84		
120580	0.2533	25	20	0.604	0.0209	26.08	10.30		
120920	0.2506	25	20	0.629	0.0218	27.21	10.86		
111280	0.2505	25	20	0.775	0.0270	33.77	13.48		
121010	0.2503	25	20	0.685	0.0238	29.72	11.87		
120010	0.2518	25	20	0.637	0.0221	27.57	10.95		
121290	0.2490	25	20	0.621	0.0215	26.86	10.78		
111370	0.2547	25	20	0.527	0.0181	22.62	8.88		
120840	0.2489	25	20	0.410	0.0139	17.36	6.97		
120670	0.2476	25	20	0.570	0.0196	24.55	9.92		
120060	0.2541	25	20	0.588	0.0203	25.36	9.98		
121380	0.2543	25	20	0.831	0.0290	36.29	14.27		
120090	0.2529	25	20	0.569	0.0196	24.51	9.69		
120740	0.2553	25	20	0.678	0.0235	29.41	11.52		
120220	0.2557	25	20	0.627	0.0217	27.12	10.60		

三、小结与讨论

7个厂家生产的裸花紫珠药品第一批次总酚百分含量高低依次为九芝堂（8.87%）＞白马（6.47%）＞银涛（4.78%）＞立先（4.29%）＞万朗（3.54%）＞普正（2.48%）＞康普（2.26%）；7个厂家生产的裸花紫珠药品第二批次总酚百分含量高低依次为白马（8.29%）＞九芝堂（8.21%）＞银涛（5.74%）＞立先（5.19%）＞万朗（3.63%）＞康普（3.06%）＞普正（2.57%）。

九芝堂裸花紫珠药品中加入的辅料用量会影响总酚含量的计算，故九芝堂50批次裸花紫珠片总酚测定实验去除糖衣再做测定。50批次总酚测定平均值为11.15%，相对标准偏差（RSD）16.32%。

第四节　裸花紫珠总酚含量测定条件的摸索

一、材料

裸花紫珠干浸膏粉末（以下简称"干浸膏"），由海南九芝堂药业有限公司提供，批号为110500，提取溶剂为饮用水，植物部位为枝叶；深棕色粉末，易受潮。

毛蕊花糖苷（成都瑞芬思生物科技有限公司，批号M-011-110622），原儿茶酸（成都瑞芬思生物科技有限公司，批号Y-031-111227），没食子酸（实验室制备所得，经HPLC分析纯度＞98%），甲醇（AR，西陇化工股份有限公司，批号1103201），福林酚试剂（Folin试剂，上海荔达生物科技有限公司，货号PRLB09125），无水碳酸钠（AR，广州化学试剂厂，批号830902），XS205型电子天平（METTLER TOLEDO），XS225A-SCS型电子天平（Precisa），HH-S型水浴锅（郑州长城科工贸有限公司），T6型新世纪紫外可见分光光度计（北京普析通用仪器有限责任公司）。

二、方法与结果

（一）对照品溶液的制备

精密称取毛蕊花糖苷对照品1.68 mg，置10 mL棕色量瓶中，加50%甲醇溶解并稀释至刻度，摇匀得 0.168 mg/mL 的毛蕊花糖苷对照品溶液；精密称取原儿茶酸对照品 1.84 mg，置 10 mL 棕色量瓶中，加 50% 甲醇溶解并稀释至刻度，摇匀得 0.184 mg/mL 的原儿茶酸对照品溶液；精密称取没食子酸 10.0 mg，置 10 mL 棕色量瓶中，加 50% 甲醇溶解并稀释至刻度，摇匀得 1 mg/mL 的对照品储备液，精密移取 1 mL 对照品储备液于 10 mL 棕色量瓶中，用 50% 甲醇稀释至刻度，摇匀得 0.1 mg/mL 没食子酸对照品溶液。

（二）供试品溶液的制备

精密称取干浸膏粉末 100.0 mg，加 50% 甲醇 10 mL 超声溶解，转移至 100 mL 量瓶中（洗涤 3 次），用 50% 甲醇稀释至刻度，摇匀备用。

（三）最佳测量波长和最佳对照品溶液的选择

分别移取 0.10 mL 的干浸膏溶液（1 mg/mL）及没食子酸（0.1 mg/mL）、毛蕊花糖苷（0.168 mg/mL）、原儿茶酸（0.184 mg/mL）3 组对照品溶液，加入 0.30 mL Folin 试剂，黑暗条件下放置 2 min，然后加入 2.00 mL 7.5% Na_2CO_3 溶液，加蒸馏水至 5.00 mL，摇匀后 40 ℃ 水浴 10 min，再在 25 ℃ 水浴黑暗条件下放置 30 min。空白管移取 0.10 mL 水，加入 0.30 mL Folin 试剂，黑暗条件下放置 2 min，然后加入 2.00 mL 质量浓度为 7.5% 的 Na_2CO_3 溶液，加水至 5.00 mL，40 ℃ 水浴 10 min 后于 25 ℃ 水浴黑暗条件下放置 30 min。用紫外可见分光光度计在 400 ～ 800 nm 波长范围内每隔 20 nm 测吸光度值，绘制得到波长扫描图，确定最佳检测波长和最佳对照品溶液（图 3-7）。

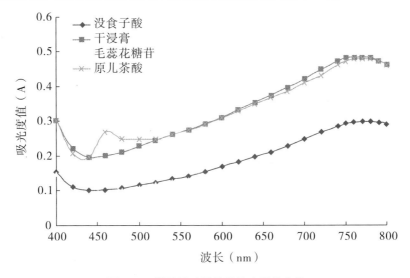

图 3-7　样品及对照品紫外光吸收曲线

如图 3-7 所示，供试品与对照品均在 760 nm 波长处有最大吸收，故选择 760 nm 为总酚检测波长。此外，没食子酸和干浸膏吸光值波动趋势较一致，且没食子酸对照品较容易获得，故选择没食子酸为总酚检测最佳对照品。

（四）Na_2CO_3 溶液质量浓度的确定

分别移取 7 份 0.10 mL 最佳对照品溶液，加入 0.30 mL Folin 试剂，黑暗条件下放置 2 min，然后加入 2.00 mL 质量浓度分别为 5%、7.5%、10%、12.5%、15%、17.5%、20% 的 Na_2CO_3 溶液，加水至 5.00 mL，40 ℃水浴 10 min 后于 25 ℃水浴黑暗条件下放置 30 min，在最佳检测波长处测量其吸光度，确定 Na_2CO_3 溶液的最佳质量浓度。空白管移取 0.10 mL 水，加入 0.30 mL Folin 试剂，黑暗条件下放置 2 min，然后加入 2.00 mL 质量浓度为 7.5% 的 Na_2CO_3 溶液，加水至 5.00 mL，40 ℃水浴 10 min 后于 25 ℃水浴黑暗条件下放置 30 min。实验结果见表 3-18。从结果对比可知，Na_2CO_3 溶液质量浓度最佳为 7.5%。

表 3-18　Na_2CO_3 溶液质量浓度的考察

Na_2CO_3 溶液质量浓度（%）	A_{760}	Na_2CO_3 溶液质量浓度（%）	A_{760}
5.0	0.357	15.0	0.318
7.5	0.380	17.5	0.319
10.0	0.326	20.0	0.313
12.5	0.322	—	—

（五）Na_2CO_3 溶液用量的测定

分别移取 9 份 0.10 mL 最佳对照品溶液，加入 0.30 mL Folin 试剂，黑暗条件下放置 2 min，然后加入最佳质量浓度的 Na_2CO_3 溶液，用量分别为 0.15 mL、0.30 mL、0.60 mL、0.90 mL、1.20 mL、1.50 mL、1.80 mL、2.10 mL、2.40 mL，加水至 5.00 mL，40 ℃水浴 10 min 后于 25 ℃水浴黑暗条件下放置 30 min，在最佳检测波长处测量其吸光度，确定 Na_2CO_3 溶液的最佳用量。空白管移取 0.10 mL 水，加入 0.30 mL Folin 试剂，黑暗条件下放置 2 min，然后加入 2.00 mL 最佳质量浓度的 Na_2CO_3 溶液，加水至 5.00 mL，40 ℃水浴 10 min 后 25 ℃水浴黑暗条件下放置 30 min。实验结果见表 3-19。从结果对比可知，Na_2CO_3 溶液用量最佳为 1.50 mL。

表 3-19　碳酸钠溶液用量的考察

7.5% 碳酸钠用量（mL）	A_{760}	7.5% 碳酸钠用量（mL）	A_{760}
0.15	0.123	1.50	0.303
0.30	0.163	1.80	0.301
0.60	0.225	2.10	0.300
0.90	0.290	2.40	0.263
1.20	0.299	—	—

（六）Folin 试剂用量的选择

分别移取 8 份 0.10 mL 最佳对照品溶液，加入 Folin 试剂，用量分别为 0.15 mL、0.30 mL、0.45 mL、0.60 mL、0.75 mL、0.90 mL、1.20 mL、1.50 mL，黑暗条件下放置 2 min，然后加入最佳质量浓度及最佳用量的 Na_2CO_3 溶液，加水至 5.00 mL，40 ℃水浴 10 min 后于 25 ℃水浴黑暗条件下放置 30 min，在最佳检测波长处测量其吸光度，确定 Folin 试剂的最佳用量。空白管移取 0.10 mL 水，加入 0.30 mL Folin 试剂，黑暗条件下放置 2 min，然后加入最佳质量浓度及最佳用量的 Na_2CO_3 溶液，加水至 5.00 mL，40 ℃水浴 10 min 后于 25 ℃水浴黑暗条件下放置 30 min。实验结果见表 3-20。从结果对比可知，Folin 试剂溶液用量最佳为 0.45 mL。

表 3-20　Folin 试剂用量的考察

试剂用量（mL）	A_{760}	试剂用量（mL）	A_{760}
0.15	0.272	0.75	0.290
0.30	0.300	0.90	0.255
0.45	0.323	1.20	0.265
0.60	0.320	1.50	0.184

（七）最佳反应温度的确定

分别移取 8 份 0.1 mL 最佳对照品溶液，加入最佳用量的 Folin 试剂，黑暗条件下放置 2 min，然后加入最佳质量浓度及最佳用量的 Na_2CO_3 溶液，加水至 5 mL，选择反应温度分别为 25 ℃、30 ℃、35 ℃、40 ℃、45 ℃、50 ℃、55 ℃、60 ℃，水浴 10 min 后于 25 ℃水浴黑暗条件下放置 30 min，在最佳检测波长处测量其吸光度，确定最佳反应温度。空白管移取 0.1 mL 水，加入最佳用量的 Folin 试剂，黑暗条件下放置 2 min，然后加入最佳质量浓度及最佳用量的 Na_2CO_3 溶液，加水至 5 mL，40 ℃水浴 10 min 后于 25 ℃水浴黑暗条件下放置 30 min。实验结果见表 3-21。从结果对比可知，最佳反应温度为40 ℃。

表 3-21　最佳反应温度的考察

温度（℃）	A_{760}	温度（℃）	A_{760}
25	0.314	45	0.322
30	0.314	50	0.317
35	0.315	55	0.324
40	0.336	60	0.321

（八）最佳显色时间的确定

移取 0.10 mL 最佳对照品溶液，加入最佳用量的 Folin 试剂，黑暗条件下放置 2 min，然后加入最佳质量浓度及最佳用量的 Na_2CO_3 溶液，加水至5.00 mL，选择最佳反应温度水浴 10 min 后在显色 15 min、30 min、60 min、90 min、120 min、150 min 处以最佳检测波长处测量其吸光度，确定最佳显色时间。空白管移取 0.10 mL 水，加入最佳用量的 Folin 试剂，黑暗条件下放置2 min，然后加入最佳质量浓度及最佳用量的 Na_2CO_3 溶液，加水至 5.00 mL，最佳反应温度下水浴 10 min 后于 25 ℃水浴黑暗条件下放置 30 min。实验结果见表 3-22。实验中发现，显色时间 40 min 后吸光值变化不大，综合考虑时效性等因素，故实验最佳显色时间为 60 min。

表 3-22　最佳显色时间的考察

时间（min）	A_{760}	时间（min）	A_{760}
20	0.330	90	0.343
30	0.336	100	0.344
40	0.339	110	0.345
50	0.340	120	0.345
60	0.341	130	0.346
70	0.342	140	0.347
80	0.343	150	0.347

（九）正交实验

Folin 试剂的用量、Na_2CO_3 的用量及水浴显色时间对整个反应体系均具有一定的影响。本实验采用正交试验对此进行考察。取 0.10 mL 的对照品溶液，按表 3-23 所示条件加入试剂后，按要求操作，在最大吸收波长处测定吸光度，考察最佳的显色条件（表 3-24）。

表 3-23　因素水平

水平	A：Folin（mL）	B：Na_2CO_3（%）	C：时间（min）
1	0.40	6.5	60
2	0.45	7.5	90
3	0.50	8.5	120

表 3-24　显色条件考察结果

序号	A	B	C	A_{760}	序号	A	B	C	A_{760}
1	1	1	1	0.315	6	2	3	1	0.326
2	1	2	2	0.321	7	3	1	3	0.321
3	1	3	3	0.326	8	3	2	1	0.332
4	2	1	2	0.324	9	3	3	2	0.338
5	2	2	3	0.324					

由表 3-25 的分析结果可知，三因素的 P 值均大于 0.05，对结果影响不大，不必再进行各因素水平间的多重比较。实验中发现，当 Folin 试剂用量为 0.50 mL、Na_2CO_3 浓度为 8.5%、显色时间为 90 min 时吸光度最大，而 Folin 试剂用量为 0.50 mL、Na_2CO_3 浓度为 7.5%、显色时间为 60 min 时吸光度略低，考虑时效性等因素，故最佳显色条件为 Folin 试剂用量为 0.50 mL、Na_2CO_3 浓度为 7.5%、显色时间为 60 min。

表 3-25　方差分析

因素	F 值	P 值
Folin 试剂用量	3.938	0.203
Na_2CO_3 溶剂浓度	1.233	0.448
显色时间	1.024	0.494

（十）Folin 试剂比色法评价

（1）稳定性试验

取同一样品溶液 0.10 mL 按最佳显色条件显色完全后测定吸光度，每隔 10 min 测定一次，结果显示样品在 2.5 h 内稳定，具体见表 3-26。

表 3-26　稳定性实验的考察

时间（min）	A_{760}	RSD（%）
60	0.505	
70	0.505	
80	0.507	
90	0.507	
100	0.508	0.4749
110	0.510	
120	0.510	
130	0.511	
140	0.511	
150	0.511	

（2）重现性试验

取 0.10 mL 待测溶液 6 份，按最佳显色条件显色完全后测定吸光度，测得样品的总酚平均含量，计算 RSD。结果见表 3-27。

表 3-27　重现性实验的考察

样品	A_{760}	RSD（%）
1	0.502	
2	0.499	
3	0.499	0.5602
4	0.502	
5	0.498	
6	0.505	

（3）精密度试验

取 0.10 mL 待测溶液 1 份，按最佳显色条件显色完全后测定吸光度，连续测定 6 次。结果见表 3-28。

表 3-28 精密度实验的考察

测定次数	A_{760}	RSD（%）
1	0.498	
2	0.497	
3	0.497	
4	0.497	0.0825
5	0.497	
6	0.497	

（4）加样回收试验

分别精密吸取 0 mL、30 mL、60 mL、90 mL、120 mL、150 mL、180 mL 没食子酸对照品溶液于试管中，加入 Folin 试剂 0.50 mL，混匀后静置 2 min，加入 7.5% 碳酸钠溶液 1.50 mL，加水至 5.00 mL，40 ℃水浴 10 min 后于 25 ℃水浴黑暗条件下放置 30 min。同时移取 0.10 mL 待测溶液，加入 Folin 试剂 0.50 mL，混匀后静置 2 min，加入 7.5% 碳酸钠溶液 1.50 mL，加水至 5.00 mL，40 ℃水浴 10 min 后于 25 ℃水浴黑暗条件下放置 30 min。以去离子水管作为空白对照，在 760 nm 波长下测定吸光度，以没食子酸含量为横坐标，以其吸光度值为纵坐标，得没食子酸含量测定标准曲线，得到回归方程为 $y = 32.262x - 0.0012$，相关系数 $R^2 = 0.9999$，并求得待测溶液中总酚含量为 0.158453 mg/mL。

取 0.10 mL 上述待测溶液 8 份，分别加入 30 μL、60 μL、90 μL 没食子酸对照品溶液，摇匀，平行操作 2 份，按最佳显色条件显色完全后测定吸光度，计算回收率。结果见表 3-29。

表 3-29 加样回收实验的考察

样品序号	样品含量（mg）	加入量（mg）	A_{760}	测得量（mg）	回收率（%）	平均回收率（%）	RSD（%）
1	0.0158453	0.003	0.589	0.0182940	97.07		
2	0.0158453	0.003	0.592	0.0183870	97.57		
3	0.0158453	0.006	0.703	0.0218275	99.92	99.6	2.00
4	0.0158453	0.006	0.701	0.0217655	99.63		
5	0.0158453	0.009	0.817	0.0253611	102.08		
6	0.0158453	0.009	0.811	0.0251750	101.33		

三、小结与讨论

实验中，通过最佳测量波长、最佳对照品溶液、最佳碳酸钠溶液质量浓度、最佳碳酸钠溶液用量、最佳 Folin 试剂用量、最佳反应温度和最佳显色时间等单因素的选择，确定其最佳测量波长为 760 nm，最佳对照品为没食子酸，最佳碳酸钠溶液质量浓度与用量分别为 7.5% 与 1.50 mL，Folin 试剂最佳用量为 0.45 mL，最佳反应温度和最佳显色时间分别为 40 ℃和 60 min。通过正交实验确定裸花紫珠总酚含量测定的最优参数：测量波长为 760 nm，对照品为没食子酸，碳酸钠溶液质量浓度与用量分别为 7.5% 与 1.50 mL，Folin 试剂用量为 0.50 mL，最佳反应温度和显色时间分别为 40 ℃和 60 min。最后，通过方法学考察显示该方法操作简单，稳定性好，准确度高。

第五节　裸花紫珠总酚提取工艺的优化

一、材料与仪器

（一）实验材料

裸花紫珠枝叶：由海南九芝堂药业有限公司提供。

（二）仪器与试剂

甲醇（AR，西陇化工股份有限公司，批号 110320），无水乙醇（AR，西陇化工股份有限公司，批号 110601），丙酮（AR，西陇化工股份有限公司，批号 1106011），Folin 试剂（上海荔达生物科技有限公司，货号 PRLB09125），无水碳酸钠（AR，广州化学试剂厂，批号 830902），氢氧化钠（AR，西陇化工股份有限公司，批号 110520），冰醋酸（AR，西陇化工股份有限公司，批号 100823）。

电热套（北京中兴伟业仪器有限公司），电子天平 XS225A–SCS（Precisa），FN101–2A 鼓风干燥箱（长沙仪器仪表厂），KQ3200DE 型数控超声波清洗器（昆山市超声仪器有限公司），R–200 型旋转蒸发仪（Buchi Labortechnik AG CH–9230），SHZ–D（Ⅲ）型循环水式真空泵（巩义市英予华仪器厂），HH–S 型水浴锅（郑州长城科工贸有限公司），T6 型新世纪紫外可见分光光度计（北京普析通用仪器有限责任公司）。

二、方法与结果

（一）标准曲线的制作

精密称取没食子酸 10.0 mg，置 10 mL 容量瓶中加 50% 甲醇溶解并稀释至刻度，摇匀得浓度为 1 mg/mL 的对照品储备液。精密移取 1 mL 对照品储备液置于 10 mL 容量瓶中，用 50% 甲醇稀释至刻度，摇匀，得浓度为 0.1 mg/mL 的对照品溶液。分别精密吸取 0 μL、30 μL、60 μL、90 μL、120 μL、150 μL、180 μL 对照品溶液于试管中，加入 Folin 试剂 0.50 mL，混匀后静置 2 min，加入 7.5% Na_2CO_3 溶液 1.50 mL，加去离子水至 5.00 mL，振荡混匀，黑暗条件下 40 ℃ 放置加热 10 min 后，于黑暗条件下 25 ℃ 放置加热 1 h。以去离子水管作为空白对照，在 760 nm 波长下测定吸光度，以没食子酸含量为横坐标，以其吸光度值为纵坐标，得没食子酸含量测定标准曲线，并得到回归方程 $y = 32.631x + 0.0075$，相关系数 $R^2 = 0.9995$。

（二）不同提取方法的比较

裸花紫珠枝叶粉碎过 40 目筛。

超声波提取。称取一定量的裸花紫珠枝叶粉末，加入适量 75% 乙醇，在功率 100% 条件下超声提取 1 h。

室温浸提。称取一定量的裸花紫珠枝叶粉末，加入适量 75% 乙醇，室温条件下浸提 24 h。

加热冷凝回流提取。称取一定量的裸花紫珠枝叶粉末，加入适量 75% 乙醇，95 ℃ 下提取 1 h。

索氏提取。称取一定量的裸花紫珠枝叶粉末，加入适量 75% 乙醇，95 ℃ 下提取 3 h。

上述各提取液以 10000 r/min 离心 1 min 后取上清液检测其总酚含量。

由表 3–30 结果可知，4 种方法中，室温浸提所得总酚含量最低；索氏提取方法所得总酚含量最高，但是该法所用的溶剂较多，时间较长。综合考虑后，选择超声波提取方法进行下一步研究。

表 3-30 不同提取方法所得总酚含量的比较

编号	总重（g）	总体积（mL）	反应体积（mL）	A_{760}	反应中总酚含量（mg）	总重中总酚总量（mg）	总重中总酚含量占比（%）
超声 1	0.5090	25	0.05	0.481	0.0145	7.2554	1.43
超声 2	0.5050	25	0.05	0.470	0.0142	7.0868	1.40
冷凝 1	0.5017	25	0.05	0.459	0.0138	6.9183	1.38
冷凝 2	0.5007	25	0.05	0.468	0.0141	7.0562	1.41
室温 1	0.5029	25	0.05	0.382	0.0115	5.7384	1.14
室温 2	0.5027	25	0.05	0.391	0.0118	5.8763	1.17
索氏 1	0.5040	150	0.20	0.388	0.0117	8.7455	1.74
索氏 2	0.5045	150	0.20	0.407	0.0122	9.1822	1.82

（三）不同提取溶剂及不同浓度溶剂的比较

分别称取一定量的裸花紫珠枝叶粉末，加入不同浓度的甲醇、乙醇和丙酮试剂，在功率 100% 条件下超声浸提 1 h。各提取液以 10000 r/min 离心 1 min 后取上清液检测其总酚含量。

由表 3-31 结果可知，40% 丙酮所得总酚含量最高，故选择 40% 丙酮进行下一步提取研究。

表 3-31 不同提取溶剂及不同浓度溶剂所得总酚含量的比较

编号	总重（g）	总体积（mL）	反应体积（mL）	A_{760}	反应中总酚含量（mg）	总重中总酚总量（mg）	总重中总酚含量占比（%）
20% 甲醇 1	0.2522	25	0.05	0.258	0.0077	3.8384	1.52
20% 甲醇 2	0.2513	25	0.05	0.260	0.00771	3.8690	1.54
40% 甲醇 1	0.2553	25	0.05	0.305	0.0091	4.5585	1.79
40% 甲醇 2	0.2544	25	0.05	0.306	0.0091	4.5739	1.80
60% 甲醇 1	0.2547	25	0.05	0.314	0.0094	4.6965	1.84
60% 甲醇 2	0.2554	25	0.05	0.317	0.0095	4.7424	1.86
80% 甲醇 1	0.2549	25	0.05	0.273	0.0081	4.0682	1.60
80% 甲醇 2	0.2548	25	0.05	0.267	0.0080	3.9763	1.56
100% 甲醇 1	0.2524	25	0.05	0.170	0.0050	2.4900	0.99
100% 甲醇 2	0.2532	25	0.05	0.180	0.0053	2.6432	1.04

续表

编号	总重（g）	总体积（mL）	反应体积（mL）	A_{760}	反应中总酚含量（mg）	总重中总酚总量（mg）	总重中总酚含量占比（%）
20% 乙醇 1	0.2511	25	0.05	0.274	0.0082	4.0835	1.63
20% 乙醇 2	0.2516	25	0.05	0.272	0.0081	4.0529	1.61
40% 乙醇 1	0.2503	25	0.05	0.309	0.0092	4.6198	1.85
40% 乙醇 2	0.2504	25	0.05	0.330	0.0099	4.9416	1.97
60% 乙醇 1	0.2543	25	0.05	0.310	0.0093	4.6352	1.83
60% 乙醇 2	0.2541	25	0.05	0.317	0.0095	4.7424	1.87
80% 乙醇 1	0.2527	25	0.05	0.212	0.0063	3.1335	1.24
80% 乙醇 2	0.2526	25	0.05	0.213	0.0063	3.1488	1.25
100% 乙醇 1	0.2533	25	0.05	0.087	0.0024	1.2181	0.48
100% 乙醇 2	0.2529	25	0.05	0.078	0.0022	1.0803	0.43
20% 丙酮 1	0.2546	25	0.05	0.318	0.0095	4.7577	1.87
20% 丙酮 2	0.2544	25	0.05	0.298	0.0089	4.4513	1.75
40% 丙酮 1	0.2508	25	0.05	0.344	0.0103	5.1561	2.06
40% 丙酮 2	0.2509	25	0.05	0.345	0.0103	5.1715	2.06
60% 丙酮 1	0.2541	25	0.05	0.345	0.0103	5.1715	2.04
60% 丙酮 2	0.2542	25	0.05	0.344	0.0103	5.1561	2.03
80% 丙酮 1	0.2539	25	0.05	0.292	0.0087	4.3594	1.72
80% 丙酮 2	0.2537	25	0.05	0.297	0.0089	4.43560	1.75
100% 丙酮 1	0.2520	25	0.05	0.165	0.0048	2.4133	0.96
100% 丙酮 2	0.2521	25	0.05	0.163	0.0048	2.3827	0.95

（四）不同料液比的比较

分别称取一定量的裸花紫珠枝叶粉末，按料液比分别为 40∶1、80∶1、120∶1、160∶1、200∶1 加入 40% 丙酮，在功率 100% 条件下超声浸提 1 h。提取液以 10000 r/min 离心 1 min 后取上清液测总酚含量。由表 3-32 结果可知，在一定范围内，总酚含量与料液比呈正相关关系。

表 3-32 不同料液比所得总酚含量的比较

编号	总重（g）	总体积（mL）	反应体积（mL）	A_{760}	反应中总酚含量（mg）	总重中总酚总量（mg）	总重中总酚含量占比（%）
40-1	0.2526	10	0.05	0.753	0.0228	4.5693	1.81
40-2	0.2527	10	0.05	0.770	0.0233	4.6735	1.85
80-1	0.2513	20	0.05	0.410	0.0123	4.9340	1.96
80-2	0.2512	20	0.05	0.398	0.01197	4.7869	1.91
120-1	0.2518	30	0.05	0.287	0.0086	5.1393	2.04
120-2	0.2515	30	0.05	0.297	0.0089	5.3232	2.12
160-1	0.253	40	0.05	0.228	0.0068	5.4059	2.14
160-2	0.2533	40	0.05	0.220	0.0065	5.2098	2.06
200-1	0.2521	50	0.05	0.190	0.0056	5.5928	2.22
200-2	0.2525	50	0.05	0.187	0.0055	5.5009	2.18

（五）不同提取时间的比较

分别称取一定量的裸花紫珠枝叶粉末，按料液比 200∶1 加入 40% 丙酮，在功率 100% 条件下超声浸提（提取时间为 30 min、60 min、90 min、120 min、150 min、180 min 时分别移取 0.20 mL）。上述各提取液以 10000 r/min 离心 1 min 后取上清液测其总酚含量。由表 3-33 结果可知，提取时间 60 min 后，总酚含量变化不大。

表 3-33 不同提取时间所得总酚含量的比较

编号	总重（g）	总体积（mL）	反应体积（mL）	A_{760}	反应中总酚含量（mg）	总重中总酚总量（mg）	总重中总酚含量占比（%）
30-1	0.2558	50	0.15	0.494	0.0149	4.9697	1.94
30-2	0.2554	50	0.15	0.493	0.0149	4.9595	1.94
60-1	0.2558	50	0.10	0.361	0.0108	5.4166	2.12
60-2	0.2554	50	0.10	0.36	0.0108	5.4013	2.11
90-1	0.2558	50	0.10	0.367	0.0110	5.5086	2.15
90-2	0.2554	50	0.10	0.368	0.0110	5.5239	2.16
120-1	0.2558	50	0.10	0.370	0.0111	5.5545	2.17
120-2	0.2554	50	0.10	0.371	0.0111	5.5699	2.18

编号	总重（g）	总体积（mL）	反应体积（mL）	A_{760}	反应中总酚含量（mg）	总重中总酚总量（mg）	总重中总酚含量占比（%）
150-1	0.2558	50	0.10	0.373	0.0112	5.6005	2.19
150-2	0.2554	50	0.10	0.370	0.0111	5.5545	2.17
180-1	0.2558	50	0.10	0.377	0.0113	5.6618	2.21
180-2	0.2554	50	0.10	0.376	0.0113	5.6465	2.21

（六）正交实验

丙酮的浓度、料液比和提取时间对总酚含量均具有一定的影响。本实验采用正交试验对此进行考察。按表 3-34 所示条件加好试剂后，按要求操作，在最大吸收波长处测定吸光度，考察最佳的显色条件（表 3-35）。

表 3-34　因素水平表

水平	A：丙酮浓度（%）	B：料液比（v/v）	C：时间（min）
1	40	150：1	60
2	50	200：1	120
3	60	250：1	180

表 3-35　提取条件考察结果

编号	A	B	C	总重（g）	总体积（mL）	反应体积（mL）	A_{760}	反应中总酚含量（mg）	总重中总酚总量（mg）	总重中总酚含量占比（%）
1	1	1	1	0.2030	30	0.10	0.426	0.0128	3.8476	1.90
2	1	2	2	0.2029	40	0.10	0.356	0.0107	4.2720	2.11
3	1	3	3	0.2030	50	0.10	0.326	0.0098	4.8803	2.40
4	2	1	2	0.2028	30	0.10	0.459	0.0138	4.1510	2.05
5	2	2	3	0.2034	40	0.10	0.385	0.0116	4.6275	2.28
6	2	3	1	0.2032	50	0.10	0.347	0.0104	5.2021	2.56
7	3	1	3	0.2038	30	0.10	0.479	0.0144	4.3348	2.13
8	3	2	1	0.2022	40	0.10	0.344	0.0103	4.1249	2.04
9	3	3	2	0.2039	50	0.10	0.295	0.0088	4.4053	2.16

由表 3-36 的分析结果可知，料液比因素的 P 值小于 0.05，说明该因素对吸光度影响显著；反之，丙酮浓度和提取时间的 P 值均大于 0.05，说明这 2 个因素对吸光度影响不显著，不必再进行各因素水平间的多重比较。实验中发现，丙酮浓度 50%、料液比 250∶1、时间 60 min 时总酚含量最高，故最佳提取条件为提取溶剂为 50% 丙酮、料液比为 250∶1、提取时间为 60 min。

表 3-36　方差分析

因素	F 值	P 值
丙酮浓度	1.352	0.425
料液比	27.249	0.035
提取时间	1.292	0.436

三、小结与讨论

实验中，考察索氏提取等 4 种提取方法、丙酮等 4 种提取溶剂及其 4 种不同梯度溶剂、料液比、提取时间等单因素对提取裸花紫珠总酚含量的影响。结果表明，室温浸提所得总酚含量最低，索氏提取方法所得总酚含量最高，超声波提取的次之，但是索氏提取方法所用的溶剂较多，时间较长，故选用超声波提取方法；40% 丙酮所得总酚含量最高；在一定范围内，总酚含量与料液比呈正相关关系；提取时间 60 min 后，总酚含量变化不大。进而开展正交实验，优化裸花紫珠总酚提取条件，采用超声波提取方法中，最佳提取条件为提取溶剂为 50% 丙酮、料液比为 250∶1、提取时间为 60 min。

第六节　裸花紫珠总酚富集工艺的优化

一、材料

裸花紫珠浸膏粉末（以下简称干浸膏），由海南九芝堂药业有限公司提供，批号 110520，提取溶剂为饮用水，植物部位为枝叶；深棕色粉末，易受潮。

工业乙醇、甲醇（AR，西陇化工股份有限公司，批号 110320），Folin 试剂（上海荔达生物科技有限公司，产品货号 PRLB09125），无水碳酸钠（AR，广州化学试剂厂，批号 830902），HP-20 大孔树脂（日本三菱化学公司），没食子酸（中国食品药品检定研究院，批号 110831 ～ 201204），电子天平 XS225A-SCS（Precisa），HH-S 型水浴锅（郑州长城科工贸有限公司），T6 型新世纪紫外可见分光光度计（北京普析通用仪器有限责任公司）。

二、方法与结果

（一）标准曲线的绘制

精密称取没食子酸对照品 5.0 mg，置于 50 mL 容量瓶中，加 50% 甲醇溶解并稀释至刻度，摇匀，得浓度为 0.1 mg/mL 的没食子酸对照品溶液。分别精密吸取对照品溶液 0 mL、0.04 mL、0.08 mL、0.12 mL、0.16 mL、0.20 mL、0.24 mL 于试管中，各加入 Folin 试剂 0.50 mL，混匀后静置 2 min，各加入 7.5% Na_2CO_3 溶液 1.50 mL，加去离子水至 5.00 mL，充分摇匀，40 ℃水浴 10 min 后于 25 ℃ 水浴黑暗条件下放置 60 min。在 760 nm 波长下测定吸光度，以没食子酸含量为横坐标，以其吸光度值为纵坐标，得到回归方程 $y = 30.223x + 0.011$，相关系数 $R^2 = 0.9992$，结果表明没食子酸浓度在 0 ～ 24 μg/mL 时与其吸光度有良好线性关系。

（二）样品测定

取待测溶液，精密吸取适量溶液（0.01 ～ 0.05 mL），按照标准曲线的绘制方法，自"各加入 Folin 试剂 0.50 mL，混匀后静置 2 min，各加入 7.5% 碳酸钠溶液 1.50 mL，加去离子水至 5.00 mL"开始操作，测定各样品溶液的吸光度 A，根据回归方程计算总酚含量。

（三）大孔树脂的预处理

HP-20 大孔树脂用甲醇隔夜浸泡后湿法装柱，用 3 ～ 4 倍柱体积甲醇洗脱树脂柱后用蒸馏水冲洗至无醇味。

（四）动态吸附与解吸附实验

（1）树脂最大总酚吸附量的确定

量取经过预处理的 HP-20 大孔树脂 20 mL，湿法装柱（25 mm×500 mm）。量取 500 mL 干浸膏溶液（样品浓度 10 mg/mL）上样，以 2 mL/min 流速进行动态吸附，收集流出液 E_1，测定其总酚含量 C_1。流出液以相同流速多次重复上样，直至流出液 E_{n+1} 中的 C_{n+1} 与流出液 E_n 中的 C_n 比较变化较小为止。树脂吸附总酚量＝（上样总酚初始浓度 – 流出液中总酚浓度）× 上样体积 / 树脂体积。根据表 3-37 结果，第三次重复上样后，树脂达到总酚最大吸附量，故湿树脂总酚最大吸附量计算式：（1.5750-0.3507）×500/20 = 30.6075 mg/mL。

表 3-37　动态重复实验中树脂最大吸附量

上样次数	反应体积 （mL）	A_{750}	反应中总酚量 （mg）	总酚浓度 （mg/mL）	树脂吸附量 （mg/mL）
0	0.005	0.249	0.0079	1.5750	—
1	0.05	0.480	0.0155	0.3104	31.6150
2	0.05	0.560	0.0182	0.3633	30.2925
3	0.05	0.541	0.0175	0.3507	30.6075
4	0.05	0.541	0.0175	0.3507	30.6075
5	0.05	0.541	0.0175	0.3507	30.6075

（2）上样溶液质量浓度的考察

分别称取裸花紫珠干浸膏 1 g，共 5 份，分别配制成浓度为 10 mg/mL、20 mg/mL、30 mg/mL、40 mg/mL 和 50 mg/mL 的溶液。取预处理的大孔树脂 15 mL，共 5 份，湿法装柱（20 mm×500 mm）。上述 5 份不同浓度溶液分别上样，以相同上样流速、洗脱流速等参数进行实验，然后分别测定洗脱液中总酚含量（图 3-8）。上述 5 份不同浓度样品对树脂总酚吸附量影响不大，且吸附量均未达到其最大总酚吸附量，但综合考虑样品溶解性及上样时间等因素，选择 50 mg/mL 为下一步上样的初始浓度。

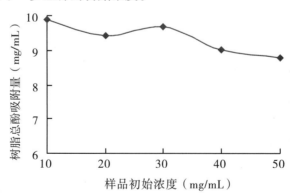

图 3-8　不同上样浓度对树脂吸附裸花紫珠总酚含量的影响

（3）洗脱溶剂的确定

量取经过预处理的大孔树脂 20 mL，湿法装柱（25 mm×500 mm）。量取 20 mL 干浸膏溶液（样品浓度 50 mg/mL）上样，以 2 mL/min 流速进行动态吸附，依次用 5 BV 水及 10%、30%、50%、70%、80% 的乙醇洗脱，每收集 1 BV 洗脱液为 1 份，共收集 30 份，每份移取适量用于测定溶液中总酚的含量。以每份收集液中的总酚浓度为纵坐标，累计份数为横坐标，绘制洗脱曲线（图3-9）。结果表明，除少量未吸附样品及部分低聚酚解吸附于水和 10% 乙醇洗脱液中，裸花紫珠总酚主要解吸附于 30% 和 50% 乙醇洗脱液中，故选择 50% 乙醇作为洗脱溶液，10% 乙醇作为预洗溶液。

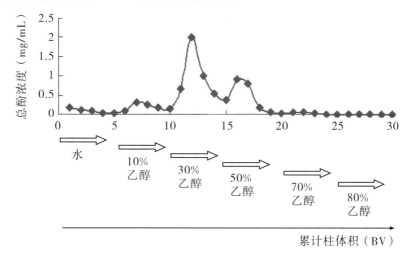

图 3-9　大孔树脂纯化裸花紫珠总酚工艺洗脱曲线

（五）L9（3⁴）正交实验

量取经过预处理的大孔树脂 15 mL，共 9 份，湿法装柱（20 mm×500 mm）。选取上样流速、洗脱流速、10% 乙醇预洗柱体积和 50% 乙醇洗脱柱体积 4 个因素进行考察，设计正交因素水平表（见表 3-38）。以总酚含量作为考察指标，选用 L9（3⁴）正交表进行实验。实验结果见表 3-39。从直观分析可看出，4 个因素对试验结果影响大小次序为 D > C > B > A。综合选择优化工艺为 $A_1B_2C_2D_3$，即上样流速 1 mL/min，洗脱流速 3 mL/min，10% 乙醇预洗柱体积 5 BV，50% 乙醇洗脱柱体积 10 BV。

表 3-38　因素水平

水平	A：上样流速（mL/min）	B：洗脱流速（mL/min）	C：10% 乙醇预洗柱体积（BV）	D：50% 乙醇洗脱柱体积（BV）
1	1	2	3	3
2	2	3	5	5
3	4	4	7	10

表 3-39　显色条件考察结果

序号	A	B	C	D	A_{760}	样品总重（mg）	样品中总酚含量（mg）	总酚含量占比（%）
1	1	2	3	3	0.469	255.6	68.2	26.68
2	1	3	5	5	0.375	241.6	90.3	37.39
3	1	4	7	10	0.444	295.1	107.5	36.41
4	2	2	5	10	0.480	333.9	116.4	34.86
5	2	3	7	3	0.460	209.3	66.9	31.94
6	2	4	3	5	0.388	288.1	93.6	32.47
7	4	2	7	5	0.374	265.2	90.1	33.97
8	4	3	3	10	0.457	331.0	110.7	33.44
9	4	4	5	3	0.436	194.3	63.3	32.57
Kj.1	33.49	31.84	30.86	30.40				
Kj.2	33.09	34.26	34.94	34.61				
Kj.3	33.33	30.72	34.49	34.90				
Rj	0.4	3.54	4.08	4.50				

（六）验证实验

按上述优化工艺 $A_1B_2C_2D_3$ 进行验证实验，重复 3 次，结果见表 3-40，证明工艺稳定性良好。

表 3-40　工艺验证实验结果

编号	样品总重（mg）	样品中总酚含量（mg）	总酚含量占比（%）	平均值（%）	RSD（%）
1	310.6	129.1	41.56		
2	317.5	125.9	39.65	41.29	3.70
3	308.2	131.5	42.67		

三、讨论

Diaion™ HP-20 树脂是高多孔性苯乙烯的吸附/脱附树脂，具有强吸附性、易解吸附、可再生反复使用等优点。该类树脂在工业领域上应用相当广泛，尤其是对天然产物和小蛋白质的吸附、脱盐和脱色。本研究以总酚含量为指标，利用动态吸附—洗脱实验考察 HP-20 大孔树脂纯化裸花紫珠总酚能力，通过单因素试验考察树脂最大总酚吸附量、上样溶液质量浓度、洗脱溶剂用量，通过正交试验考察上样流速、洗脱流速、50%乙醇洗脱柱体积、10%乙醇预洗柱体积。结果表明，最佳精制工艺参数为样品浓度 50 mg/mL，上样流速 1 mL/min，洗脱流速 3 mL/min，10%乙醇预洗柱体积 5 BV，50%乙醇洗脱柱体积 10 BV；总酚含量由 9.36% 提高至 41.29%。可见利用 HP-20 型大孔树脂对裸花紫珠总酚进行富集纯化可降低试验成本，又能达到较好的效果。

第七节　裸花紫珠苯乙醇苷类的富集及含量测定

裸花紫珠化学成分研究表明，苯乙醇苷类成分是其主要类群成分之一，主要有连翘酯苷 B、毛蕊花糖苷、异毛蕊花糖苷等，具有抗菌、抗炎、抗肿瘤、抗氧化、免疫调节、增强记忆力等药理活性。此外，裸花紫珠具有较强的止血作用，其中的苯乙醇苷类化合物——毛蕊花糖苷和异毛蕊花糖苷有显著缩短活化部分凝血活酶时间的作用，提示裸花紫珠可能是通过影响内源性凝血途径来发挥止血作用。近年来，苯乙醇苷类化合物的富集纯化引起了相关学者的重视，王勇等采用正交实验优选了裸花紫珠叶中苯乙醇苷类成分的水提取工艺，刘莹等采用响应面法优化了裸花紫珠叶中苯乙醇苷类成分的醇提取工艺。

1. 裸花紫珠叶中苯乙醇苷类成分的水提取工艺

裸花紫珠药材加水先浸泡 2 h，回流提取 3 次，加水倍量分别为 20 倍、15 倍、15 倍，每次提取 1 h。200 目滤布过滤，合并 3 次滤液，加热浓缩，浓缩液冷却后加蒸馏水定容至 100 mL。分别测定浸膏得率 35.56%、毛蕊花糖苷（AS）和异毛蕊花糖苷（IAS）的提取得率为 4.51%。实验中由于裸花紫珠叶的吸水率（4.8 mL/g）较大，故在选择加水量的水平时第一次加入量比后 2 次大。该研究确定的提取工艺简单可行，3 次验证试验结果重复性较好，可为裸花紫珠叶中苯乙醇苷类成分的提取提供参考。

毛蕊花糖苷和异毛蕊花糖苷的测定如下。

（1）色谱条件

Luna C18 色谱柱（150 mm×4.6 mm，5 μm），流动相为乙腈 -0.1% 醋酸水溶液（15∶85）；体积流量 1.0 mL/min，检测波长 332 nm；柱温 30 ℃。

（2）线性关系考察

精密称取毛蕊花糖苷和异毛蕊花糖苷对照品，置于 25 mL 量瓶中，加50% 甲醇溶解并稀释至刻度，摇匀，配成每 1 mL 含毛蕊花糖苷 0.10 mg 和异毛蕊花糖苷 0.10 mg 的混合对照品溶液。取适量，过 0.45 μm 微孔滤膜，取滤液进样，进样体积分别为 2 μL、4 μL、8 μL、10 μL、12 μL、16 μL、20 μL，测定毛蕊花糖苷、异毛蕊花糖苷的峰面积，分别以毛蕊花糖苷和异毛蕊花糖苷的进样量为横坐标、峰面积为纵坐标，绘制标准曲线，得到毛蕊花糖苷的回归方程和异毛蕊花糖苷的回归方程。

（3）样品测定

取裸花紫珠提取后浓缩液 0.5 mL，置于 25 mL 量瓶中，加入 50% 甲醇稀释至刻度。取适量，过 0.45 μm 微孔滤膜，取滤液，测定峰体积，记录色谱图，计算毛蕊花糖苷和异毛蕊花糖苷量及提取得率（扣除药材水分，以干燥药材计）。

2. 裸花紫珠叶中苯乙醇苷类成分的醇提取工艺

裸花紫珠药材粉碎粒度为 40 目，药材浸泡时间 2 h，提取时间 120 min、乙醇浓度 89%、乙醇用量 20 倍。经过 3 次平行实验，苯乙醇苷提取得率的平均实测值为 11.83%，与响应面分析中预测值偏差小。因此该工艺条件对于提取裸花紫珠叶中的苯乙醇苷具有实际应用价值。

（1）苯乙醇苷提取得率的测定

精密称取毛蕊花糖苷对照品 2.68 mg，置于 50 mL 量瓶中，加 50% 甲醇溶解并稀释至刻度，摇匀，配成每毫升溶液含毛蕊花糖苷 53.6 μg 的对照品储备溶液。精密量取对照品储备液 1.0 mL、2.0 mL、3.0 mL、4.0 mL、5.0 mL、6.0 mL、7.0 mL 并放入 10 mL 量瓶中，分别加入 50% 甲醇稀释至刻度，摇匀，静置后在波长 332 nm 下测定吸光度，并以毛蕊花糖苷浓度 C 为横坐标，以对应的吸光度 A 为纵坐标，绘制标准曲线，得到线性回归方程：$A = 0.0283C - 0.0506$，相关系数 $R^2 = 0.9996$，可见毛蕊花糖苷质量浓度在 5.36 ～ 37.52 μg/mL 时与吸光度呈现良好的线性关系。

（2）苯乙醇苷的提取及得率测定

称取 5 g 裸花紫珠叶粉末，精密称量，置于 500 mL 圆底烧瓶内，加入乙醇溶液进行回流提取，过滤，滤液减压浓缩蒸干，以 50% 甲醇溶解并定容至

25 mL。取溶液适量，以蒸馏水稀释50倍后在332 nm下测定吸光度，代入线性回归方程，计算相应浓度，按如下公式计算苯乙醇苷的提取得率：

$$苯乙醇苷的提取得率（\%）= 1.25C \times 10^{-3}/m \times 100\%$$

式中，C 为苯乙醇苷质量浓度（μg/mL），m 为样品取样量（g）。

第八节　裸花紫珠多糖的提取及含量测定

药用植物中，多糖类化合物是非常重要的成分，研究表明，多糖具有增强免疫能力、抑菌、调节血糖、抗氧化、抗病毒、抗疲劳、抑制肿瘤生长、延缓衰老等功效，且无毒副作用。因此，从植物中提取具有生物活性的多糖，已成为近年来的研究热点。蒲含林等采用高效液相凝胶色谱法联合电雾式检测器，以葡聚糖作为标准溶液，运用 Chromeleon 7 Extension PackGPC Templates 软件作图分析，根据葡聚糖对照品标准曲线和方程测定裸花紫珠水溶性多糖的分子量及其分布。王和飞等分别对不同季节的裸花紫珠野生种和栽培种的各组织进行总糖的测定，其数据差异不大，各组织间的总糖含量规律一致。试验数据显示，海南裸花紫珠野生种总糖的含量要略大于栽培种，但差异并不大，基本处在一致的水平。从某个意义上讲，栽培种裸花紫珠的糖分含量与野生种裸花紫珠一致，通过人工育苗进行大规模的人工种植，其有效糖含量并不会减少。

（1）裸花紫珠多糖的制备

将阴干的裸花紫珠叶用15倍质量、体积分数为95%的乙醇在室温下浸泡4～6 h后滤出乙醇溶液，同法反复浸泡提取3～4次，合并醇提液回收乙醇；倒出乙醇提取过的裸花紫珠叶至干净的台面上，晾干叶片上的残余乙醇。用裸花紫珠叶10～20倍质量的水煮沸30 min，冷却至50～60 ℃后倾出；同上法用水再提取1次，合并水提取液减压浓缩至溶液体积为100 mL左右，得到裸花紫珠叶水提取液。向水提取液中加入3～4倍体积（水提取液）、分数为95%的乙醇，有絮状沉淀物析出，移出沉淀上部的醇溶液，反复水溶醇沉至醇洗上清液无色为止。将初步纯化的裸花紫珠多糖用纯化水溶解后放入透析袋中，再将透析袋放入盛有纯化水的容器内，透析48 h，将透析液上 G-100 型葡聚糖凝胶柱用水洗脱，收集含糖组分。

（2）色谱条件

色谱柱 Biobasic^{TM} SEC 300（7.8 mm×300 mm，5 μm）；流动相：超纯水；柱温：35±0.5 ℃；进样量：90 μL；运行时间：30 min；流速：1.0 mL/min。

（3）标准品配制

精密称取重均分子量（Mw）分别为 10000、40000、70000、110000、500000 的 5 种葡聚糖对照品适量，配成质量浓度为 1.0 mg/mL 的标准溶液，经过孔径为 0.22 μm 的微孔滤膜过滤，进样、测定。记录色谱图，用 Chromeleon 7 Extension PackGPC Templates 软件以标准葡聚糖重均分子量 Mw 的对数 logMw 为 y 坐标，以保留时间 Tr 为 x 坐标对其进行回归处理，用三次方程 $y = C_3x^3 + C_2x^2 + C_1x + C_0$ 进行拟合作为校正曲线。

（4）供试品溶液的配制

精密称取裸花紫珠多糖适量，用 60 ℃ 热水溶解，配制质量浓度为 1.0 mg/mL 供试品溶液，以孔径为 0.22 μm 的微孔滤膜过滤。

（5）裸花紫珠多糖分子量及其分布测定

供试品溶液以上述色谱条件进样，记录图谱，得到供试品分子量分布图及数均分子量（Mn）为 $1.68×10^5$、重均分子量（Mw）为 $7.47×10^5$、Z 均分子量（Mz）为 $5.13×10^6$、Z 均分子量（Mz）＋1 为 $1.29×10^7$，分子量分散系数为 4.45，分布较宽。

第四章 裸花紫珠指纹图谱研究及其有效成分含量测定

目前文献报道对裸花紫珠药材或其中药制剂有效成分的测定主要针对黄酮类、萜类和酚苷类。黄酮类化合物为裸花紫珠的主要有效成分之一，黄本东等采用反相高效液相色谱法（RP-HPLC 法）对裸花紫珠分散片中木犀草素进行测定，作为该产品质量控制的方法。萜类成分为裸花紫珠中含量较大的成分之一，秦树森等建立裸花紫珠胶囊中熊果酸含量测定的高效液相色谱法（HPLC 法），作为进一步提高其标准的参考依据。毛蕊花糖苷和连翘酯苷等苯乙醇苷类化合物广泛存在于紫珠属植物中，具有抗血栓、降血脂、抗氧化和调节非特异性免疫反应等多方面的作用。对同属植物如广东紫珠、大叶紫珠、杜虹花、尖尾枫等的研究也将总黄酮和毛蕊花糖苷等作为质控指标，故现有方法专属性不强，不能反映裸花紫珠的整体质量。

建立一种具有中药自身特色的质量评价方法，全面反映中药的内在质量，使之达到科学化、标准化，确保临床用药的安全性、有效性，促进现代中药制药工业的发展，逐步实现中药的现代化，提高中药的国际地位，具有十分重大的意义。中药指纹图谱运用现代分析技术对中药化学信息以图形（图像）的方式进行表征并加以描述，以系统性、特征性和重现性的原则有效地鉴别样品的真伪或产地及控制产品质量的均匀性和稳定性，从整体上把握药物及其制剂工艺的稳定、可控，正适应这种要求和中药的这些特点，从而能更好地评价中药的内在质量，指纹图谱技术成为当今国内外认可的可反映中药及其新药内在质量的方法。中药色谱指纹图谱结合多成分的含量测定能够更全面地反映中药的内在质量。利用 HPLC 指纹图谱结合几种成分的含量测定来控制药材的质量切实可行，它比单纯依靠测定药材中某个成分的含量更能全面客观地反映药材的内在质量。因此，裸花紫珠指纹图谱的研究结合其中几个主要成分的含量测定对裸花紫珠的真伪鉴别、规范化种植及质量控制意义重大。因此，本章重点建立裸花紫珠药材与其片剂的指纹图谱，以连翘酯苷 B、毛蕊花糖苷和异毛蕊花糖苷 3 种化合物为指标，比较不同产地、不同采收期、不同年份的裸花紫珠原料及不同批次的裸花紫珠片剂的品质，以划分裸花紫珠药材及其产品质量标准。

第一节　裸花紫珠药材指纹图谱研究

一、仪器、试剂与样品

（一）仪器与试剂

1200 半制备型高效液相色谱仪（美国 Agilent 公司）；ELSD-2000ES 型蒸发光散射检测器（美国 Alltech 公司）；KQ3200DE 型数控超声波清洗器（昆山市超声仪器有限公司）；Milli-Q 纯水系统（美国 Millipore 公司）；16K 台式离心机（珠海黑马医学仪器有限公司）；ZORBAX SB-C18 色谱柱（4.6 mm×250 mm，5 μm，美国 Agilent 公司）；BS110S 型电子天平［赛多利斯科学仪器（北京）有限公司］。

乙腈为色谱纯（美国 TEDIA 公司），水为娃哈哈制超纯水，其余试剂均为分析纯。

（二）样品

不同时间、不同地点采集到的 111 批次裸花紫珠由海南九芝堂药业有限公司提供，经李伟高级工程师鉴定为裸花紫珠的干燥叶。

（三）样品的制备

精密称取裸花紫珠药材粉末 0.5 g 置于 100 mL 具塞锥形瓶中，加入 50% 乙醇 50 mL，称重封口后超声提取，提取时间 1 h，放置室温后用 50% 乙醇补足重量，摇匀后取上清液离心 5 min，并经孔径为 0.22 μm 的微孔滤膜过滤，滤液备用。

（四）色谱条件

紫外检测器；ZORBAX SB-C18 色谱柱（4.6 mm×250 mm，5 μm）；流动相：乙腈（A）-0.4% 磷酸水溶液（B）；梯度洗脱：0 ~ 15 min、16% ~ 25% A，15 ~ 25 min、25% ~ 39.7% A；柱温：30 ℃；流速：1 mL/min；进样量：10 μL；

检测波长：327 nm。

（五）样品测定

分别精密吸取对照品和供试品溶液各 10 μL 注入液相色谱仪，测定，记录 45 min 色谱图，即得。

（六）数据处理

用"中药色谱指纹图谱相似度评价系统（2004A 版）"软件进行数据处理，将多个色谱图进行比较，得到可全面反映多个色谱图特征的共有模式色谱图。以此模式为基准，计算每个色谱图与之相比较的相似度，利用 SPSS11.5 软件做聚类分析。

二、结果与分析

（一）检测方法学的建立与考察

1. 检测器的选择

在同一色谱条件下，分别利用二极管阵列检测器（DAD）和蒸发光散射检测器（ELSD）检测样品（图 4-1 和图 4-2）。结果表明，DAD 灵敏度更高，色谱图所包含的信息量较大，峰数目更多。因此，选择 DAD 测定样品。

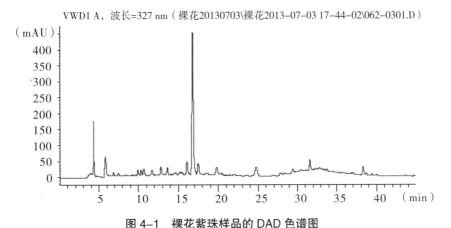

VWD1 A，波长=327 nm（裸花20130703\裸花2013-07-03 17-44-02\062-0301.D）

图 4-1　裸花紫珠样品的 DAD 色谱图

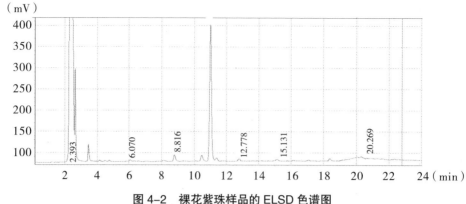

图 4-2　裸花紫珠样品的 ELSD 色谱图

2. 检测波长和检测时间的选择

采用 DAD 检测器对样品进行全波长扫描（图 4-3），根据 3D 效果图，综合峰形、峰高、峰面积等因素，选择 327 nm 为检测波长。

根据样品 2 h 的检测结果（图 4-4），发现检测 45 min 以后基本没有色谱峰，从而确定检测时间为 45 min。

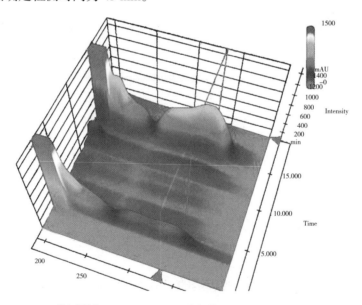

图 4-3　DAD 检测器在 190～400 nm 波长范围对裸花紫珠样品的 3D 扫描图

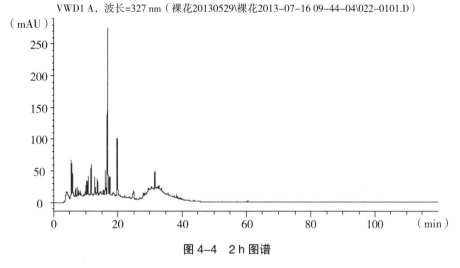

VWD1 A，波长=327 nm（裸花20130529\裸花2013-07-16 09-44-04\022-0101.D）

图 4-4　2 h 图谱

3. 指纹图谱条件优化

以检测出的峰的数量和主要色谱峰的峰面积为主要指标，比较不同提取方法、不同提取溶剂、溶剂体积、提取时间等参数对提取效果的影响。从表4-1结果可以看出，这些因素对提取效果均有明显影响，除考虑峰数量、峰面积外，还综合考虑峰型、主要成分提取效果等，最后确定出最佳的提取条件。同时考察不同色谱柱、柱温、流速等条件，确定最优的分析条件。

表 4-1　不同提取条件与不同分析条件对裸花紫珠样品指纹图谱的优化结果

不同提取方法		峰数目	峰面积	不同分析条件		峰数目	峰面积
提取方法	超声提取	52	13048	检测器	UV	52	13048
	加热回流	51	11332		ELSD	7	2248
不同溶剂	水	47	8737	色谱柱	ZORBAX SB-C18（5 μm，4.6 mm×250 mm）	55	30658
	25% 甲醇	51	10370		ZORBAX SB-C18（5 μm，4.6 mm×150 mm）	43	29166
	50% 甲醇	52	10554		Eclispe XDB-C18（5 μm，4.6 mm×150 mm）	45	29321

续表

不同提取方法		峰数目	峰面积	不同分析条件		峰数目	峰面积
不同溶剂	75% 甲醇	55	10306	柱温	25 ℃	51	17576
	100% 甲醇	50	9915		30 ℃	52	17583
	25% 乙醇	50	10127		35 ℃	52	17573
	50% 乙醇	55	11669		40 ℃	51	17405
	75% 乙醇	52	13048	流速	0.8 mL/min	51	16326
	100% 乙醇	43	7293		1.0 mL/min	51	17983
不同体积	25 mL	52	13680		1.2 mL/min	51	15123
	50 mL	60	24862	缓冲溶液 pH 值	2.0	45	15187
	75 mL	45	7877		3.0	48	16194
	100 mL	44	6804		4.0	52	17573
不同提取时间	0.5 h	50	8726				
	1.0 h	52	12508				
	1.5 h	47	9584				
	2.0 h	49	9857				
	2.5 h	49	9980				

4. 方法学考察

（1）精密度实验

取同一个药材样品按样品的制备方法制备供试品溶液，在色谱条件下连续进样 5 次，各主要色谱峰的保留时间和峰面积的 RSD 分别为 0.04%～0.13% 和 0.18%～3.00%，表明仪器的精密度良好。

（2）重现性实验

取同一个药材样品 5 份，分别按样品的制备方法制备供试品溶液，按照色谱条件进行 HPLC 分析。色谱图中各主要色谱峰的保留时间和峰面积的 RSD 分别为 0.09%～1.20% 和 1.43%～2.89%，这表明本方法的重现性良好。

（3）稳定性实验

取同一个药材样品制备供试品溶液，分别在样品制备完成后 0 h、4 h、8 h、16 h、24 h、48 h 进行 HPLC 分析测定，色谱图中各主要色谱峰的保留时间和峰面积的 RSD 分别为 0.09%～0.40% 和 0.47%～3.28%，这表明供试品溶液在 48 h 内稳定。

（二）不同裸花紫珠药材指纹图谱分析

1. 指纹图谱中的特征峰

利用建立的裸花紫珠药材指纹图谱方法，对 111 批次裸花紫珠药材样品进行指纹图谱检测（图 4-5）。通过对全部图谱的分析，选择其中的 19 个特征峰为裸花紫珠药材的共有峰，以对照品作参照，鉴定出 10 号峰为连翘酯苷 B、12 号峰为毛蕊花糖苷、15 号峰为异毛蕊花糖苷。以 12 号峰为对照峰，各共有峰的相对保留时间分别为 0.26、0.33、0.40、0.44、0.59、0.61、0.63、0.69、0.76、0.81、0.96、1.00、1.04、1.11、1.18、1.47、1.74、1.87、2.27。

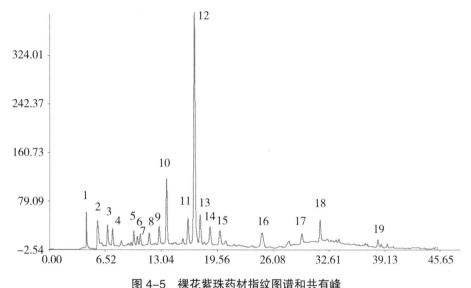

图 4-5　裸花紫珠药材指纹图谱和共有峰

峰 10 为连翘酯苷 B，峰 12 为毛蕊花糖苷，峰 15 为异毛蕊花糖苷

2. 所有药材样品的相似度分析

采用"中药色谱指纹图谱相似度评价系统（2012.1 版）"软件对指纹图谱进行数据处理，以裸花紫珠对照样品为参照谱，采用中位数法自动匹配产生对照指纹图谱，并以此为标准对各批次样品进行整体相似度评价，生成药材 1 ～ 111 指纹图谱与对照品指纹图谱的相似度。从相似度的结果（表 4-2）可以看出，不同采集时间、不同采集年份、不同产地样品的指纹图谱存在一定差异，相似度变化范围为 0.087 ～ 0.858。导致指纹图谱差异的因素可能有采集时间（图 4-6）、采集年份（图 4-7）、产地（图 4-8），因此分别对这些样品进行分析。

表4-2　111批次裸花紫珠药材相似度

编号	采收时间	地点	相似度	编号	采收时间	地点	相似度
1	2010.01.13	海口市	0.798	64	2010.08.14	白沙县	0.593
2	2010.02.25	海口市	0.802	65	2010.09.11	白沙县	0.562
3	2010.03.22	海口市	0.803	66	2010.09.11	白沙县	0.542
4	2010.04.20	海口市	0.841	67	2010.10.01	白沙县	0.598
6	2010.06.23	海口市	0.798	68	2010.10.01	白沙县	0.465
7	2010.07.21	海口市	0.749	69	2010.11.04	白沙县	0.528
9	2010.09.21	海口市	0.796	70	2010.11.04	白沙县	0.452
13	2011.01.21	海口市	0.847	71	2010.12.03	白沙县	0.693
15	2011.04.02	海口市	0.722	72	2010.12.03	白沙县	0.649
16	2011.05.30	海口市	0.802	73	2011.01.05	白沙县	0.534
17	2011.06.27	海口市	0.743	74	2011.01.05	白沙县	0.367
18	2011.07.25	海口市	0.087	75	2011.03.16	白沙县	0.515
19	2011.08.25	海口市	0.819	76	2011.03.16	白沙县	0.475
20	2011.10.18	海口市	0.832	77	2011.04.12	白沙县	0.778
22	2011.12.23	海口市	0.842	78	2011.04.12	白沙县	0.694
23	2008.07.16	五指山市	0.824	79	2011.12.11	五指山	0.857
24	2008.07.16	五指山市	0.829	80	2012.02.12	白沙县	0.825
25	2008.08.10	白沙县	0.804	81	2012.02.12	白沙县	0.801
26	2008.09.18	白沙县	0.822	82	2012.02.12	五指山市	0.847
27	2008.09.18	白沙县	0.849	83	2012.02.12	五指山市	0.808
28	2008.09.18	白沙县	0.813	84	2012.03.12	白沙县	0.803
29	2008.10.17	白沙县	0.838	85	2012.03.12	白沙县	0.840
30	2008.10.17	白沙县	0.828	86	2012.03.12	五指山市	0.853
31	2008.11.11	白沙县	0.800	87	2012.03.12	五指山市	0.847
32	2008.11.11	白沙县	0.795	88	2012.04.10	白沙县	0.808
33	2008.12.11	白沙县	0.798	89	2012.04.10	白沙县	0.838
34	2008.12.11	白沙县	0.838	90	2012.04.10	五指山市	0.793
35	2008.12.12	五指山市	0.794	91	2012.04.10	五指山市	0.847
36	2008.12.12	五指山市	0.795	92	2012.05.08	白沙县	0.794
37	2009.03.11	白沙县	0.853	93	2012.05.08	白沙县	0.790
38	2009.03.11	白沙县	0.858	94	2012.05.08	五指山市	0.802
39	2009.03.11	琼中县	0.803	95	2012.05.08	五指山市	0.829

编号	采收时间	地点	相似度	编号	采收时间	地点	相似度
40	2009.03.11	琼中县	0.808	96	2012.06.09	白沙县	0.817
41	2009.04.25	白沙县	0.785	97	2012.06.09	白沙县	0.790
42	2009.04.25	白沙县	0.793	98	2012.06.09	五指山市	0.765
43	2009.05.13	白沙县	0.810	99	2012.06.09	五指山市	0.708
44	2009.05.13	白沙县	0.824	100	2012.07.10	白沙县	0.806
45	2009.06.12	白沙县	0.835	101	2012.07.10	白沙县	0.816
46	2009.06.12	白沙县	0.819	102	2012.07.10	五指山市	0.822
47	2009.07.03	白沙县	0.818	103	2012.07.10	五指山市	0.754
48	2009.07.03	白沙县	0.801	104	2012.08.08	白沙县	0.806
49	2009.08.11	白沙县	0.810	105	2012.08.08	白沙县	0.782
50	2009.08.11	白沙县	0.795	106	2012.08.08	五指山市	0.814
51	2009.08.11	陵水县	0.746	107	2012.08.08	五指山市	0.803
52	2009.08.11	陵水县	0.744	108	2012.09.07	白沙县	0.832
53	2009.12.11	白沙县	0.792	109	2012.09.07	白沙县	0.779
54	2009.12.11	白沙县	0.854	110	2012.09.07	五指山市	0.798
55	2010.01.07	白沙县	0.804	111	2012.09.07	五指山市	0.777
56	2010.01.07	白沙县	0.644	112	2012.02.24	海口市	0.784
57	2010.03.09	白沙县	0.837	113	2012.03.26	海口市	0.825
58	2010.03.09	白沙县	0.797	114	2012.04.25	海口市	0.795
59	2010.05.04	陵水县	0.823	115	2012.05.28	海口市	0.798
60	2010.05.04	陵水县	0.822	116	2012.06.26	海口市	0.800
61	2010.06.11	白沙县	0.580	117	2012.07.30	海口市	0.790
62	2010.06.11	白沙县	0.590	118	2012.08.29	海口市	0.783
63	2010.08.14	白沙县	0.598				

注：白沙县是白沙黎族自治县的简称，陵水县是陵水黎族自治县的简称，琼中县为琼中黎族苗族自治县的简称，下同。

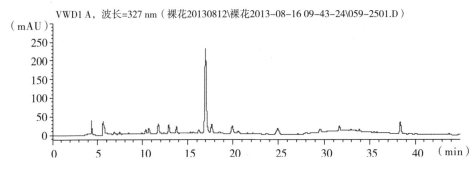

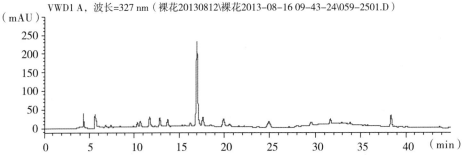

图 4-6　不同采集季节裸花紫珠药材指纹图谱（样品 44、样品 70）

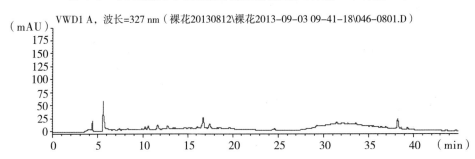

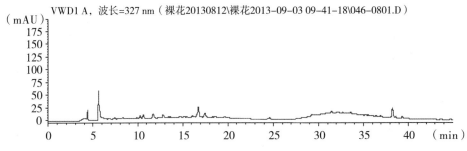

图 4-7　不同采集年份裸花紫珠药材指纹图谱（样品 61、样品 96）

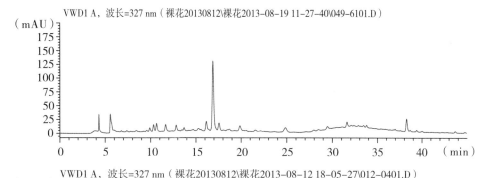

图 4-8　不同采集产地裸花紫珠药材指纹图谱（样品 101、样品 102）

3. 不同采集时间对裸花紫珠药材指纹图谱的影响

（1）2008 年采裸花紫珠药材指纹图谱

2008 年共采集样品 14 份，采集月份 7～12 月，从指纹图谱看，不同样品的色谱图谱具有相似性，说明它们化学成分相似，但样品间色谱峰大小存在很大差异，反映出化合物的含量变化。表 4-3 为 14 份样品的 19 个共有峰的绝对峰面积。以这 19 个共有峰的绝对峰面积作为变量，以 SPSS 软件欧氏距离法作聚类分析，结果（图 4-9）表明，14 份样品被分为两大类，采集时间为 7～11 月的为一类，12 月采集的 4 份样品为另一类。这说明采集时间对样品指纹图谱产生一定的影响。

表 4-3 2008 年 14 份裸花紫珠厚料药材样品共有峰绝对峰面积

采收时间	S1	S2	S3	S4	S5	S6	S7	S8	S9	S10	S11	S12	S13	S14	S15	S16	S17	S18	S19
2008.07.16	255	605	218	158	0	171	248	330	450	168	47	3983	605	103	419	511	209	273	160
2008.07.16	177	702	142	123	94	190	120	350	405	209	47	2904	431	69	500	319	241	246	274
2008.08.10	347	721	265	227	0	177	277	336	432	173	41	3476	495	101	472	366	183	285	105
2008.09.18	327	325	255	216	0	159	249	356	396	124	35	2931	513	111	410	354	152	286	114
2008.09.18	324	731	271	235	0	168	249	334	506	128	37	3006	570	133	426	395	206	265	101
2008.09.18	277	559	109	98	24	147	226	159	433	177	82	2130	495	108	338	321	186	250	112
2008.10.17	227	507	76	72	25	126	193	150	372	107	86	1830	438	97	297	277	167	164	152
2008.10.17	227	507	76	72	25	126	193	150	372	107	86	1830	438	97	297	277	167	164	152
2008.11.11	188	395	44	42	0	91	131	96	127	60	39	1399	153	42	223	158	58	90	101
2008.11.11	216	460	51	41	0	98	136	103	132	96	60	1674	150	34	252	134	52	70	133
2008.12.11	269	647	418	344	0	159	288	442	463	311	19	6387	524	115	649	487	214	240	108
2008.12.11	292	659	314	247	0	176	309	466	415	219	23	5973	528	98	569	474	191	251	213
2008.12.12	199	503	265	198	26	180	265	568	479	804	202	8612	446	126	1034	441	222	241	242
2008.12.12	213	549	267	188	7	213	297	663	492	710	186	9532	597	23	829	505	259	249	432

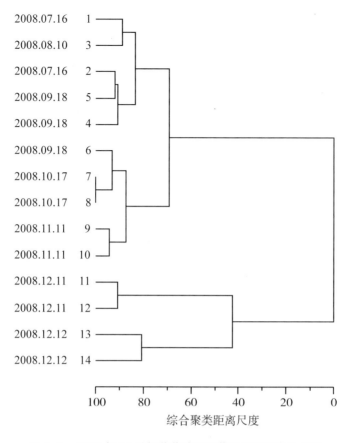

图 4-9 2008 年 14 份裸花紫珠原料药材样品聚类分析图

（2）2009 年采裸花紫珠药材指纹图谱

2009 年采集的样品有 18 份，采集时间 3～12 月，其共有峰的绝对峰面积见表 4-4。同时以同于 2008 年采的数据处理方法聚类分析共有峰绝对峰面积，得到结果见图 4-10。结果显示，除个别样品外，4～8 月为一类，3 月、12 月为一类。

表 4-4　2009 年 18 份裸花紫珠原料药材样品共有峰绝对峰面积

采收时间	S1	S2	S3	S4	S5	S6	S7	S8	S9	S10	S11	S12	S13	S14	S15	S16	S17	S18	S19
2009.03.11	372	691	310	271	0	135	207	369	411	307	9	5443	396	26	568	519	220	371	306
2009.03.11	276	288	332	280	0	121	188	503	318	509	25	3799	364	65	433	436	138	302	274
2009.03.11	206	532	342	284	26	184	265	439	375	370	90	6088	384	54	600	435	173	274	161
2009.03.11	334	810	283	224	19	230	326	406	411	287	115	6337	403	36	550	431	210	240	260
2009.04.25	420	595	87	120	27	80	140	659	320	234	114	1954	308	66	586	345	250	304	496
2009.04.25	340	537	63	85	0	68	105	400	235	112	63	1282	233	26	315	254	313	277	652
2009.05.13	241	578	162	148	37	181	248	310	377	214	160	4860	350	94	547	375	206	263	181
2009.05.13	254	494	76	66	22	118	167	325	284	178	127	2839	304	50	320	345	142	158	353
2009.06.12	327	667	108	86	27	141	207	243	220	134	186	1694	330	55	257	311	105	249	228
2009.06.12	372	764	135	128	31	165	232	409	347	125	268	2515	522	82	410	472	328	437	255
2009.07.03	297	663	184	151	31	184	274	389	321	149	240	2896	483	87	330	456	187	321	217
2009.07.03	314	826	161	118	22	164	241	364	288	73	237	2073	489	70	233	421	178	271	234
2009.08.11	253	547	55	66	45	129	186	101	314	88	37	1568	320	68	266	258	116	211	202
2009.08.11	295	568	57	60	35	158	224	137	324	68	89	1388	425	79	211	320	144	146	212
2009.08.11	189	370	29	29	0	69	102	92	124	41	51	523	183	37	97	160	97	251	112
2009.08.11	219	405	31	31	0	76	111	96	135	25	55	588	203	40	106	178	80	115	123
2009.12.11	213	510	115	88	29	145	219	186	187	285	80	3541	174	44	490	192	115	65	107
2009.12.11	183	211	134	109	54	118	182	152	252	380	144	3218	208	64	567	224	99	114	55

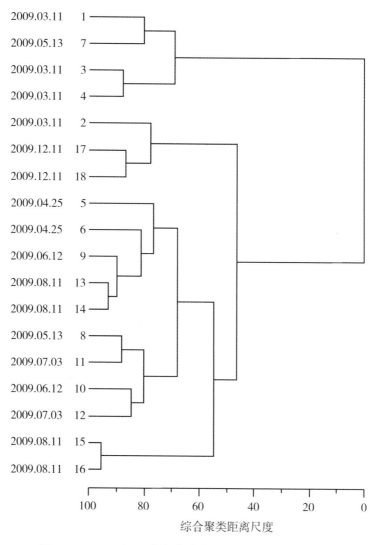

综合聚类距离尺度

图 4-10　2009 年 18 份裸花紫珠原料药材样品聚类分析图

（3）2010 年采裸花紫珠药材指纹图谱

2010 年采集的样品有 25 份，采集时间 1 ～ 12 月。用同 2008 年采的方法处理数据，其共有峰的绝对峰面积见表 4-5。用同于上面的分析方法分析，结果（图 4-11）表明，除个别样品外，25 份样品被分为两大类，以上半年采集的样品为一类，下半年采集的样品为另一类。

表 4-5　2010 年 25 份裸花紫珠原料药材样品共有峰绝对峰面积

采收时间	S1	S2	S3	S4	S5	S6	S7	S8	S9	S10	S11	S12	S13	S14	S15	S16	S17	S18	S19
2010.01.13	244	650	92	68	29	187	249	137	214	110	185	2455	137	59	389	183	53	317	68
2010.02.25	209	496	56	39	0	122	167	144	63	64	123	1973	72	16	241	105	17	124	105
2010.03.22	262	494	52	64	29	190	258	142	117	94	210	3334	77	58	417	160	16	141	133
2010.04.20	215	257	72	71	0	144	197	160	160	168	106	2374	156	59	339	183	76	252	157
2010.06.23	285	667	43	44	18	177	232	137	198	70	232	2019	126	58	335	150	29	180	92
2010.07.21	245	556	33	38	18	157	204	102	132	50	127	1223	99	41	260	91	0	152	76
2010.09.21	258	526	49	47	31	147	198	123	130	81	169	2111	106	53	469	132	0	133	36
2010.01.07	194	429	32	38	33	118	170	156	120	62	88	1211	157	32	219	122	53	60	153
2010.01.07	291	367	95	82	34	141	214	208	186	107	164	2374	195	48	278	204	55	497	82
2010.03.09	283	378	80	75	65	165	234	188	236	157	232	2721	254	63	335	251	102	132	136
2010.03.09	220	514	54	51	38	118	169	122	162	68	132	1657	149	34	274	142	55	63	113
2010.05.04	264	476	172	149	51	132	193	220	174	120	133	2218	257	121	235	266	97	317	114
2010.05.04	221	444	115	101	47	106	150	161	159	83	130	1468	220	43	173	237	90	236	162
2010.06.11	143	293	0	0	0	35	50	44	36	0	20	217	53	0	38	47	0	33	170
2010.06.11	226	442	0	25	0	56	79	92	77	19	43	372	99	36	62	60	192	124	199

续表

采收时间	S1	S2	S3	S4	S5	S6	S7	S8	S9	S10	S11	S12	S13	S14	S15	S16	S17	S18	S19
2010.08.14	188	293	201	22	23	41	58	76	63	0	71	305	114	43	62	73	112	119	66
2010.08.14	188	299	0	0	0	41	60	74	43	26	30	278	84	0	48	67	53	87	172
2010.09.11	210	347	0	0	0	40	60	47	62	0	32	254	114	0	50	81	27	35	132
2010.09.11	140	301	0	0	0	32	48	38	33	0	35	152	62	0	0	0	0	0	106
2010.10.01	182	362	0	0	0	40	61	70	72	0	45	315	135	0	67	97	44	53	145
2010.10.01	166	321	0	0	0	20	33	42	0	0	29	98	49	0	0	0	0	0	84
2010.11.04	182	293	0	0	0	30	45	45	26	19	21	230	67	0	38	43	97	156	102
2010.11.04	179	384	0	0	0	36	55	55	32	0	32	207	61	0	40	0	117	52	123
2010.12.03	233	411	28	32	29	60	84	78	77	31	82	511	140	0	66	120	58	115	145
2010.12.03	226	352	25	29	22	56	78	65	53	29	61	365	101	0	51	96	124	138	135

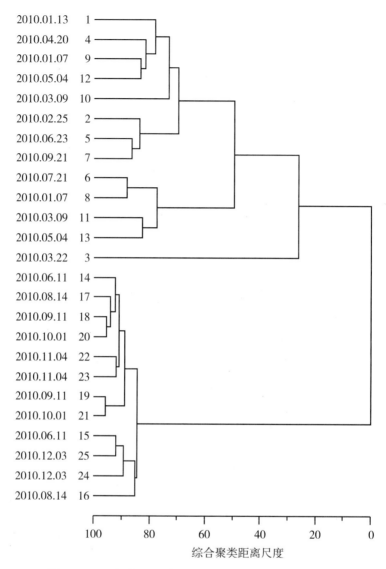

图 4-11　2010 年 25 份裸花紫珠原料药材样品聚类分析图

（4）2011 年采裸花紫珠药材指纹图谱

2011 年采集的样品有 15 份，其共有峰的绝对峰面积见表 4-6，数据的分析方法同上。结果表明，采集月份为 1 月、3 月、4 月、6 月、7 月的样品为一类，5 月、8 月、10 月、12 月采集的为另一类（图 4-12）。

表 4-6 2011 年 15 份裸花紫珠原料药材样品共有峰绝对峰面积

采收时间	S1	S2	S3	S4	S5	S6	S7	S8	S9	S10	S11	S12	S13	S14	S15	S16	S17	S18	S19
2011.01.05	171	318	0	0	0	31	47	43	41	0	31	224	79	0	39	47	0	27	105
2011.01.05	112	293	0	0	0	23	34	29	0	0	0	125	40	0	0	0	0	162	51
2011.03.16	165	311	0	0	0	24	38	32	0	0	34	172	44	0	0	0	0	54	80
2011.03.16	195	371	0	0	0	36	53	59	26	0	42	204	55	0	0	39	98	84	128
2011.04.12	149	413	40	38	33	75	109	116	112	50	168	1049	192	24	113	179	80	102	111
2011.04.12	196	366	26	26	23	55	80	73	58	51	88	449	123	0	57	96	73	110	114
2011.12.11	247	553	76	48	73	119	157	177	256	51	323	1998	266	75	239	289	108	240	261
2011.01.21	157	198	49	49	0	146	184	102	125	46	55	1165	187	32	166	178	77	140	160
2011.04.02	164	311	0	0	0	84	112	65	40	21	74	622	60	0	124	64	0	84	72
2011.05.30	287	626	43	41	29	138	187	178	132	75	202	1991	125	39	358	152	32	136	142
2011.06.27	254	448	33	23	19	104	137	97	84	50	110	1060	86	29	235	90	0	94	58
2011.07.25	43	59	2	3	8	2	0	4	3	9	4	3	0	21	0	0	0	0	0
2011.08.25	240	533	71	69	148	166	232	142	183	254	446	3634	117	53	788	113	78	189	81
2011.10.18	236	480	75	52	44	109	154	169	234	195	310	2669	154	33	478	215	57	106	95
2011.12.23	220	402	58	46	82	134	185	150	124	179	378	3456	95	20	532	201	37	175	75

第四章　裸花紫珠指纹图谱研究及其有效成分含量测定

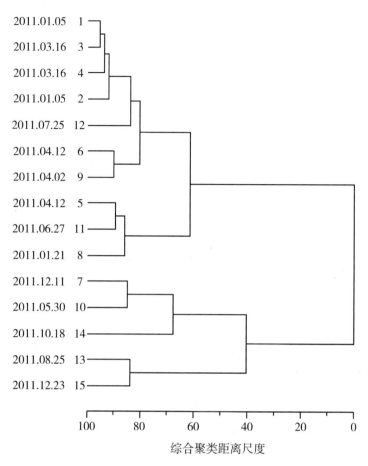

图 4-12　2011 年 15 份裸花紫珠原料药材样品聚类分析图

（5）2012 年采裸花紫珠药材指纹图谱

2012 年采集的样品有 39 份，其共有峰的绝对峰面积见表 4-7，分析方法同上。结果表明，除个别样品外，样品被分为两大类，2～5 月采集的为一类，6～9 月采集的为另一类（图 4-13）。

表4-7 2012年39份裸花紫珠原料药材样品共有峰绝对峰面积

采收时间	S1	S2	S3	S4	S5	S6	S7	S8	S9	S10	S11	S12	S13	S14	S15	S16	S17	S18	S19
2012.02.12	167	405	90	79	86	133	180	248	227	85	338	2383	327	52	166	341	153	280	91
2012.02.12	191	436	181	150	139	139	187	324	242	200	478	4909	341	68	359	409	157	330	101
2012.02.12	228	281	130	111	149	159	211	215	260	193	498	4593	320	73	420	423	160	357	108
2012.02.12	205	448	157	132	127	151	202	405	239	349	564	4019	338	34	331	430	152	367	111
2012.02.24	212	390	18	23	32	84	110	115	85	28	190	1273	92	25	131	169	43	135	99
2012.03.12	207	400	34	31	59	81	109	101	90	84	145	1999	168	24	207	197	70	140	125
2012.03.12	224	536	71	47	79	86	119	108	122	105	173	2322	193	36	203	216	89	155	141
2012.03.12	270	507	98	62	100	100	138	117	163	137	246	2850	255	47	231	301	133	183	128
2012.03.12	256	475	51	31	62	85	117	109	99	151	210	2104	160	20	177	202	71	138	98
2012.03.26	238	502	64	46	53	128	172	153	95	81	277	2392	85	41	281	167	30	174	92
2012.04.10	223	458	112	90	148	113	159	253	161	208	373	3144	247	28	297	319	109	199	167
2012.04.10	216	349	122	92	108	132	179	241	143	147	443	2992	213	28	248	283	93	200	111
2012.04.10	200	471	79	53	124	73	123	136	107	85	303	2191	156	21	213	157	82	111	156
2012.04.25	276	512	107	70	113	113	158	168	123	94	356	2931	219	30	254	282	96	168	158
2012.04.25	175	475	49	40	72	137	183	128	80	103	282	2403	74	29	279	170	36	179	66
2012.05.08	241	427	70	54	83	80	112	103	99	79	191	1872	173	24	187	187	91	141	95
2012.05.08	164	371	32	30	67	72	97	82	52	38	113	1161	118	36	108	134	59	95	161
2012.05.08	233	418	35	32	54	131	171	186	151	111	287	3154	214	40	244	237	103	126	251
2012.05.08	253	521	69	41	64	104	137	124	146	75	225	2521	212	18	220	268	96	179	131

续表

采收时间	S1	S2	S3	S4	S5	S6	S7	S8	S9	S10	S11	S12	S13	S14	S15	S16	S17	S18	S19
2012.05.28	257	528	67	43	82	166	217	120	113	112	254	2549	90	40	394	160	44	166	77
2012.06.09	245	466	33	32	68	99	135	155	184	164	281	2165	247	26	209	293	129	224	242
2012.06.09	158	410	27	30	61	103	139	89	114	69	229	1513	178	27	145	175	74	108	119
2012.06.09	241	455	18	20	37	86	113	131	122	51	253	1028	177	33	146	173	79	118	242
2012.06.09	193	452	24	0	24	90	120	100	49	36	130	669	102	0	121	103	37	93	170
2012.06.26	240	472	65	54	219	189	256	142	138	233	637	5501	104	75	881	249	53	237	80
2012.07.10	250	363	0	0	52	125	163	120	120	88	231	1499	168	19	158	202	69	134	259
2012.07.10	228	357	0	0	48	121	159	120	123	70	225	1479	167	19	159	194	69	135	267
2012.07.10	224	414	0	24	61	101	136	166	87	48	169	1501	122	48	154	130	59	109	328
2012.07.10	186	377	0	0	47	80	107	77	85	43	174	929	111	36	128	127	54	101	257
2012.07.30	174	434	68	62	212	165	247	129	81	146	408	3990	46	57	770	157	0	187	48
2012.08.08	179	358	0	20	50	55	79	64	56	31	50	721	96	0	93	93	41	106	192
2012.08.08	170	333	0	19	47	52	74	54	47	29	47	607	96	0	86	81	35	104	165
2012.08.08	265	427	25	29	82	123	161	129	146	73	226	2015	197	26	185	247	105	141	197
2012.08.08	267	484	28	24	61	109	145	143	149	111	171	2179	228	25	171	206	99	119	152
2012.08.29	199	394	16	20	78	116	151	85	68	45	241	1436	51	26	365	92	0	69	46
2012.09.07	235	425	28	24	61	115	152	88	120	55	164	1630	173	28	156	179	82	122	184
2012.09.07	202	416	0	23	41	76	112	64	75	43	108	1014	129	0	101	129	47	89	146
2012.09.07	264	558	0	24	58	123	161	106	134	81	174	1738	190	33	154	208	92	122	256
2012.09.07	235	501	0	0	54	91	125	68	122	58	140	1215	171	26	110	160	74	117	151

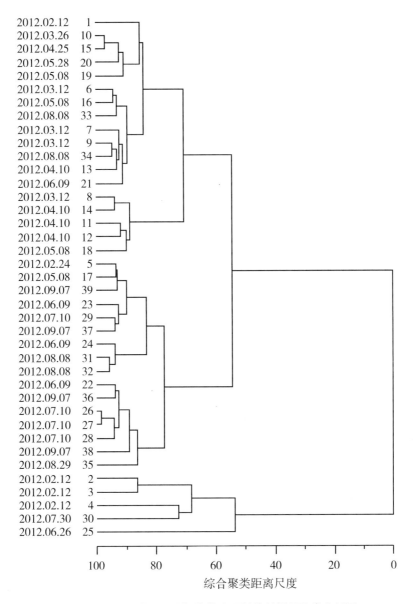

图 4-13　2012 年 39 份裸花紫珠原料药材样品聚类分析图

4. 不同采收年份对裸花紫珠样品指纹图谱的影响

通过分析采集月份对裸花紫珠药材指纹图谱的影响，可以发现每个年份的样品都大致分为两大类。由此表明，采收季节对裸花紫珠药材指纹图谱产生一定的影响。是否每年的变化趋势一致呢？按以上的数据分析方法，将 5 个年份中 2 个相连的年份的样品进行聚类，结果发现，上一年年末的样品基本与下一年年初的样品聚到一起，如图 4-14 所示。

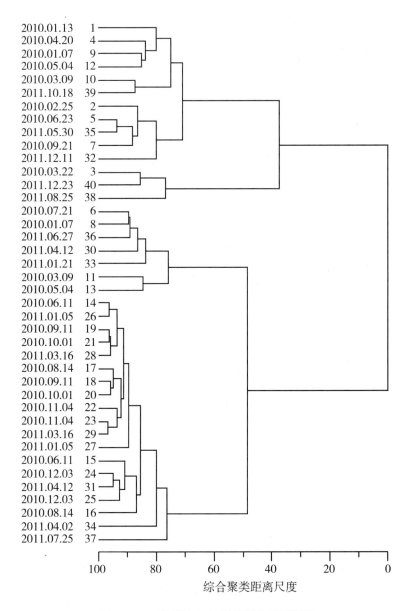

图 4-14　不同采集年份裸花紫珠样品聚类

　　由于样品成分中，毛蕊花糖苷的峰面积最大，选取该峰作为特征峰（12号峰），以所有样品中此峰的绝对峰面积作图。如图 4-15 所示，毛蕊花糖苷峰面积的变化呈 S 型，表明样品采收季节对指纹图谱的影响并非每年都一样，但呈现出在上一年化学成分含量呈上升趋势，在下一年就呈下降趋势的规律。这可能与植物生长过程中，次生代谢产物的产生与积累规律相关。

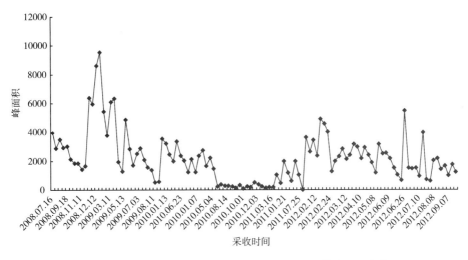

图 4-15 不同采集年份裸花紫珠样品毛蕊花糖苷峰面积变化

5. 不同产地对裸花紫珠药材指纹图谱的影响

为了考察不同产地对裸花紫珠药材指纹图谱的影响，选取 2012 年上半年采集的海口市、五指山市、白沙县 3 个产地的 24 份样品，这些样品在进行采收时间对指纹图谱的影响的分析中能聚为一类，排除了采收时间的影响。将这 24 个样品进行聚类，其结果如图 4-16 所示。该结果显示相同产地的样品没有聚到一起，表明产地对裸花紫珠药材的质量影响不大。

（五）小结

1. 对所有样品的质量评价

经过对 111 个不同采收季节、不同采收年份及不同采收地点的 111 份样品进行检测，提取共有峰，并分析共有峰的绝对峰面积，按毛蕊花糖苷的峰面积大小将样品分为两大类（表 4-8），另将各个类的共有峰分别取平均值，比较 2 个类别共有峰峰面积可知（图 4-17），这些样品的化学成分含量，尤其是毛蕊花糖苷含量，存在较大差异。

表 3-8 111 份裸花紫珠原料药材样品按毛蕊花糖苷的峰面积大小分类

毛蕊花糖苷的峰面积	样品数量
0 ～ 2000	58
＞ 2000	53

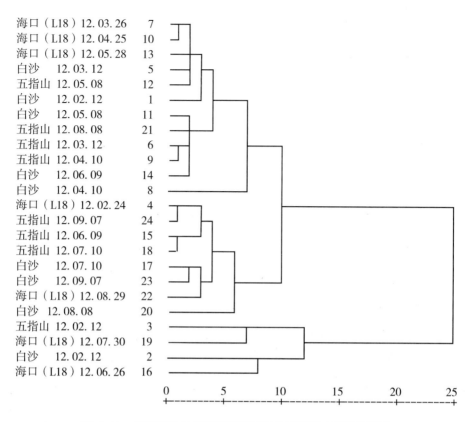

图 4-16　不同产地对裸花紫珠药材指纹图谱影响聚类分析图

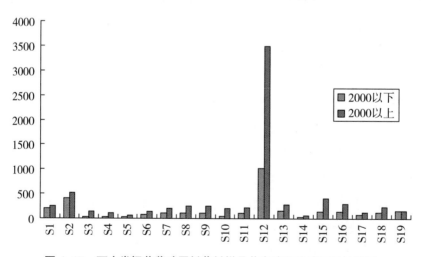

图 4-17　两大类裸花紫珠原料药材样品共有峰平均峰面积柱形图

2. 裸花紫珠药材存在质量差异的因素

通过分别分析不同采收季节、不同采收年份及不同采收地点裸花紫珠药材样品的指纹图谱，发现采收时间对裸花紫珠药材的影响较大，且不同年份的相同月份采收的样品也存在较大差异，原因可能在于裸花紫珠为多年生木本植物，它的次生代谢产物产生与积累存在跨年度的变化，而裸花紫珠的产地对其指纹图谱影响较小。

第二节　裸花紫珠片剂指纹图谱研究

裸花紫珠片剂是由裸花紫珠干浸膏和辅料组成的单味制剂，具有消炎、解毒、收敛、止血等功效。主要用于治疗细菌感染引起的炎症、急性传染性肝炎及呼吸道和消化道出血等疾病。规格为每片含裸花紫珠干浸膏 0.5 g，主要生产企业有海南九芝堂药业有限公司，其产品批准文号 / 生产许可证号为国药准字 Z46020088。本试验采用 HPLC 法，通过优化 12 批次裸花紫珠片剂供试品提取方法及色谱条件，建立了裸花紫珠片剂的高效液相色谱指纹图谱研究方法，并对其共有峰进行了指认，采用国家药典委员会"中药色谱指纹图谱相似度评价系统（2012.1 版）"软件对不同批次裸花紫珠片剂的指纹图谱相似度进行了分析。

一、材料、仪器与试剂

（一）药材

裸花紫珠片、裸花紫珠干浸膏均由海南九芝堂药业有限公司提供。

（二）仪器与试剂

1200 半制备型高效液相色谱仪（美国 Agilent 公司）；ELSD-2000ES 型蒸发光散射检测器（美国 Alltech 公司）；KQ3200DE 型数控超声波清洗器（昆山市超声仪器有限公司）；Milli-Q 纯水系统（美国 Millipore 公司）；16K 台式离心机（珠海黑马医学仪器有限公司）；ZORBAX SB-C18 色谱柱（4.6 mm×250 mm，5 μm，美国 Agilent 公司）；BS110S 型电子天平［赛多利斯科学仪器（北京）有限公司］。

乙腈为色谱纯（美国 TEDIA 公司），水为娃哈哈制超纯水，其余试剂均为分析纯。

（三）供试液制备方法

取裸花紫珠片剂 5 片，除去薄膜衣，研细，称取 0.5 g，精密称定，加入 50% 乙醇 50 mL，超声 45 min，补充损失的重量，取上清液，离心 5 min，经孔径为 0.22 μm 的微孔滤膜过滤，滤液备用。

（四）色谱条件

紫外检测器；流动相：乙腈（A）–0.4% 磷酸水溶液（B）；梯度洗脱：0～8 min、16%～20% A，8～12 min、20%～21% A，12～20 min、21%～21% A，20～45 min、21%～46.6% A；ZORBAX SB–C18 色谱柱（4.6 mm×250 mm，5 μm）；柱温：30 ℃；流速：1 mL/ min；进样量：10 μL；检测波长：327 nm；检测时间：45 min。

二、结果与分析

（一）方法建立

称取裸花紫珠片 0.50 g，分别用水、25% 甲醇、50% 甲醇、75% 甲醇、100% 甲醇、25% 乙醇、50% 乙醇、75% 乙醇、100% 乙醇超声提取（表 4-9）。通过检测，结果发现，50% 乙醇为提取溶剂，连翘酯苷 B、毛蕊花糖苷和异毛蕊花糖苷 3 个指标性成分含量较高，因此选择 50% 乙醇为提取溶剂。

表 4-9　不同提取溶剂结果

成分	次数	提取含量（%）								
		水	25% 甲醇	50% 甲醇	75% 甲醇	100% 甲醇	25% 乙醇	50% 乙醇	75% 乙醇	100% 乙醇
连翘酯苷 B	1	0.55	0.65	0.88	0.80	0.62	0.73	0.96	0.87	0.65
	2	0.57	0.65	0.85	0.82	0.64	0.72	1.02	0.85	0.66
	均值	0.56	0.65	0.87	0.81	0.63	0.73	0.99	0.86	0.66
毛蕊花糖苷	1	2.62	2.75	3.02	2.89	2.72	2.81	3.25	2.92	2.74
	2	2.65	2.78	3.05	2.83	2.74	2.83	3.31	2.94	2.76
	均值	2.64	2.77	3.04	2.86	2.73	2.82	3.28	2.93	2.75
异毛蕊花糖苷	1	5.45	5.51	5.82	5.70	5.50	5.81	5.92	5.85	5.52
	2	5.48	5.54	5.86	5.69	5.49	5.83	6.00	5.84	5.54
	均值	5.47	5.53	5.84	5.70	5.50	5.82	5.96	5.85	5.53

随后考察 25 mL、50 mL、75 mL、100 mL 50% 乙醇超声提取的效果（表4-10）。结果表明，50 mL（料液比为 1 ∶ 100）50% 乙醇已经能将所有化学成分提取。

表 4-10　不同提取体积结果

成分	次数	提取含量（%）			
		25 mL	50 mL	75 mL	100 mL
连翘酯苷 B	1	0.95	0.98	0.98	1.03
	2	1.03	1.04	0.94	1.05
	均值	0.99	1.02	0.96	1.04
毛蕊花糖苷	1	3.42	3.39	3.46	3.35
	2	3.47	3.25	3.34	3.29
	均值	3.45	3.32	3.40	3.32
异毛蕊花糖苷	1	5.82	5.86	5.72	6.02
	2	5.58	5.92	5.58	5.80
	均值	5.70	5.89	5.65	5.91

考察超声提取时间对提取效果的影响，分别采用 15 min、30 min、45 min、60 min 超声提取（表4-11），结果显示，30 min、45 min、60 min 超声提取处理指标性成分含量无明显变化，因此选择超声 45 min 为最终超声提取时间。

表 4-11　提取方法与时间选择结果比较

成分	次数	提取含量（%）				
		超声 15 min	超声 30 min	超声 45 min	超声 60 min	加热回流 45 min
连翘酯苷 B	1	0.76	0.91	0.98	0.88	0.69
	2	0.80	1.01	1.00	1.02	0.81
	均值	0.78	0.96	0.99	0.95	0.75
毛蕊花糖苷	1	2.80	3.24	3.30	3.15	2.68
	2	2.84	3.23	3.26	3.20	2.65
	均值	2.82	3.24	3.28	3.18	2.67
异毛蕊花糖苷	1	4.88	5.86	5.98	6.02	4.68
	2	4.86	5.89	5.94	5.98	4.59
	均值	4.87	5.88	5.96	6.00	4.64

在相同条件下，同时比较超声提取和加热回流提取 45 min 的效果（表 4-11）。结果表明，与加热回流提取相比，3 个指标性成分在超声提取处理中含量更高，表明超声提取效果更好。

通过对提取溶剂、料液比、时间的考察，最终确定选择 50 mL 50% 乙醇超声提取 45 min 为裸花紫珠片剂的提取方法。

（二）指纹图谱中的特征峰

利用建立的裸花紫珠片剂指纹图谱方法，对 12 批裸花紫珠片剂进行指纹图谱检测（图 4-18）。通过分析，选择其中的 12 个特征峰为裸花紫珠片剂的共有峰，以对照品作参照，鉴定出 8 号峰为连翘酯苷 B，10 号峰为毛蕊花糖苷，11 号峰为异毛蕊花糖苷。以 11 号峰为对照峰，各共有峰的相对保留时间分别为 0.24、0.29、0.35、0.37、0.50、0.60、0.65、0.69、0.82、0.85、1.00、1.60。

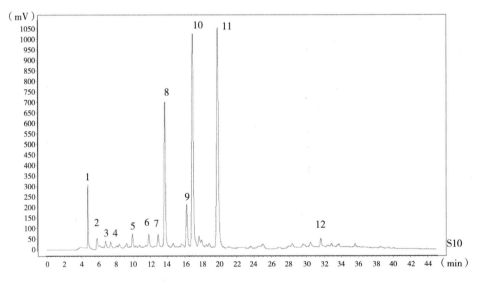

图 4-18　裸花紫珠片指纹图谱中的特征峰

（三）所有片剂的相似度分析

采用"中药色谱指纹图谱相似度评价系统（2012.1 版）"软件对指纹图谱进行数据处理，以批号 121120 为参照谱，采用中位数法自动匹配产生对照指纹图谱，并以生成的对照图谱为标准对各批样品进行整体相似度评价，生成药材 1～12 指纹图谱与对照品指纹图谱的相似度。结果显示，用于建立指纹图谱的 12 批裸花紫珠样品相似度较高（表 4-12），平均相似度为 0.986。

表 4-12　12 批裸花紫珠片样品与生成对照指纹图谱的相似度

编号	生产日期	批号	相似度	编号	生产日期	批号	相似度
S1	2012.06.08	120760	0.984	S7	2012.12.08	121910	0.985
S2	2012.07.10	120940	0.993	S8	2013.01.06	130030	0.991
S3	2012.08.11	121120	0.991	S9	2013.02.25	130260	0.992
S4	2012.09.11	121320	0.994	S10	2013.03.12	130390	0.987
S5	2012.10.15	121430	0.990	S11	2013.08.09	130620	0.995
S6	2012.11.12	121640	0.983	S12	2013.09.05	130840	0.947

（四）不同生产时间对裸花紫珠片剂质量的影响

表 4-13 为 12 份样品的 12 个共有峰的绝对峰面积，通过分析发现，2012 年生产的样品中，3 个指标性成分含量高于 2013 年的样品，尤其是 8 月、10 月、11 月的样品（批号分别为 121120、121430、121640）与其他样品有明显差异，如图 4-19 所示。聚类分析结果（图 4-20）表明，距离系数为 8 时，12 个样品被分为 4 类，生产时间为 2012 年 8 月、10 月、11 月批次的样品为一类，2012 年 6 月、7 月与 2013 年 2 月的样品为一类，2013 年 9 月的样品为一类，剩余的样品为另一类。

表 4-13　12 批次样品共有峰峰面积

生产日期	批号	S1	S2	S3	S4	S5	S6	S7	S8	S9	S10	S11	S12
2012.06.08	120760	2366	977	419	365	327	474	485	7195	852	9772	7620	667
2012.07.10	120940	2262	919	284	227	443	759	512	9303	1435	8232	10535	465
2012.08.11	121120	1891	824	261	217	525	790	827	8377	2169	12359	15146	455
2012.09.11	121320	2150	899	198	185	318	688	599	5795	1326	6898	9451	410
2012.10.15	121430	2119	720	296	248	508	722	843	7721	2001	12301	14570	519
2012.11.12	121640	1846	588	374	340	721	847	871	8234	2686	14680	16936	511
2012.12.08	121910	2033	797	138	159	272	509	380	6333	1048	4751	7264	364
2013.01.06	130030	2045	751	193	194	245	515	473	5755	1072	5251	7780	365
2013.02.25	130260	2001	760	274	289	402	622	769	7741	2120	9071	8792	637
2013.03.12	130390	1718	976	203	205	294	539	525	6000	1208	5399	6201	440
2013.08.09	130620	1893	723	136	203	408	582	537	5751	1424	5925	7376	400
2013.09.05	130840	2604	922	255	307	315	346	424	5870	1013	4616	4267	852

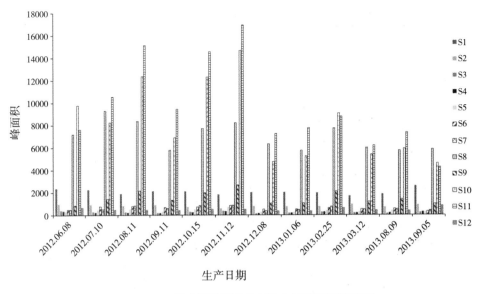

图 4-19　12 批次裸花紫珠片剂共有峰峰面积柱形图

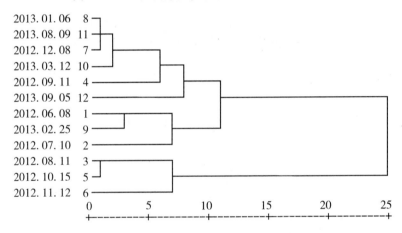

图 4-20　12 批次裸花紫珠片剂共有峰峰面积聚类分析图

（五）对所有样品的质量评价

综合分析 2 个年份 12 批次的样品发现，2012 年与 2013 年提供的样品中，毛蕊花糖苷峰面积≤9000 的样品占检测总数的 58.33%，毛蕊花糖苷峰面积大于 9000 的样品占检测总数的 41.67%。表明不同生产时期的样品，其化学成分的含量存在一定差异，以毛蕊花糖苷峰面积≤9000 的样品居多（见表 4-14）。另将各个类的共有峰分别取平均值，比较两个类别共有峰峰面积可知，这些样品的化学成分含量，尤其是毛蕊花糖苷和异毛蕊花糖苷存在较大差异（图 4-21）。

表 4-14　产品按毛蕊花糖苷的峰面积大小分类

毛蕊花糖苷的峰面积	样品数量
0～9000	7
＞9000	5

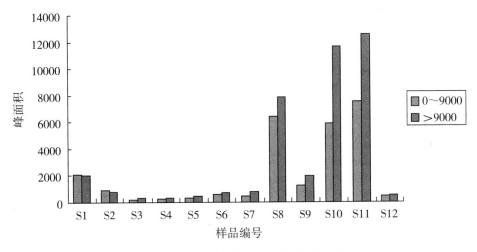

图 4-21　两大类片剂共有峰平均峰面积柱形图

（六）原料药材与片剂指纹差异

原料药材与片剂 HPLC 指纹获取方法，除制备样品溶液时提取时间不同外其他的均相同。比较随机抽取的原料药材与片剂指纹图谱（图 4-22）可知，两者谱图具有较大相似性，表明它们化学成分相似，但片剂的色谱峰峰高要明显高于药材，说明其含量增大。其中差别最明显的是 10～20 min 的区域，该区域主要成分为连翘酯苷 B、毛蕊花糖苷、异毛蕊花糖苷等苯乙醇苷类。此外，连翘酯苷 B、毛蕊花糖苷、异毛蕊花糖苷在片剂中含量大，特别是异毛蕊花糖苷的含量比毛蕊花糖苷的含量更高，这是因为毛蕊花糖苷在加热条件下转化为异毛蕊花糖苷。另一个原因可能与采收时间和材料处理有关，由于裸花紫珠为多年生植物，次生代谢产物的产生与积累存在跨年度变化，而本研究中的裸花紫珠片剂所使用的原料年份、采收季节未知。同时片剂生产工艺也可能会使某些成分得到富集而提高含量。

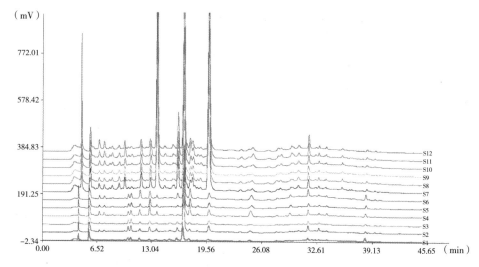

图4-22 随机抽取的原料药材和片剂指纹图谱比较

（色谱曲线从下至上1～6为原料药材，7～12为片剂）

第三节 HPLC法同时测定裸花紫珠中三种苯乙醇苷类成分含量

一、材料与仪器

（一）材料

裸花紫珠片、裸花紫珠原料药材（海南九芝堂药业有限公司提供）。

对照品：连翘酯苷B（批号111811-201001，中国食品药品检定研究院）、毛蕊花糖苷（批号111530-201208，中国食品药品检定研究院）、异毛蕊花糖苷（批号Y-073-121023，成都瑞芬思生物科技有限公司），化学结构式见图4-23。

50批次裸花紫珠片样品生产年月及批号见表4-15。

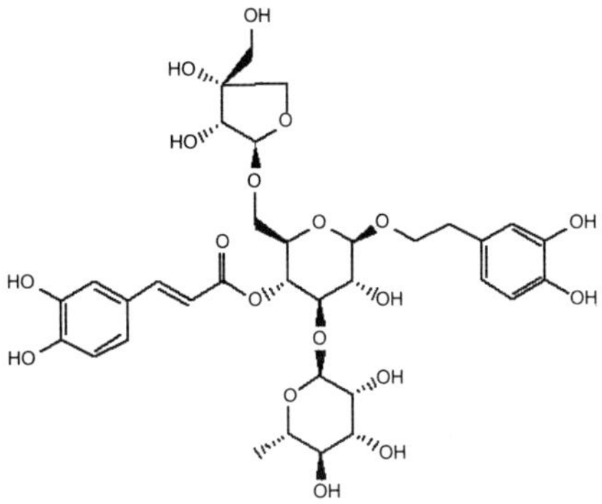

毛蕊花糖苷

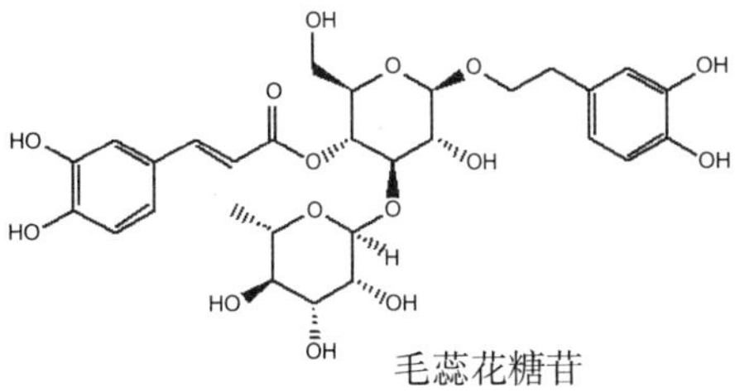

连翘酯苷B

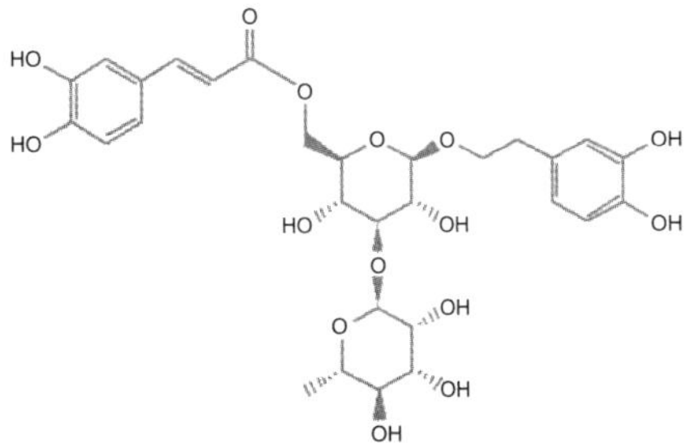

异毛蕊花糖苷

图 4-23 裸花紫珠三个指标性成分化学结构

表 4-15 50 批次裸花紫珠片样品

编号	生产年月	批号	编号	生产年月	批号
1	2011.09	110930	26	2011.03	110210
2	2011.08	110730	27	2011.11	111250
3	2011.04	110280	28	2011.02	110120
4	2011.09	110990	29	2011.02	110090
5	2011.07	110590	30	2010.09	100810
6	2011.04	110360	31	2012.04	120500
7	2011.06	110510	32	2012.04	120410
8	2011.06	110580	33	2012.02	120190
9	2010.12	101060	34	2012.03	120310
10	2011.10	111040	35	2012.08	121190
11	2010.09	100870	36	2012.08	121090
12	2011.08	110840	37	2012.05	120580
13	2011.10	111110	38	2012.07	120920
14	2011.11	111160	39	2011.12	111280
15	2010.11	100970	40	2012.07	121010
16	2010.12	101040	41	2012.01	120010

续表

编号	生产年月	批号	编号	生产年月	批号
17	2011.05	110480	42	2012.09	121290
18	2011.05	110410	43	2011.12	111370
19	2011.01	110080	44	2012.06	120840
20	2011.01	110030	45	2012.05	120670
21	2010.10	100880	46	2012.01	120060
22	2011.07	110640	47	2012.09	121380
23	2010.10	100890	48	2012.02	120090
24	2011.03	110160	49	2012.06	120740
25	2010.11	100920	50	2012.03	120220

（二）仪器与试剂

1200 半制备型高效液相色谱仪（美国 Agilent 公司）；ELSD-2000ES 型蒸发光散射检测器（美国 Alltech 公司）；KQ 3200 DE 型数控超声波清洗器（昆山市超声仪器有限公司）；Milli-Q 纯水系统（美国 Millipore 公司）；16K 台式离心机（珠海黑马医学仪器有限公司）；ZORBAX SB-C18 色谱柱（4.6 mm×250 mm，5 μm，美国 Agilent 公司）；BS110S 型电子天平［赛多利斯科学仪器（北京）有限公司］。

乙腈为色谱纯（美国 TEDIA 公司），水为娃哈哈制超纯水，其余试剂均为分析纯。

二、方法与结果

（一）波长筛选、流动相选择

采用 SPD-M20A 检测器对样品进行全波长扫描（图 4-24），根据 3D 效果图，综合峰形、峰高、峰面积等因素，选择 327 nm 为检测波长。

考察不同比例的水 - 乙腈、乙腈 - 磷酸溶液等流动相对样品的洗脱效果，综合考虑图谱分离度、柱效、对称因子等因素，最后选择乙腈 -0.4% 磷酸为流动相。又根据样品的检测结果（图 4-25），由于 3 种苯乙醇苷类成分色谱峰在检测 25 min 之内全部出峰，从而确定检测时间为 25 min。

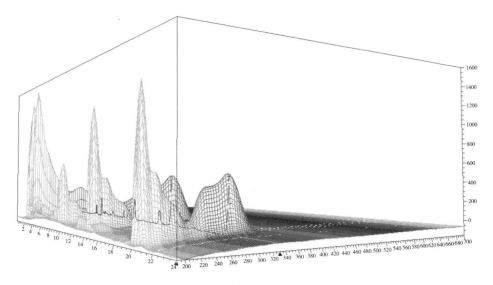

图 4-24　裸花紫珠片 HPLC 色谱整体光谱图

（二）色谱条件

通过考察检测器、流动相体系、色谱柱、柱温和流速等条件，经过反复优化，得到裸花紫珠指纹图谱的最佳色谱条件。紫外检测器；流动相：乙腈（A）-0.4% 磷酸水溶液（B）＝ 18.2 ∶ 81.8；等度洗脱，Agilent ZORBAX SB-C18色谱柱（4.6 mm×250 mm，5 μm）；柱温：30 ℃；流速：0.8 mL/ min；进样量：10 μL；检测波长：327 nm；检测时间：25 min。

（三）供试品溶液制备

称取裸花紫珠原料药材 0.5 g，加入 50% 乙醇 50 mL，超声提取 1 h，补重。取上清液，离心 5 min，经孔径为 0.22 μm 的微孔滤膜过滤，备用。

取九芝堂裸花紫珠片 5 片，除去薄膜衣，研细，精密称取 0.5 g，加入50% 乙醇 50 mL，超声提取 45 min，补重。取上清液，离心 5 min，经孔径为0.22 μm 的微孔滤膜过滤，备用。

（四）对照品溶液制备

分别精密称取连翘酯苷 B 11.70 mg、毛蕊花糖苷 23.15 mg、异毛蕊花糖苷26.75 mg 对照品，用 50% 乙醇溶解到 3 个 25 mL 的容量瓶中，超声使其充分溶解，并用 50% 乙醇定容制成储备液。

（五）线性关系考察

分别精密吸取连翘酯苷 B（浓度为 0.468 mg/mL）、毛蕊花糖苷（浓度为

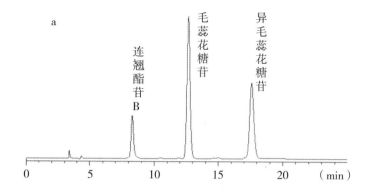

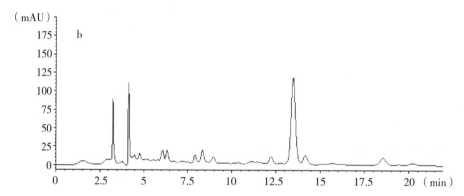

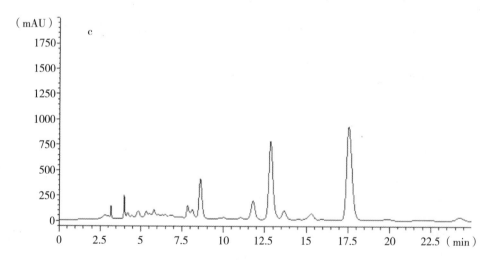

图 4-25　裸花紫珠三个指标性成分、裸花紫珠原料及裸花紫珠片 HPLC 色谱图

a. 裸花紫珠三个指标性成分 HPLC 色谱图；b. 裸花紫珠原料药材 HPLC 色谱图；c. 裸花紫珠片 HPLC 色谱图

0.926 mg/mL）、异毛蕊花糖苷（浓度为 1.070 mg/mL）各 2 μL、4 μL、6 μL、8 μL、10 μL，注入高效液相色谱仪，测定，以峰面积为纵坐标、含量为横坐标绘制标准曲线。结果表明，连翘酯苷 B、毛蕊花糖苷、异毛蕊花糖苷对照品分别在 0.936 ～ 4.680 μg、1.852 ～ 9.260 μg、2.140 ～ 10.700 μg 范围内线性关系良好，回归方程分别为 $y = 1490.6x + 294.66$，相关系数 $R^2 = 0.9982$；$y = 1592.7x + 129.43$，相关系数 $R^2 = 0.9998$；$y = 2721.6x + 212.49$，相关系数 $R^2 = 0.9999$。结果见表 4-16、图 4-26 至图 4-28。

表 4-16　对照品回归方程、相关系数、线性范围

对照品名称	回归方程	相关系数（R^2）	线性范围（μg）
连翘酯苷 B	$y = 1490.6x + 294.66$	0.9982	0.936 ～ 4.680
毛蕊花糖苷	$y = 1592.7x + 129.43$	0.9998	1.852 ～ 9.260
异毛蕊花糖苷	$y = 2721.6x + 212.49$	0.9999	2.140 ～ 10.700

由表 4-16 可看出，该方法测得的各个成分线性良好，线性范围宽。

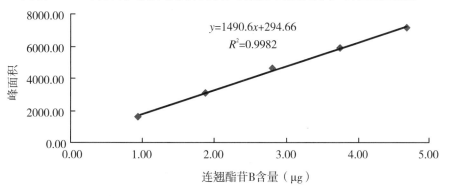

图 4-26　连翘酯苷 B 对照品标准曲线

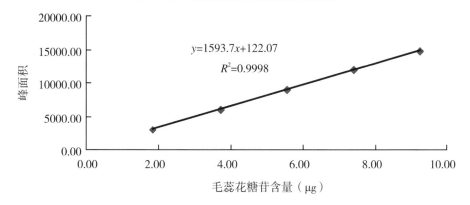

图 4-27　毛蕊花糖苷对照品标准曲线

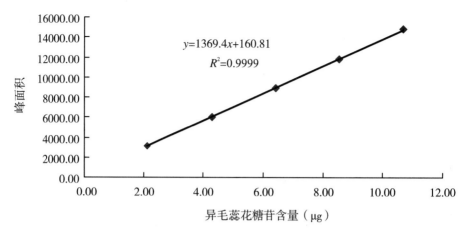

图 4-28　异毛蕊花糖苷对照品标准曲线

纵坐标为峰面积，图中公式为 $y=1369.4x+160.81$，$R^2=0.9999$

（六）检测限与定量限考察

1. 检测限

精密吸取 0.05 μg/mL 的连翘酯苷 B、0.05 μg/mL 的毛蕊花糖苷、0.11 μg/mL 的异毛蕊花糖苷对照品溶液各 10 μL 注入液相色谱仪，测定，信噪比约为 3，故检测限分别为 0.5 ng/mL、0.5 ng/mL、1.1 ng/mL。结果见图 4-29 至图 4-31。

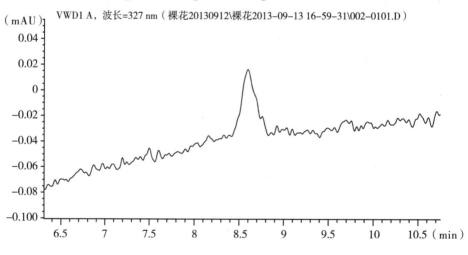

VWD1 A，波长=327 nm（裸花20130912\裸花2013-09-13 16-59-31\002-0101.D）

图 4-29　连翘酯苷 B 检测限

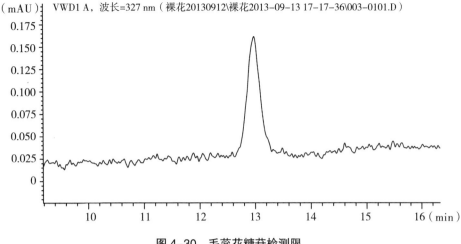

图 4-30　毛蕊花糖苷检测限

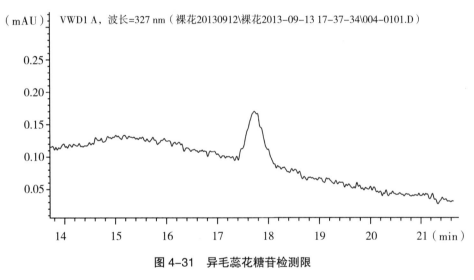

图 4-31　异毛蕊花糖苷检测限

2. 定量限

精密吸取 0.05 μg/mL 的连翘酯苷 B、0.05 μg/mL 的毛蕊花糖苷、0.11 μg/mL 的异毛蕊花糖苷对照品溶液各 30 μL 注入液相色谱仪，测定，信噪比约为 10，故定量限分别为 1.5 ng/mL、1.5 ng/mL、3.3 ng/mL。连续测定 6 次，其峰面积积分值 RSD 分别为 4.14%、4.10%、3.04%，结果见表 4-17。

表 4-17　定量限试验结果表

	编号	1	2	3	4	5	6	RSD（%）
峰面积	连翘酯苷 B	1.235	1.156	1.175	1.095	1.213	1.185	4.14
	毛蕊花糖苷	2.139	2.101	2.185	2.143	2.017	2.282	4.10
	异毛蕊花糖苷	3.475	3.562	3.296	3.481	3.502	3.329	3.04

（七）精密度、重现性与稳定性实验

取裸花紫珠片供试品（批号为 110930）溶液于同一天内重复进样，连续进样 6 次，计算连翘酯苷 B、毛蕊花糖苷、异毛蕊花糖苷的峰面积 RSD，考察仪器的日内精密度（表 4-18）。

取样品分别制备 6 份，进行测定，计算含量及其 RSD，考察方法的重现性（表 4-18）。

分别在 0 h、6 h、12 h、18 h、24 h 对同一供试品溶液进行测定，记录峰面积，计算出相对保留时间和相对峰面积 RSD，以考察样品的稳定性（表 4-18）。

表 4-18　裸花紫珠片方法学考察结果

对照品	精密度 RSD（%）	重现性 RSD（%）	稳定性 RSD（%）
连翘酯苷 B	0.48	2.86	2.00
毛蕊花糖苷	0.14	1.51	0.78
异毛蕊花糖苷	0.23	1.58	0.54

（八）加样回收试验

精密称取已知含量的供试品 6 份（连翘酯苷 B 含量为 0.99%，毛蕊花糖苷含量为 3.28%，异毛蕊花糖苷含量为 5.96%），分别精密加入一定量的连翘酯苷 B、毛蕊花糖苷和异毛蕊花糖苷对照品，制备回收率试验液，依法测定，并计算回收率，结果表明，三种成分的平均回收率分别为 100.07%、99.99%、97.78%，RSD 均小于 3%（表 4-19），说明该方法回收率高。

表 4-19　加样回收方法回收率试验结果（n = 6）

对照品	原有量 (mg)	加入量 (mg)	实测量 (mg)	回收率 (%)	平均回收率 (%)	RSD (%)
连翘酯苷 B	2.48	2.55	5.07	101.57	100.07	1.50
	2.51	2.55	5.04	99.22		
	2.47	2.55	4.95	97.25		
	2.50	2.55	5.11	102.35		
	2.46	2.55	4.99	99.22		
	2.48	2.55	5.05	100.78		
毛蕊花糖苷	8.20	8.34	16.65	101.32	99.99	1.38
	8.30	8.09	16.23	98.02		
	8.19	8.25	16.66	102.67		
	8.29	8.16	16.46	100.12		
	8.15	8.17	16.28	99.51		
	8.21	8.08	16.15	98.27		
异毛蕊花糖苷	14.91	14.86	29.28	96.70	97.78	0.92
	15.08	15.32	29.95	97.06		
	14.89	14.86	29.56	98.72		
	15.06	14.95	29.79	98.53		
	14.82	14.73	29.38	98.85		
	14.92	14.81	29.26	96.83		

（九）耐用性考察

采用拟定的方法，使用不同的液相色谱仪，以及 2 个不同的色谱柱对同一批样品（批号 110730、110280、110930）进行测定，结果见表 4-20、表 4-21。结果表明，本方法耐用性良好。

表 4-20　仪器及色谱柱型号

编号	1	2
仪器	Agilent 1200	岛津
色谱柱	ZORBAX SB-C18 （4.6 mm×250 mm，5 μm）	ZORBAX XDB-C18 （4.6 mm×150 mm，5 μm）

表 4-21　耐用性试验结果表

批号	样品	含量 1（mg/g）	含量 2（mg/g）	相对偏差（%）
110730	连翘酯苷 B	9.2	9.6	2.13
	毛蕊花糖苷	20.1	20.9	1.95
	异毛蕊花糖苷	38.8	39.4	0.77
110280	连翘酯苷 B	10.8	11.0	0.92
	毛蕊花糖苷	18.7	19.5	2.09
	异毛蕊花糖苷	26.3	27.5	2.23
110930	连翘酯苷 B	9.6	10.2	3.03
	毛蕊花糖苷	32.5	33.1	0.91
	异毛蕊花糖苷	59.2	60.0	0.67

（十）样品含量测定

1. 原料药材中连翘酯苷 B、毛蕊花糖苷、异毛蕊花糖苷成分含量测定

通过考察 111 批不同采摘时间、不同采摘年份、不同采摘地点的裸花紫珠原料样品的连翘酯苷 B、毛蕊花糖苷、异毛蕊花糖苷成分含量，结果发现，2010 年下半年和 2011 年上半年十几个样品（61 ～ 76 号）中，连翘酯苷 B、毛蕊花糖苷、异毛蕊花糖苷含量比其他样品低（表 4-22）。

表 4-22　111 批不同原料药材中连翘酯苷 B、毛蕊花糖苷、异毛蕊花糖苷含量的测定结果

编号	采摘日期	产地	连翘酯苷 B 含量（%）	毛蕊花糖苷 含量（%）	异毛蕊花糖苷 含量（%）
1	2010.01.13	海口市	0.017	0.661	0.065
2	2010.02.25	海口市	0.012	0.654	0.039
3	2010.03.22	海口市	0.028	1.203	0.094
4	2010.04.20	海口市	0.031	0.841	0.082
6	2010.06.23	海口市	0.015	0.830	0.093
7	2010.07.21	海口市	0.010	0.401	0.040
9	2010.09.21	海口市	0.016	0.715	0.116
13	2011.01.21	海口市	0.008	0.315	0.004
15	2011.04.02	海口市	0.002	0.196	0.001
16	2011.05.30	海口市	0.014	0.651	0.059
17	2011.06.27	海口市	0.013	0.372	0.044

编号	采摘日期	产地	连翘酯苷 B 含量（%）	毛蕊花糖苷 含量（%）	异毛蕊花糖苷 含量（%）
18	2011.07.25	海口市	—	—	—
19	2011.08.25	海口市	0.046	1.280	0.237
20	2011.10.18	海口市	0.039	0.844	0.128
22	2011.12.23	海口市	0.039	1.182	0.162
23	2008.07.16	五指山市	0.033	0.972	0.090
24	2008.07.16	五指山市	0.041	1.254	0.109
25	2008.08.10	白沙县	0.030	0.712	0.097
26	2008.09.18	白沙县	0.037	1.001	0.125
27	2008.09.18	白沙县	0.056	1.092	0.149
28	2008.09.18	白沙县	0.036	0.780	0.093
29	2008.10.17	白沙县	0.030	0.531	0.049
30	2008.10.17	白沙县	0.018	0.326	0.018
31	2008.11.11	白沙县	—	0.224	—
32	2008.11.11	白沙县	0.015	0.385	0.021
33	2008.12.11	白沙县	0.097	2.343	0.238
34	2008.12.11	白沙县	0.066	2.031	0.186
35	2008.12.12	五指山市	0.135	2.966	0.342
36	2008.12.12	五指山市	0.197	3.278	0.309
37	2009.03.11	白沙县	0.082	1.787	0.194
38	2009.03.11	白沙县	0.085	1.173	0.114
39	2009.03.11	琼中县	0.102	1.914	0.187
40	2009.03.11	琼中县	0.087	2.114	0.179
41	2009.04.25	白沙县	0.082	0.693	0.197
42	2009.04.25	白沙县	0.021	0.302	0.046
43	2009.05.13	白沙县	0.077	1.780	0.154
44	2009.05.13	白沙县	0.053	1.208	0.113
45	2009.06.12	白沙县	0.015	0.403	0.015
46	2009.06.12	白沙县	0.047	0.918	0.141
47	2009.07.03	白沙县	0.027	0.960	0.080
48	2009.07.03	白沙县	—	0.406	0.008
49	2009.08.11	白沙县	0.009	0.258	0.006

续表

编号	采摘日期	产地	连翘酯苷 B 含量（%）	毛蕊花糖苷 含量（%）	异毛蕊花糖苷 含量（%）
50	2009.08.11	白沙县	—	0.167	—
51	2009.08.11	陵水县	—	0.118	—
52	2009.08.11	陵水县	0.008	0.176	—
53	2009.12.11	白沙县	0.041	0.993	0.098
54	2009.12.11	白沙县	0.083	1.122	0.188
55	2010.01.07	白沙县	0.018	0.436	0.047
56	2010.01.07	白沙县	0.019	0.760	0.061
57	2010.03.09	白沙县	0.014	0.548	0.020
58	2010.03.09	白沙县	0.019	0.468	0.040
59	2010.05.04	陵水县	0.030	0.719	0.051
60	2010.05.04	陵水县	0.022	0.477	0.032
61	2010.06.11	白沙县	—	0.026	—
62	2010.06.11	白沙县	0.002	0.080	—
63	2010.08.14	白沙县	0.001	0.073	—
64	2010.08.14	白沙县	0.001	0.041	—
65	2010.09.11	白沙县	0.000	0.040	—
66	2010.09.11	白沙县	—	0.015	—
67	2010.10.01	白沙县	0.004	0.110	—
68	2010.10.01	白沙县	—	0.005	—
69	2010.11.04	白沙县	0.002	0.051	—
70	2010.11.04	白沙县	0.001	0.039	—
71	2010.12.03	白沙县	—	0.114	—
72	2010.12.03	白沙县	0.001	0.064	—
73	2011.01.05	白沙县	0.001	0.037	—
74	2011.01.05	白沙县	0.000	0.012	—
75	2011.03.16	白沙县	—	0.016	—
76	2011.03.16	白沙县	—	0.025	—
77	2011.04.12	白沙县	0.006	0.249	—
78	2011.04.12	白沙县	0.009	0.086	—
79	2011.12.11	五指山市	0.006	0.541	0.019
80	2012.02.12	白沙县	0.028	1.100	0.073

编号	采摘日期	产地	连翘酯苷 B 含量（%）	毛蕊花糖苷 含量（%）	异毛蕊花糖苷 含量（%）
81	2012.02.12	白沙县	0.043	1.570	0.088
82	2012.02.12	五指山市	0.043	1.421	0.092
83	2012.02.12	五指山市	0.078	1.284	0.081
84	2012.03.12	白沙县	0.016	0.578	0.012
85	2012.03.12	白沙县	0.046	0.965	0.046
86	2012.03.12	五指山市	0.035	0.980	0.050
87	2012.03.12	五指山市	0.039	0.956	0.042
88	2012.04.10	白沙县	0.070	1.223	0.088
89	2012.04.10	白沙县	0.043	1.097	0.045
90	2012.04.10	五指山市	0.021	0.693	0.019
91	2012.04.10	五指山市	0.025	0.959	0.035
92	2012.05.08	白沙县	0.017	0.554	0.006
93	2012.05.08	白沙县	—	0.343	—
94	2012.05.08	五指山市	0.050	1.406	0.069
95	2012.05.08	五指山市	0.017	0.826	0.021
96	2012.06.09	白沙县	0.035	0.773	0.035
97	2012.06.09	白沙县	0.020	0.624	0.019
98	2012.06.09	五指山市	0.011	0.259	—
99	2012.06.09	五指山市	—	0.116	
100	2012.07.10	白沙县	0.008	0.360	—
101	2012.07.10	白沙县	0.009	0.370	—
102	2012.07.10	五指山市	0.006	0.346	—
103	2012.07.10	五指山市	—	0.233	
104	2012.08.08	白沙县	0.023	0.570	0.006
105	2012.08.08	白沙县	—	0.197	—
106	2012.08.08	五指山市	0.016	0.585	0.011
107	2012.08.08	五指山市	0.019	0.511	—
108	2012.09.07	白沙县	0.011	0.436	—
109	2012.09.07	白沙县	0.005	0.209	—
110	2012.09.07	五指山市	0.010	0.369	—
111	2012.09.07	五指山市	0.008	0.258	

续表

编号	采摘日期	产地	连翘酯苷 B 含量（%）	毛蕊花糖苷 含量（%）	异毛蕊花糖苷 含量（%）
112	2012.02.24	海口市	—	0.447	0.012
113	2012.03.26	海口市	0.021	0.872	0.054
114	2012.04.25	海口市	0.024	0.911	0.083
115	2012.05.28	海口市	0.035	0.881	0.106
116	2012.06.26	海口市	0.081	1.861	0.299
117	2012.07.30	海口市	0.040	1.474	0.224
118	2012.08.29	海口市	0.006	0.464	0.081

注："—"表示峰面积非常小，无法计算含量。

采用人工栽培方式，如 35 号、36 号五指山市样品，39 号、40 号琼中市样品均为人工栽培，其三个成分的含量高于其他样品。这是否表明栽培管理方法对植物化学成分积累有很大影响，有待进一步研究。

同一采摘时间、同一产地的两份样品也存在差异。这可能是因为所测样品中含有叶和少许茎，采摘部位不一致导致含量差异。样品中连翘酯苷 B、毛蕊花糖苷、异毛蕊花糖苷成分含量变化的趋势大致相同（图 4-32 至图 4-34），表明这三个成分在植物体内的积累规律一致。

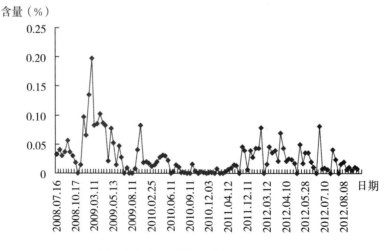

图 4-32　连翘酯苷 B 含量变化趋势

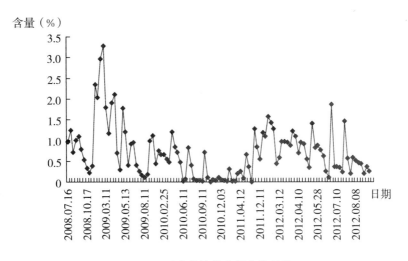

图 4-33 毛蕊花糖苷含量变化趋势

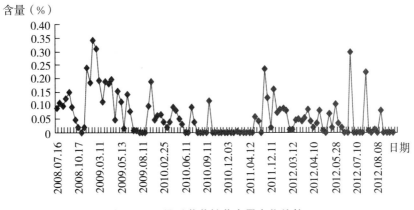

图 4-34 异毛蕊花糖苷含量变化趋势

2. 片剂中连翘酯苷 B、毛蕊花糖苷、异毛蕊花糖苷成分含量测定

通过考察 50 批次裸花紫珠片剂样品，结果发现，连翘酯苷 B、毛蕊花糖苷、异毛蕊花糖苷成分含量变化的趋势一致（表 4-23、图 4-35）。同时也表明，不同批次的产品其指标性成分也存在差异。

表 4-23　50 批裸花紫珠片样品连翘酯苷 B、毛蕊花糖苷、异毛蕊花糖苷成分含量测定

生产日期	生产批号	连翘酯苷 B 含量（%）	毛蕊花糖苷 含量（%）	异毛蕊花糖苷 含量（%）
2011.09	110930	0.99	3.28	5.96
2011.08	110730	0.94	2.05	3.91
2011.04	110280	1.09	1.91	2.69
2011.09	110990	1.14	3.32	5.73

续表

生产日期	生产批号	连翘酯苷 B 含量（%）	毛蕊花糖苷 含量（%）	异毛蕊花糖苷 含量（%）
2011.07	110590	1.61	3.23	5.73
2011.04	110360	1.66	3.15	3.71
2011.06	110510	1.40	1.46	2.58
2011.06	110580	1.60	3.58	5.63
2010.12	101060	0.44	1.44	1.96
2011.10	111040	1.06	2.69	4.92
2010.09	100870	1.41	3.62	5.49
2011.08	110840	0.76	1.87	3.84
2011.10	111110	2.66	3.75	6.40
2011.11	111160	2.21	4.26	4.20
2010.11	100970	1.80	3.27	5.23
2010.12	101040	1.38	3.03	4.33
2011.05	110480	1.52	2.86	4.98
2011.05	110410	1.42	3.80	4.79
2011.01	110080	1.95	4.00	7.85
2011.01	110030	1.32	3.44	6.69
2010.10	100880	1.58	2.80	5.04
2011.07	110640	1.37	3.03	5.46
2010.10	100890	1.59	2.38	4.53
2011.03	110160	1.96	3.71	6.81
2010.11	100920	1.60	3.83	6.52
2011.03	110210	1.81	3.94	6.43
2011.11	111250	2.56	2.61	4.48
2011.02	110120	1.88	3.70	6.77
2011.02	110090	1.74	3.47	6.95
2010.09	100810	1.28	2.52	4.01
2012.04	120500	2.80	3.61	3.45
2012.04	120410	2.04	2.42	2.38
2012.02	120190	1.70	1.68	2.20
2012.03	120310	2.28	2.81	3.08

生产日期	生产批号	连翘酯苷 B 含量（%）	毛蕊花糖苷 含量（%）	异毛蕊花糖苷 含量（%）
2012.08	121190	2.13	2.09	3.77
2012.08	121090	2.45	3.24	4.53
2012.05	120580	2.11	2.81	2.18
2012.07	120920	3.28	2.82	4.34
2011.12	111280	3.03	4.55	6.03
2012.07	121010	2.73	3.64	4.85
2012.01	120010	2.41	2.61	3.62
2012.09	121290	2.05	3.14	3.67
2011.12	111370	1.95	1.93	2.63
2012.06	120840	1.49	1.07	1.23
2012.05	120670	2.43	3.60	3.42
2012.01	120060	2.01	2.01	2.80
2012.09	121380	3.14	3.73	7.33
2012.02	120090	2.15	2.10	2.54
2012.06	120740	2.65	3.51	3.17
2012.03	120220	2.88	2.27	3.06

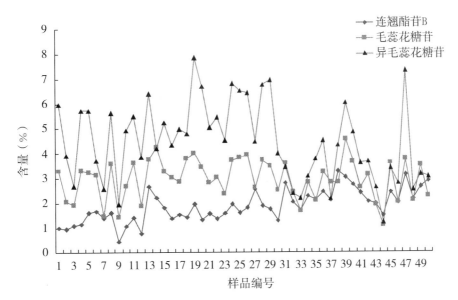

图 4-35　裸花紫珠片样品中连翘酯苷 B、毛蕊花糖苷、异毛蕊花糖苷成分含量变化趋势

（十一）结论

通过对不同采集时间、采集地点裸花紫珠药材以及九芝堂裸花紫珠片的指纹图谱研究，明确了裸花紫珠的指标性成分为连翘酯苷 B、毛蕊花糖苷、异毛蕊花糖苷，同时以 HPLC 法定量检测了样品中这三者的含量，发现不同来源的样品中指标性成分存在差异。

第四节　基于 HPLC 指纹图谱的裸花紫珠药材原料与片剂质量控制研究

一、裸花紫珠主成分分析与对应分析

（一）原料药材分析

1. 材料与方法

裸花紫珠原料药材材料及指纹获取方法见本章第一节。

采用 SAS 数据分析软件进行主成分分析及对应分析。选取 2010 年 25 个裸花紫珠原料药材样品指纹图谱中的 19 个共有峰绝对峰面积作为变量进行主成分分析与对应分析。

2. 结果与分析

结果表明，除个别样品外，25 个样品被分为两大类，以上半年采集的样品为一类，下半年采集的样品为另一类（图 4-36）。与本章第一节用 SPSS 软件直接聚类分析结果一致。两者的区别主要表现在上半年样品的色谱峰面积大于下半年的样品，最为明显的是 12 号峰（毛蕊花糖苷）。这说明在不同的生长阶段，药材本身积累的次生代谢产物的量存在差异，采集时间对裸花紫珠药材质量有重要影响（图 4-37）。

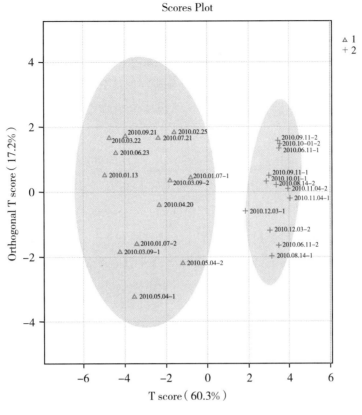

图 4-36　裸花紫珠原料药材样品主成分分析图

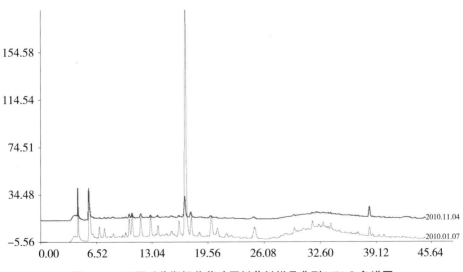

图 4-37　不同采收期裸花紫珠原料药材样品典型 HPLC 色谱图

（二）片剂分析

1. 材料与方法

片剂材料及指纹获取方法见本章第二节。

采用 SAS 数据分析软件进行主成分分析与对应分析。

选取片剂的 12 批样品指纹图谱中的 12 个共有峰作为变量处理数据。

2. 结果与分析

结果表明，12 个样品主要被分为两类，生产时间为 2012 年 8 月、10 月、11 月的样品为一类，其他产品为另一类（图 4–38）。与本章第二节用 SPSS 软件直接聚类分析的结果相同。不同年份或同一年份不同月份样品都有存在差异的可能，这应该与样品原料来源、加工处理过程相关。以 2012 年 8 月 11 日生产的样品与 2012 年 9 月 11 日、2013 年 8 月 9 日生产的样品为例，主要区别表现在 2012 年 8 月 11 日生产的样品 3 个指标性成分含量均高于后两者样品，如图 4–39、图 4–40 所示。

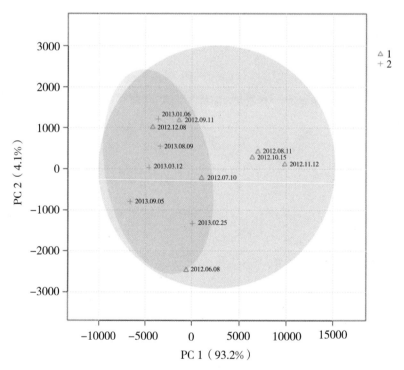

图 4–38　裸花紫珠片主成分分析图

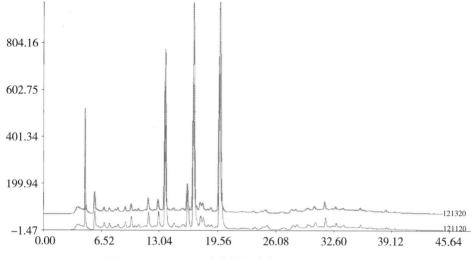

图 4-39　不同月份生产的裸花紫珠片 HPLC 色谱图

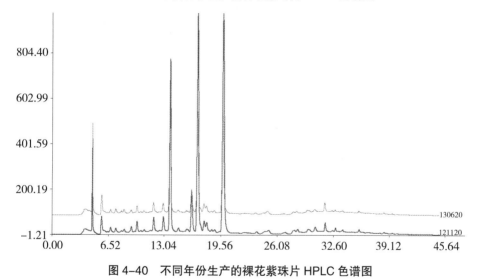

图 4-40　不同年份生产的裸花紫珠片 HPLC 色谱图

二、裸花紫珠质量综合指标成分的选择及以 HPLC 指纹图谱为基础的质量评价

（一）原料药材分析

1. 材料与方法

采用 SPSS 数据分析软件进行主成分分析。

选取 2010 年 25 个裸花紫珠原料药材样品指纹图谱中的 19 个共有峰作为变量，变量数据（峰面积）以离均差 / 标准差方式进行标准化（见表 4-24），以 25 个样品的 19 个变量的标准化数据进行主成分分析，主成分提取个数确定标准为主成分方差≥1（即特征值≥1）。

2. 结果与分析

（1）共有峰之间相关性分析

裸花紫珠 25 个原料药材样品共有峰标准化峰面积见表 4-24。共有峰（变量）之间相关性见表 4-25，可见共有峰之间的相关性较大的区域在相关性三角矩阵的中间部分。此区域部分相关性较大的共有峰之间有共同的光谱特征，其中部分存在相关性共有峰可能为萜类物质，裸花紫珠中的另一类重要的有效成分黄酮类可能也存在于此区域中。

（2）主成分分析及主成分解释

裸花紫珠原料药材主成分分析见表 4-26。前 3 个主成分方差大于 1，累积方差贡献率为 86.42%，大于 80% 的一般标准，因此前 3 个主成分可基本代表 19 个共有峰。表 4-25 显示，第一主成分与除 17 号、19 号外的共有峰均有较大的相关性，因此，第一主成分可以认为是样品的苯乙醇苷类的代表。第二主成分与峰 17 相关，可以看成是第一主成分的补充。第三主成分与各峰相关性较差，系数绝对值较大的组分为峰 19，可能为裸花紫珠中含量较丰富的黄酮类。

（3）裸花紫珠原料药材质量综合评价

以裸花紫珠 19 个峰为变量可计算综合主成分值（综合主成分得分）：

$$F = \sum_{i=1}^{m} (\lambda_i / P) F_i$$

式中，F 为综合主成分值，λ_i 为第 i 主成分方差（特征值，见主成分分析表），P 为变量数（即共有峰数），F_i 为第 i 主成分值，m 为主成分个数。

$$F_i = \sum_{k=1}^{P} a_{ki} x_k$$

式中，x_k 为标准化的第 k 变量，a_{ki} 为第 i 主成分第 k 变量 x_k 的因子系数。

$$a_{ki} = b_{ki} / \sqrt{\lambda_i}$$

式中，b_{ki} 为主成分因子载荷（主成分与变量即色谱峰的相关系数，表 4-25）。

根据综合主成分含量大小评价裸花紫珠原料药材的综合质量（表 4-27）。综合主成分值较真实地反映了裸花紫珠原料药材的质量。

表4-24 裸花紫珠原料药材指纹峰面积标准化

采收时间	产地	S1	S2	S3	S4	S5	S6	S7	S8	S9	S10	S11	S12	S13	S14	S15	S16	S17	S18	S19
2010.01.13	海口市	0.62	2.11	0.81	0.76	0.52	1.58	1.48	0.51	1.64	1.10	1.23	1.21	0.23	0.92	1.42	0.88	-0.11	1.56	-1.33
2010.02.25	海口市	-0.21	0.73	0.15	0.01	-1.00	0.45	0.43	0.64	-0.63	0.19	0.32	0.74	-0.87	-0.49	0.42	-0.14	-0.85	-0.15	-0.38
2010.03.22	海口市	1.04	0.71	0.07	0.67	0.54	1.63	1.60	0.61	0.18	0.78	1.59	2.07	-0.79	0.87	1.62	0.59	-0.88	0.00	0.33
2010.04.20	海口市	-0.07	2.28	0.45	0.83	-1.00	0.83	0.81	0.93	0.82	2.23	0.08	1.13	0.57	0.91	1.09	0.88	0.34	0.98	0.95
2010.06.23	海口市	1.59	2.27	-0.09	0.13	-0.07	1.39	1.26	0.51	1.39	0.30	1.92	0.79	0.04	0.86	1.06	0.45	-0.62	0.35	-0.72
2010.07.21	海口市	0.64	1.27	-0.27	-0.03	-0.04	1.06	0.90	-0.12	0.40	-0.08	0.39	0.01	-0.40	0.31	0.55	-0.34	-1.20	0.10	-1.12
2010.09.21	海口市	0.94	1.00	0.02	0.21	0.61	0.88	0.82	0.25	0.37	0.51	1.00	0.88	-0.28	0.70	1.97	0.22	-1.20	-0.07	-2.15
2010.01.07	白沙县	-0.57	0.13	-0.29	-0.02	0.71	0.38	0.46	0.86	0.23	0.16	-0.20	-0.01	0.57	0.05	0.27	0.08	-0.13	-0.71	0.84
2010.01.07	白沙县	1.73	-0.42	0.86	1.13	0.79	0.78	1.03	1.82	1.21	1.03	0.91	1.13	1.22	0.55	0.67	1.17	-0.07	3.14	-0.99
2010.03.09	白沙县	1.54	-0.32	0.58	0.94	2.39	1.19	1.29	1.44	1.96	2.02	1.91	1.47	2.23	1.02	1.06	1.79	0.88	-0.08	0.42
2010.03.09	白沙县	0.04	0.89	0.11	0.31	0.98	0.37	0.45	0.24	0.85	0.27	0.46	0.43	0.44	0.08	0.65	0.34	-0.09	-0.69	-0.18
2010.05.04	陵水县	1.10	0.55	2.27	2.90	1.70	0.63	0.76	2.03	1.03	1.28	0.46	0.98	2.29	2.89	0.38	1.99	0.77	1.56	-0.14
2010.05.04	陵水县	0.06	0.27	1.23	1.63	1.48	0.18	0.21	0.94	0.81	0.56	0.42	0.25	1.66	0.39	-0.04	1.60	0.64	0.84	1.09
2010.06.11	白沙县	-1.79	-1.08	-0.88	-1.03	-1.00	-1.06	-1.09	-1.20	-1.03	-1.06	-1.18	-0.98	-1.19	-1.00	-0.96	-0.91	-1.20	-0.95	1.28
2010.06.11	白沙县	0.18	0.25	-0.88	-0.38	-1.00	-0.69	-0.71	-0.32	-0.42	-0.70	-0.85	-0.83	-0.42	0.16	-0.79	-0.74	2.72	-0.15	2.02
2010.08.14	白沙县	-0.71	-1.09	2.81	-0.45	0.22	-0.95	-0.97	-0.60	-0.63	-1.06	-0.44	-0.89	-0.16	0.40	-0.80	-0.57	1.08	-0.20	-1.38
2010.08.14	白沙县	-0.72	-1.03	-0.88	-1.03	-1.00	-0.95	-0.95	-0.64	-0.94	-0.56	-1.04	-0.92	-0.67	-1.00	-0.89	-0.65	-0.11	-0.48	1.32

第四章 裸花紫珠指纹图谱研究及其有效成分含量测定

续表

采收时间	产地	S1	S2	S3	S4	S5	S6	S7	S8	S9	S10	S11	S12	S13	S14	S15	S16	S17	S18	S19
2010.09.11	白沙县	-0.19	-0.60	-0.88	-1.03	-1.00	-0.96	-0.95	-1.13	-0.64	-1.06	-1.00	-0.94	-0.15	-1.00	-0.88	-0.46	-0.66	-0.94	0.30
2010.09.11	白沙县	-1.85	-1.01	-0.88	-1.03	-1.00	-1.10	-1.10	-1.30	-1.08	-1.06	-0.96	-1.04	-1.04	-1.00	-1.22	-1.54	-1.20	-1.25	-0.36
2010.10.01	白沙县	-0.86	-0.47	-0.88	-1.03	-1.00	-0.96	-0.94	-0.72	-0.49	-1.06	-0.81	-0.88	0.20	-1.00	-0.76	-0.25	-0.31	-0.78	0.64
2010.10.01	白沙县	-1.25	-0.83	-0.88	-1.03	-1.00	-1.31	-1.30	-1.22	-1.58	-1.06	-1.06	-1.10	-1.26	-1.00	-1.22	-1.54	-1.20	-1.25	-0.94
2010.11.04	白沙县	-0.85	-1.08	-0.88	-1.03	-1.00	-1.14	-1.15	-1.17	-1.18	-0.70	-1.17	-0.97	-0.96	-1.00	-0.96	-0.97	0.79	0.13	-0.46
2010.11.04	白沙县	-0.93	-0.27	-0.88	-1.03	-1.00	-1.04	-1.02	-0.99	-1.09	-1.06	-1.01	-0.99	-1.05	-1.00	-0.94	-1.54	1.18	-0.79	0.08
2010.12.03	白沙县	0.34	-0.03	-0.37	-0.19	0.54	-0.62	-0.65	-0.56	-0.42	-0.47	-0.28	-0.69	0.29	-1.00	-0.77	0.05	-0.03	-0.23	0.64
2010.12.03	白沙县	0.19	-0.56	-0.42	-0.25	0.18	-0.69	-0.73	-0.80	-0.78	-0.49	-0.58	-0.84	-0.37	-1.00	-0.87	-0.26	1.34	-0.02	0.38

注：色谱峰 S10、S12、S15 分别为连翘酯苷 B、毛蕊花糖苷、异毛蕊花糖苷。

表4-25 裸花紫珠原料药材 HPLC 指纹图谱各色谱峰之间的相关性

	S1	S2	S3	S4	S5	S6	S7	S8	S9	S10	S11	S12	S13	S14	S15	S16	S17	S18	S19
S1																			
S2	0.57																		
S3	0.43	0.24																	
S4	0.71	0.52	0.74																
S5	0.67	0.23	0.64	0.78															
S6	0.81	0.80	0.43	0.72	0.60														
S7	0.82	0.77	0.45	0.75	0.63	1.00													
S8	0.76	0.54	0.64	0.91	0.73	0.81	0.85												
S9	0.81	0.68	0.55	0.79	0.75	0.87	0.89	0.85											
S10	0.71	0.65	0.51	0.83	0.64	0.84	0.87	0.89	0.86										
S11	0.86	0.67	0.48	0.70	0.70	0.94	0.94	0.78	0.87	0.79									
S12	0.78	0.69	0.49	0.78	0.62	0.95	0.96	0.86	0.83	0.90	0.92								
S13	0.61	0.26	0.63	0.82	0.81	0.48	0.53	0.80	0.78	0.70	0.53	0.53							
S14	0.71	0.60	0.75	0.89	0.67	0.77	0.78	0.85	0.80	0.79	0.74	0.78	0.69						
S15	0.75	0.78	0.40	0.65	0.55	0.96	0.95	0.75	0.81	0.83	0.90	0.94	0.42	0.73					
S16	0.77	0.50	0.66	0.92	0.81	0.75	0.78	0.91	0.89	0.87	0.77	0.81	0.89	0.80	0.70				
S17	0.13	-0.11	0.24	0.18	0.16	-0.17	-0.15	0.11	0.07	0.06	-0.13	-0.13	0.31	0.16	-0.22	0.14			
S18	0.68	0.41	0.59	0.74	0.46	0.58	0.61	0.74	0.66	0.67	0.53	0.61	0.58	0.65	0.51	0.71	0.22		
S19	-0.25	-0.21	-0.33	-0.09	-0.17	-0.30	-0.29	-0.08	-0.18	-0.08	-0.36	-0.24	0.08	-0.23	-0.37	-0.01	0.40	-0.23	

注：色谱峰 S10、S12、S15 分别为连翘酯苷 B、毛蕊花糖苷、异毛蕊花糖苷。

表4-26 裸花紫珠原料药材主成分分析

总方差解释 Total Variance Explained

编号	初始特征值 Initial Eigenvalues			被提取的载荷平方和 Extraction Sums of Squared Loadings		
	总计 Total	方差解释率 of Variance (%)	累积方差解释率 Cumulative (%)	总计 Total	方差解释率 of Variance (%)	累积方差解释率 Cumulative (%)
S1	12.65	66.57	66.57	10.48	55.13	55.13
S2	2.28	11.98	78.55	4.03	21.18	76.32
S3	1.16	6.11	84.66	1.92	10.10	86.42
S4	0.77	4.06	88.72			
S5	0.56	2.96	91.68			
S6	0.48	2.54	94.22			
S7	0.31	1.60	95.82			
S8	0.20	1.06	96.88			
S9	0.16	0.82	97.70			
S10	0.13	0.66	98.37			
S11	0.10	0.53	98.90			
S12	0.08	0.42	99.32			
S13	0.05	0.28	99.60			
S14	0.04	0.20	99.79			
S15	0.02	0.10	99.90			
S16	0.01	0.06	99.95			
S17	0.01	0.03	99.98			
S18	0.00	0.02	100.00			
S19	0.00	0.00	100.00			

成分矩阵 Component Matrix（a）

编号	成分 Component		
	1.00	2.00	3.00
S1	0.86	-0.03	0.03
S2	0.68	-0.42	0.28
S3	0.65	0.36	-0.52
S4	0.91	0.28	-0.06
S5	0.77	0.31	-0.20
S6	0.92	-0.34	0.12
S7	0.94	-0.30	0.11
S8	0.94	0.16	0.05
S9	0.94	0.01	0.09
S10	0.92	0.02	0.19
S11	0.91	-0.27	0.00
S12	0.93	-0.24	0.10
S13	0.75	0.54	-0.01
S14	0.89	0.12	-0.12
S15	0.88	-0.41	0.08
S16	0.93	0.27	0.07
S17	0.05	0.77	0.18
S18	0.73	0.21	-0.15
S19	-0.24	0.50	0.78

表 4-27　裸花紫珠原料药材综合主成分值及连翘酯苷 B、毛蕊花糖苷、异毛蕊花糖苷含量

编号	采摘日期	产地	综合主成分值	连翘酯苷 B（%）	毛蕊花糖苷（%）	异毛蕊花糖苷（%）
1	2010.01.13	海口市	17.82989	0.017	0.661	0.065
2	2010.02.25	海口市	−0.46816	0.012	0.654	0.039
3	2010.03.22	海口市	13.2471	0.028	1.203	0.094
4	2010.04.20	海口市	14.20809	0.031	0.841	0.082
6	2010.06.23	海口市	13.10969	0.015	0.83	0.093
7	2010.07.21	海口市	2.750359	0.01	0.401	0.04
9	2010.09.21	海口市	8.422035	0.016	0.715	0.116
55	2010.01.07	白沙县	2.544373	0.018	0.436	0.047
56	2010.01.07	白沙县	19.44136	0.019	0.760	0.061
57	2010.03.09	白沙县	24.56994	0.014	0.548	0.020
58	2010.03.09	白沙县	6.11035	0.019	0.468	0.040
59	2010.05.04	陵水县	26.56058	0.030	0.719	0.051
60	2010.05.04	陵水县	13.95122	0.022	0.477	0.032
61	2010.06.11	白沙县	−19.1551	—	0.026	—
62	2010.06.11	白沙县	−6.72817	0.002	0.080	—
63	2010.08.14	白沙县	−6.71292	0.001	0.073	—
64	2010.08.14	白沙县	−14.2451	0.001	0.041	—
65	2010.09.11	白沙县	−14.3715	0.000	0.040	—
66	2010.09.11	白沙县	−20.772	—	0.015	—
67	2010.10.01	白沙县	−12.8534	0.004	0.110	—
68	2010.10.01	白沙县	−21.4646	—	0.005	—
69	2010.11.04	白沙县	−16.2617	0.002	0.051	—
70	2010.11.04	白沙县	−16.8961	0.001	0.039	—
71	2010.12.03	白沙县	−5.05987	—	0.114	—
72	2010.12.03	白沙县	−7.75642	0.001	0.064	—

注："—"表示峰面积非常小，无法计算含量。

表 4-27 显示，裸花紫珠原料药材样品综合主成分值较高的连翘酯苷 B、毛蕊花糖苷、异毛蕊花糖苷含量也均较高，相关性分析显示，其呈正相关关系（图 4-41），相关系数 R 分别为 0.871、0.855、0.733。

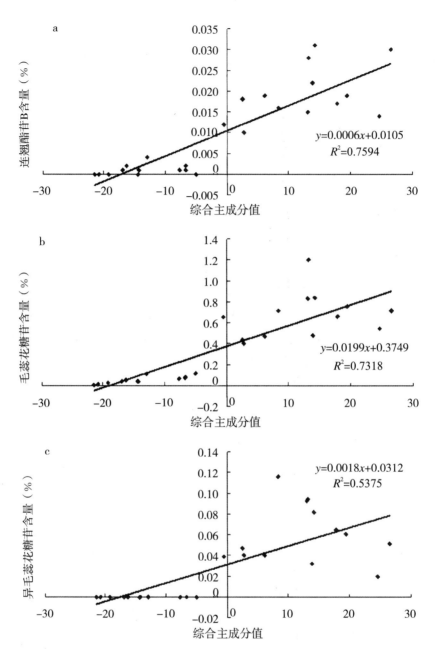

图 4-41　裸花紫珠原料药材综合主成分值与连翘酯苷 B（a）、

毛蕊花糖苷（b）、异毛蕊花糖苷（c）含量的关系

（二）片剂分析

1. 材料与方法

片剂材料及指纹获取方法见本章第二节。

采用 SPSS 数据分析软件进行主成分分析。

2. 结果与分析

（1）共有峰之间相关性分析

裸花紫珠片 12 批次样品标准化峰面积见表 4-28。共有峰（变量）之间相关性见表 4-29，可见共有峰之间的相关性较大的区域在相关性三角矩阵的中间部分。

（2）主成分分析及主成分解释

裸花紫珠片主成分分析见表 4-30。前 2 个主成分方差大于 1，累积方差贡献率为 81.833%，大于 80% 的一般标准，因此前 2 个主成分可基本代表 12 个共有峰。主成分因子载荷量见表 4-28。表 4-28 显示，第一主成分与共有峰 5、峰 6、峰 7、峰 8（连翘酯苷 B）、峰 9、峰 10（毛蕊花糖苷）、峰 11（异毛蕊花糖苷）有较大的相关性，因此，第一主成分可以认为是样品的苯乙醇苷类的代表。第二主成分与共有峰 1、峰 3、峰 4、峰 12 相关。其中部分成分可能为裸花紫珠中含量较丰富的黄酮类成分。因此，第二主成分可以看成是黄酮类的代表及某些特殊成分。

（3）裸花紫珠片剂质量综合评价

表 4-31 显示，裸花紫珠片剂样品综合主成分值较高的，连翘酯苷 B、毛蕊花糖苷含量也均较高，相关性分析显示，其呈正相关关系（图 4-42），相关系数 R 分别为 0.783、0.968，而综合主成分值与异毛蕊花糖苷相关性较差，只有 0.036，这可能与样品制备有关。本课题组研究发现，在加热回流的高温条件下（$T=100\ ℃$）提取样品，随着提取时间的延长，异毛蕊花糖苷含量逐渐增加，毛蕊花糖苷含量逐渐减少，而两者的总含量基本不变。但在超声提取过程中，提取温度较低，异毛蕊花糖苷的含量一直较低。这表明，异毛蕊花糖苷是毛蕊花糖苷在药材的加工过程中转化而来的，转化率与加工温度有很大关联，温度越高，转化率越大。产品中 2 个成分的含量间接地反映出工艺的稳定性。

表4-28 裸花紫珠片剂指纹峰面积标准化

生产日期	批号	S1	S2	S3	S4	S5	S6	S7	S8	S9	S10	S11	S12
2012.06.08	120760	1.177	1.301	1.933	1.832	-0.524	-0.957	-0.677	0.151	-1.176	0.441	-0.522	1.101
2012.07.10	120940	0.753	0.816	0.365	-0.273	0.330	0.963	-0.523	1.841	-0.164	-0.012	0.223	-0.290
2012.08.11	121120	-0.760	0.022	0.098	-0.426	0.933	1.172	1.273	1.099	1.110	1.201	1.402	-0.359
2012.09.11	121320	0.296	0.649	-0.634	-0.914	-0.590	0.485	-0.027	-0.971	-0.353	-0.403	-0.054	-0.668
2012.10.15	121430	0.170	-0.847	0.504	0.047	0.808	0.714	1.364	0.573	0.819	1.184	1.254	0.082
2012.11.12	121640	-0.943	-1.950	1.410	1.450	2.376	1.556	1.524	0.984	2.008	1.883	1.859	0.027
2012.12.08	121910	-0.181	-0.203	-1.331	-1.310	-0.928	-0.721	-1.276	-0.540	-0.836	-1.034	-0.613	-0.985
2013.01.06	130030	-0.132	-0.588	-0.692	-0.777	-1.127	-0.681	-0.745	-1.003	-0.794	-0.887	-0.481	-0.978
2013.02.25	130260	-0.311	-0.512	0.249	0.672	0.028	0.040	0.942	0.589	1.025	0.235	-0.222	0.894
2013.03.12	130390	-1.465	1.292	-0.576	-0.609	-0.767	-0.519	-0.449	-0.807	-0.558	-0.844	-0.884	-0.462
2013.08.09	130620	-0.751	-0.822	-1.354	-0.639	0.072	-0.230	-0.381	-1.006	-0.183	-0.689	-0.584	-0.737
2013.09.05	130840	2.147	0.841	0.028	0.947	-0.612	-1.820	-1.025	-0.911	-0.897	-1.074	-1.379	2.374

注：色谱峰 S8、S10、S11 分别为连翘酯苷 B、毛蕊花糖苷、异毛蕊花糖苷。

表 4-29 裸花紫珠片剂 HPLC 指纹图谱各色谱峰之间的相关性

	S1	S2	S3	S4	S5	S6	S7	S8	S9	S10	S11	S12
S1												
S2	0.438											
S3	0.293	0.015										
S4	0.380	-0.036	0.885									
S5	-0.299	-0.620	0.516	0.412								
S6	-0.478	-0.477	0.260	-0.039	0.803							
S7	-0.417	-0.576	0.425	0.281	0.827	0.783						
S8	-0.033	-0.172	0.0611	0.346	0.698	0.708	0.574					
S9	-0.477	-0.699	0.337	0.246	0.900	0.814	0.940	0.621				
S10	-0.220	-0.469	0.719	0.509	0.889	0.769	0.879	0.748	0.825			
S11	-0.368	-0.590	0.441	0.166	0.882	0.907	0.866	0.701	0.856	0.918		
S12	0.682	0.269	0.548	0.778	0.037	-0.407	0.000	0.087	-0.046	0.084	-0.228	

注：色谱峰 S8、S10、S11 分别为连翘酯苷 B、毛蕊花糖苷、异毛蕊花糖苷。

第四章 裸花紫珠指纹图谱研究及其有效成分含量测定

表 4-30　裸花紫珠片剂主成分分析

总方差解释 Total Variance Explained

编号	初始特征值 Initial Eigenvalues			被提取的荷载平方和 Extraction Sums of Squared Loadings		
	总计 Total	方差解释率 of Variance (%)	累积方差解释率 Cumulative (%)	总计 Total	方差解释率 of Variance (%)	累积方差解释率 Cumulative (%)
S1	6.738	56.152	56.152	6.738	56.152	56.152
S2	3.082	25.681	81.833	3.082	25.681	81.833
S3	0.899	7.490	89.323			
S4	0.466	3.887	93.210			
S5	0.352	2.932	96.143			
S6	0.252	2.099	98.242			
S7	0.128	1.066	99.307			
S8	0.062	0.514	99.821			
S9	0.015	0.125	99.946			
S10	0.006	0.049	99.995			
S11	0.001	0.005	100.000			
S12	$-1.411E-16$	$-1.176E-15$	100.000			

成分矩阵 Component Matrix (a)

编号	成分 Component	
	1	2
S1	-0.369	0.750
S2	-0.612	0.365
S3	0.553	0.757
S4	0.364	0.860
S5	0.950	0.051
S6	0.872	-0.323
S7	0.923	-0.058
S8	0.758	0.232
S9	0.939	-0.135
S10	0.956	0.192
S11	0.950	-0.143
S12	-0.046	0.913

表 4-31　裸花紫珠片剂综合主成分值及连翘酯苷 B、毛蕊花糖苷、异毛蕊花糖苷含量

生产日期	批号	综合主成分值	连翘酯苷 B 含量（%）	毛蕊花糖苷含量（%）	异毛蕊花糖苷含量（%）
2012.06.08	120760	2.005603	4.65	6.08	1.23
2012.07.10	120940	2.578729	6.05	5.09	1.96
2012.08.11	121120	8.616128	5.44	7.71	2.58
2012.09.11	121320	−5.29342	3.62	4.17	2.20
2012.10.15	121430	9.08769	4.89	7.50	3.84
2012.11.12	121640	18.69474	5.26	9.03	2.69
2012.12.08	121910	−11.0726	3.98	2.85	2.63
2013.01.06	130030	−9.10151	3.60	3.16	2.80
2013.02.25	130260	5.083111	4.90	5.51	3.91
2013.03.12	130390	−8.4367	3.77	3.26	3.77
2013.08.09	130620	−6.50392	3.62	3.60	2.54
2013.09.05	130840	−5.65783	3.66	2.75	3.06

　　尽管综合主成分值评价法可有效评价药材的质量，但由于主成分提取及变量缩减不可避免地导致部分信息的丢失，可能会产生部分偏差。可以提取的主成分或以整体变量为基础对样品进行聚类分析，结合综合主成分值对样品进行更客观的评价。以整体变量为基础的聚类分析见本章第一节、第二节。

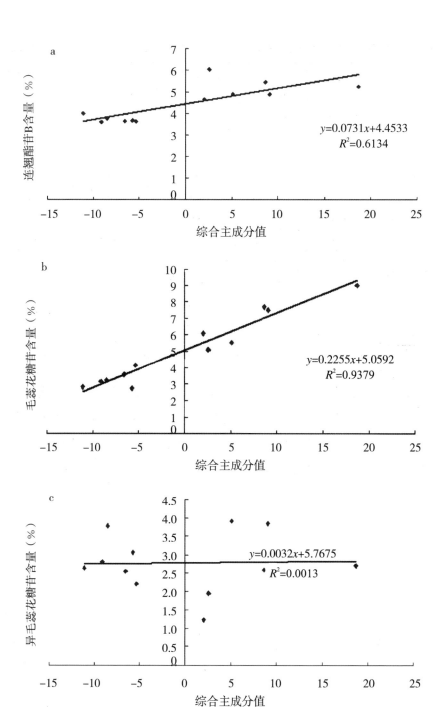

图 4-42　裸花紫珠片剂样品综合主成分值与连翘酯苷 B（a）、

毛蕊花糖苷（b）、异毛蕊花糖苷（c）含量的关系

第五章 裸花紫珠药理作用研究及临床应用现状

药理作用的不断发现有利于发展中药对于复杂病症的治疗。裸花紫珠富含的化学成分赋予了该药用植物具有抗炎、止血、抑菌、抗病毒等多种药理作用。裸花紫珠药材因具有治疗效果好、副作用小等优点，在临床上应用广泛。本章主要开展裸花紫珠抗炎、止血等作用的相关研究。近年来，相关学者发现裸花紫珠还具有其他生物活性，例如减轻小鼠学习功能障碍以及抗肿瘤等。对此，本章将中药裸花紫珠的药理作用研究及临床应用现状做一汇总，以期为裸花紫珠今后的研究工作提供参考。

第一节 裸花紫珠的安全性

一、裸花紫珠片的急性毒性试验

曾祥周等开展裸花紫珠片急性毒性试验，用小鼠灌胃给药，结果测定小鼠最大耐受量＞60 g/kg。

二、裸花紫珠片的长期毒性试验

曾祥周等开展裸花紫珠片长期毒性试验，大鼠分为2.5 g/kg和1.25 g/kg给药组及羧甲基纤维素钠对照组，灌胃给药，连续28 d，于第28 d及停药后7 d发现长期毒性试验灌胃给药的各组无动物死亡，动物外形、体重增长、摄食量、血象、肝肾功能均未见异常，各脏器系数及脏器病理学检查未见改变。认为裸花紫珠片临床口服用药安全范围较大。

三、裸花紫珠粉末的急性毒性试验

庄汝柏等在开展裸花紫珠粉末的急性毒性实验中，发现裸花紫珠粉末毒性较小，未测出裸花紫珠粉末的半数致死量（LD_{50}），推导出的 LD_{50} 大于 5000 mg/kg 体重。

四、裸花紫珠粉末的长期毒性试验

庄汝柏等在开展裸花紫珠粉末的长期毒性实验中，在大鼠 90 d 的饲喂实验后，未见裸花紫珠粉末对大鼠产生毒性反应，临床体征未见异常，体重、脏器指数、血生化等指标未见异常，组织病理切片检查也未见异常。

五、裸花紫珠粉末对靶动物猪的安全性试验

庄汝柏等在开展裸花紫珠粉末对靶动物猪的安全性试验中，将裸花紫珠 1 倍、3 倍、5 倍剂量在猪饲料中连续添加 28 d，实验组和对照组的血液学指标、血生化指标差异都不显著，对靶动物猪是安全的；在对猪的饲喂实验中，检测猪平均增重及平均饲料报酬指标，发现实验组大部分指标都比空白对照组的高，而血清生化指标和养分消化率的大部分差异不显著；实验组没有出现猪腹泻和死亡情况，并且在促进猪的生长实验中，以裸花紫珠中剂量的效果较为显著。

第二节　裸花紫珠抗炎作用研究

一、裸花紫珠体内抗炎作用研究

（一）材料与方法

1. 实验药品和试剂

裸花紫珠片（由海南九芝堂药业有限公司提供）。

裸花紫珠干浸膏粉末，以下简称干浸膏（由海南九芝堂药业有限公司提供，棕色粉末，易受潮）。

裸花紫珠不同纯化部分：水洗脱部分、40% 甲醇洗脱部分、60% 甲醇洗脱部分、80% 甲醇洗脱部分（实验室采用干浸膏制备所得）。

阿司匹林肠溶片（湖南新汇制药股份有限公司，批号 110103）；甲醇、二甲苯等试剂均为分析纯。

2. 实验动物

昆明小鼠，SPF 级，体重 18 ～ 22 g，由湖南斯莱克景达实验动物有限公司提供，生产许可证号：SCXK（湘）2009-0004；SD 大鼠，SPF 级，体重 180 ～ 220 g，由湖南斯莱克景达实验动物有限公司提供，生产许可证号：SCXK（湘）2009-0004。

3. 主要仪器

AT-200 型电子天平（德国 METTLER 公司）；ZL-0601 型电子天平（湖南湘仪实验室仪器开发有限公司）；T6 型紫外可见分光光度计（北京普析通用仪器有限责任公司）；QD 型高速离心机（珠海黑马医学仪器有限公司）；LG-PABER 型凝血因子分析仪（北京世帝科学仪器有限责任公司）；NO-0102 型打孔机（得力集团有限公司）；R-200 型旋转蒸发仪（瑞士 Büchi 公司）；Agilent1100 分析型高效液相色谱仪（美国 Agilent 公司）。

4. 裸花紫珠不同纯化部分的制备

称取 500 g 干浸膏，按 $w : v = 1 : 20$ 用适量去离子水完全溶解后先经布袋过滤，后经棉花塞过滤；所得滤液上 HP-20 大孔树脂（依次采用去离子水、5% 甲醇、40% 甲醇、60% 甲醇、80% 甲醇洗脱，各梯度均洗脱至无颜色为止，得大孔树脂未吸附部分、水洗脱部分、5% 甲醇洗脱部分、40% 甲醇洗脱部分、60% 甲醇洗脱部分、80% 甲醇洗脱部分；将上述各部分分别于旋转蒸发仪 50 ℃下减压浓缩得水洗脱部分浸膏、5% 甲醇洗脱部分浸膏、40% 甲醇洗脱部分浸膏、60% 甲醇洗脱部分浸膏、80% 甲醇洗脱部分浸膏。经高效液相分析，大孔树脂未吸附部分和 5% 甲醇洗脱部分均包含于水洗脱部分中，故将此三部分合并统称为水洗脱部分）。

5. 二甲苯所致小鼠耳郭肿胀

昆明小鼠，雄性，体重 18 ～ 22 g，按体重随机分组：空白对照组（相应体积蒸馏水），裸花紫珠片组（1.0 g/kg），干浸膏组（1.0 g/kg），水洗脱部分组（1.0 g/kg，简称水洗组），40% 甲醇洗脱部分组（1.0 g/kg，简称 40% 醇洗组），60% 甲醇洗脱部分组（1.0 g/kg，简称 60% 醇洗组），80% 甲醇洗脱部分组（1.0 g/kg，简称 80% 醇洗组），阳性对照组（阿司匹林 0.2 g/kg，简称阳性组），每组各 12 只。每组每天灌胃给药 1 次，连续 7 d，灌胃体积 0.2 mL/10 g 体重，末次给药 30 min 后，将二甲苯涂于小鼠右耳两面，每只 0.03 mL，左耳作对照。30 min 后处死动物，沿耳郭基线剪下双耳。分别用直径为 7 mm 的打孔器在左右耳相对称部位取下耳片称重。观察小鼠耳郭肿胀情况，计算耳肿胀度：耳肿胀度（mg）=右耳郭质量−左耳郭质量。计算耳肿胀抑制率：耳肿胀抑制率（%）=（空白对照组平均耳肿胀度−给药组平均耳肿胀度）/ 空白对照组平均耳肿胀度 ×100%。

6. 鸡蛋清致大鼠足跖肿胀

SD 大鼠，雄性，体重 200～220 g，按体重随机分组：空白对照组（相应体积蒸馏水），裸花紫珠片组（0.5 g/kg），干浸膏组（0.5 g/kg），水洗脱部分组（0.5 g/kg，简称水洗组），40% 甲醇洗脱部分组（0.5 g/kg，简称 40% 醇洗组），60% 甲醇洗脱部分组（0.5 g/kg，简称 60% 醇洗组），80% 甲醇洗脱部分组（0.5 g/kg，简称 80% 醇洗组），阳性对照组（阿司匹林 0.1 g/kg，简称阳性组），每组各 12 只。每组每天灌胃给药 1 次，连续 7 d，灌胃体积 1 mL/100 g 体重，末次给药 30 min 后，在每只大鼠右足的后跖部皮下注射 50% 鸡蛋清 0.1 mL，致大鼠足跖肿胀。大鼠致炎 2 h 后，处死大鼠，沿踝关节剪下左右后足，观察大鼠足跖肿胀情况，计算足肿胀度：足肿胀度（g）=右后足质量−左后足质量。计算足肿胀抑制率：足肿胀抑制率（%）=（空白对照组平均足肿胀度−给药组平均足肿胀度）/ 空白对照组平均足肿胀度 ×100%。

7. 大鼠足跖炎症组织中前列腺素 E_2（PGE_2）含量的测定

将上述实验大鼠致炎足称重后，剥皮并置于 2.5 mL 生理盐水中浸泡 2 h，剪碎，以 3000 r/min 离心 10 min，取上清液 0.3 mL，加入 0.5 mol/L 氢氧化钾−甲醇液 1 mL，50 ℃水浴异构化 20 min，再加入甲醇液 2.5 mL，以 3000 r/min 离心 10 min，取上清液于紫外可见光分光光度计 278 nm 处测吸光值，用每克炎症组织相当的吸光度来表示 PGE_2 的含量。PGE_2 抑制率（%）=（空白对照组平均 PGE_2 含量−给药组平均 PGE_2 含量）/ 空白对照组平均 PGE_2 含量 ×100%。

8. 大鼠足跖炎症组织中丙二醛（MDA）含量的测定

将上述实验大鼠致炎足称重后，剥皮并剪碎，置于 0.9 mL 15% 三氯乙酸中，2 h 后弃炎足，加 2 mL 生理盐水稀释，再加入 1.1 mL 1% 硫代巴比妥酸，于 90～95 ℃水浴反应 20 min，取出，3000 r/min 离心 10 min，取上清液，于紫外可见光分光光度计 532 nm 处测吸光值，用每克炎症组织相当的吸光度来表示 MDA 的含量。MDA 抑制率（%）=（空白对照组平均 MDA 含量-给药组平均 MDA 含量）/空白对照组平均 MDA 含量 ×100%。

9. 数据处理

采用 SPSS 11.5 统计软件进行数据分析，实验数据均以 $\bar{x} \pm s$ 表示，2 个独立样本均数比较采用 t 检验，多个样本之间的两两比较采用单因素方差分析，$P < 0.05$ 为具有统计学意义。

（二）结果与分析

1. 裸花紫珠对二甲苯所致小鼠耳郭肿胀的影响

给药 7 d 后，与空白对照组比较，裸花紫珠片组、干浸膏组、水洗组、40% 醇洗组、60% 醇洗组和 80% 醇洗组的耳肿胀度均明显降低，差异显著（$P < 0.01$），抑制率分别为 49.1%、56.4%、38.2%、52.7%、58.2%、47.3%；与干浸膏组比较，其他组的耳肿胀度均无显著降低。结果见表 5–1。

表 5–1　裸花紫珠对二甲苯所致小鼠耳郭肿胀的影响（$\bar{x} \pm s$，$n = 12$）

组别	剂量（g/kg）	耳肿胀度（mg）	抑制率（%）
空白对照组	—	5.5±2.3	—
裸花紫珠片组	1.0	2.8±0.4**	49.1
干浸膏组	1.0	2.4±1.8**	56.4
水洗组	1.0	3.4±0.8**	38.2
40% 醇洗组	1.0	2.6±1.0**	52.7
60% 醇洗组	1.0	2.3±0.6**	58.2
80% 醇洗组	1.0	2.9±0.8**	47.3
阳性组	0.2	2.1±0.6**	61.8

注：与空白对照组比较，* 为 $P < 0.05$，** 为 $P < 0.01$。

2. 裸花紫珠对鸡蛋清致大鼠足跖肿胀的影响

给药 7 d 后，与空白对照组比较，裸花紫珠片组、干浸膏组、水洗组、40% 醇洗组、60% 醇洗组和 80% 醇洗组的足肿胀度均明显降低，差异显著（$P < 0.05$ 或 $P < 0.01$），抑制率分别为 31.8%、31.8%、30.9%、27.3%、30.0%、22.7%；与干浸膏组比较，其他组的足肿胀度均无显著降低。结果见表 5–2。

表 5-2　裸花紫珠对鸡蛋清致大鼠足跖肿胀的影响（$\bar{x} \pm s$，$n = 12$）

组别	剂量（g/kg）	足肿胀度（g）	抑制率（%）
空白对照组	—	1.10±0.12	—
裸花紫珠片组	0.5	0.75±0.08**	31.8
干浸膏组	0.5	0.75±0.08**	31.8
水洗组	0.5	0.76±0.17**	30.9
40% 醇洗组	0.5	0.80±0.23*	27.3
60% 醇洗组	0.5	0.77±0.15**	30.0
80% 醇洗组	0.5	0.85±0.16**	22.7
阳性组	0.1	0.74±0.15**	32.7

注：与空白对照组比较，* 为 $P < 0.05$，** 为 $P < 0.01$。

3. 裸花紫珠对大鼠足跖炎症组织中前列腺素 E_2（PGE_2）含量的影响

给药 7 d 后，与空白对照组比较，裸花紫珠片组、干浸膏组、水洗组、40% 醇洗组、60% 醇洗组和 80% 醇洗组的 PGE_2 相对含量均明显降低，差异显著（$P < 0.05$ 或 $P < 0.01$），抑制率分别为 21.0%、17.0%、11.1%、9.2%、9.8%、11.5%；与干浸膏组比较，其他组的 PGE_2 相对含量均无显著变化。结果见表 5-3。

表 5-3　裸花紫珠提取物对大鼠足跖炎性组织中的 PGE_2 含量的影响（$\bar{x} \pm s$，$n = 12$）

组别	剂量（g/kg）	PGE_2 相对含量（A）	抑制率（%）
空白对照组	—	0.305±0.037	—
裸花紫珠片组	0.5	0.241±0.058**	21.0
干浸膏组	0.5	0.253±0.019**	17.0
水洗组	0.5	0.271±0.019*	11.1
40% 醇洗组	0.5	0.277±0.028*	9.2
60% 醇洗组	0.5	0.275±0.034*	9.8
80% 醇洗组	0.5	0.270±0.035*	11.5
阳性组	0.1	0.220±0.026**	27.9

注：与空白对照组比较，* 为 $P < 0.05$，** 为 $P < 0.01$。

4. 裸花紫珠对大鼠足跖炎症组织中丙二醛（MDA）含量的影响

给药 7 d 后，与空白对照组比较，裸花紫珠片组、干浸膏组和 40% 醇洗组的 MDA 相对含量均明显降低，差异显著（$P < 0.01$），抑制率分别为 24.3%、40.5%、35.1%；与干浸膏组比较，其他组的 MDA 相对含量均无显著变化。结果见表 5-4。

表 5-4　裸花紫珠对大鼠足跖炎性组织中的 MDA 的含量的影响（$\bar{x} \pm s$，$n = 12$）

组别	剂量（g/kg）	MDA 相对含量（A）	抑制率（%）
空白对照组	—	0.037 ± 0.007	—
裸花紫珠片组	0.5	0.028 ± 0.004**	24.3
干浸膏组	0.5	0.022 ± 0.005**	40.5
水洗组	0.5	0.032 ± 0.014	13.5
40% 醇洗组	0.5	0.024 ± 0.007**	35.1
60% 醇洗组	0.5	0.033 ± 0.006	10.8
80% 醇洗组	0.5	0.034 ± 0.003	8.1
阳性组	0.1	0.030 ± 0.004*	18.9

注：与空白对照组比较，* 为 $P < 0.05$，** 为 $P < 0.01$。

（三）小结与讨论

目前市场上由裸花紫珠药材提取制成的不同类型制剂有裸花紫珠胶囊、裸花紫珠颗粒、裸花紫珠片、灭滴消炎栓（现为裸花紫珠栓）和复方木麻黄片，这些不同类型制剂的药用原料仅限于裸花紫珠浸膏或其水粗提物，颜色深，成分杂，对裸花紫珠抗炎活性部位及其化学成分未有明确研究。本实验采用二甲苯致小鼠耳郭肿胀和鸡蛋清致大鼠足跖肿胀两种炎症模型来评价裸花紫珠抗炎活性，结果发现干浸膏对两种炎症模型的抗炎效果均较好，说明裸花紫珠有显著的抗炎作用。在两种炎症模型中，裸花紫珠各洗脱部分都有比较明显的抗炎效果，与空白组有着显著性区别，说明裸花紫珠各分离洗脱部分都有抗炎作用。

PGE_2 是炎症介质，有增加发炎的效应，与局部充血、水肿及疼痛等炎症症状密切相关，并在免疫调节中起重要作用。测定炎性组织中 PGE_2 的含量，观察药物对其含量的影响，不仅可作为药物抗炎活性的一个指标，而且可揭示药物的抗炎机制。自由基损伤是炎症病理损伤的一个重要组成部分，MDA 作为自由基损伤的产物，其含量可间接反映机体自由基损伤程度，MDA 是脂质过氧化物的最终产物，它能使蛋白质、核酸、脂质发生交联，使生物膜变性、细胞突变、衰老或死亡，因此测试 MDA 的量能反映出机体内脂质过氧化的程度，间接地反映出细胞损伤的程度。裸花紫珠粗提物及各分离洗脱部分可显著降低大鼠足跖局部组织的 PGE_2 的含量，同时可降低大鼠足肿胀度，提示裸花紫珠的抗炎机制之一可能是降低炎症组织中的 PGE_2 的含量。实验结果显示干浸膏组及 40% 醇洗组均显著降低炎症组织中 MDA 的含量，其他各洗脱部分对炎症组织中的 MDA 含量也有降低作用，提示其抗炎作用与清除自由基有关。

实验研究表明，裸花紫珠干浸膏及各洗脱部分都有较好的抗炎作用，其机制可能与抑制 PGE_2 的合成、对抗自由基损伤有关。

二、裸花紫珠体外抗炎作用研究

（一）仪器与材料

LC–MS–IT–TOF 液相质谱联用仪（日本岛津公司）；BS110S 赛多利斯电子天平［赛多利斯科学仪器（北京）有限公司］；HH–S 数显恒温水浴锅（郑州长城科工贸有限公司）。

裸花紫珠药材，产自海南省，由海南九芝堂药业有限公司提供，由广西植物研究所黄俞淞研究员鉴定。

甲醇和乙腈为色谱纯，其他试剂均为分析纯。

（二）提取分离与活性筛选

1. 提取分离

取裸花紫珠药材，粉碎，用 95% 乙醇加热回流提取 3 次，提取液过滤后合并，减压浓缩成浸膏，浸膏均匀分散于水中，分别用适量的石油醚、乙酸乙酯和正丁醇萃取 5 次，萃取液浓缩干燥后，得到石油醚、乙酸乙酯、正丁醇和水 4 个部位真空干燥，备用。对照品毛蕊花糖苷、木犀草苷、木犀草素 –3′– O– β –D– 吡喃葡萄糖苷、木犀草素 –4′–O– β –D– 吡喃葡萄糖苷、木犀草素、5, 4′– 二羟基 –3, 7, 3′– 三甲氧基黄酮、5– 羟基 –3, 7, 3′, 4′– 四甲氧基黄酮均为从裸花紫珠中分离鉴定得到，均通过核磁共振（NMR）、液质色谱 – 质谱法（LC–MS）及与文献对照等进行结构鉴定。

2. 活性筛选

小鼠巨噬细胞 RAW264.7 在 37 ℃、5% CO_2 的培养箱中常规培养于 DMEM 培养液中。实验时将细胞浓度调整至每毫升 3×10^4 个后接种至 96 孔板，贴壁后，给药组分别加入裸花紫珠萃取物（25 μg/mL）或对照化合物（25 μmol/L）干预细胞 2 h，再加入诱导剂脂多糖（LPS，终浓度 1 μg/mL），阴性对照组加入等量的 DMEM 培养基，培养 24 h 后，吸取上清液，加入格里斯试剂，混匀，避光静置 10 min，于 550 nm 波长处测定吸光度值。一氧化氮（NO）生成抑制率（%）＝（1－给药组 NO 浓度均数 / 阴性对照组 NO 浓度均数）×100%。

（三）结果

NO 是具有生物活性的气体信号分子，属于细胞间信息传递的重要调节因子。但 NO 的过量生成与炎症密切相关。当免疫细胞遭受微生物内毒素、炎症介质等刺激时，会生成大量的诱导型一氧化氮合酶（iNOS），iNOS 通过催化其底物 L- 精氨酸，生成 NO 进行免疫应答，因此抑制 NO 生成是化合物抗炎活性的直接指标。裸花紫珠醇提物的石油醚和乙酸乙酯部位在 25 μg/mL 的浓度下显示出对激活状态 RAW264.7 细胞 NO 释放的抑制活性，两者的抑制活性均大于醇提物，其中乙酸乙酯部位的抑制作用稍强于石油醚部位，而正丁醇部位和水部位的抑制率低于醇提物，未显示出明显的抑制活性。裸花紫珠 6 个黄酮类主成分在 25 μmol/L 的浓度下显示出不同程度的抑制作用，其中木犀草苷活性最高，其次是木犀草素和木犀草素 $-4'-O-\beta-D-$ 吡喃葡萄糖苷，而 5, 4'-二羟基 $-3, 7, 3'-$ 三甲氧基黄酮的活性最弱。结果见表 5-5。

表 5-5　裸花紫珠提取物和化合物对 LPS 诱导 RAW264.7 细胞 NO 生成的影响

编号	样品	抑制率（%）
1	石油醚部位	80.19
2	乙酸乙酯部位	88.50
3	正丁醇部位	1.60
4	水部位	24.60
5	醇提物	57.19
6	木犀草苷	90.01
7	木犀草素 $-3'-O-\beta-D-$ 吡喃葡萄糖苷	31.01
8	木犀草素 $-4'-O-\beta-D-$ 吡喃葡萄糖苷	40.29
9	木犀草素	42.81
10	5, 4'-二羟基 $-3, 7, 3'-$ 三甲氧基黄酮	5.11
11	5- 羟基 $-3, 7, 3', 4'-$ 四甲氧基黄酮	28.70
12	毛蕊花糖苷	20.70

（四）结论与讨论

研究结果显示，裸花紫珠醇提物的石油醚萃取部位和乙酸乙酯萃取部位具有显著的抑制 LPS 诱导的 RAW264.7 细胞 NO 生成作用。该结果与董琳等人的研究结果（裸花紫珠水提物氯仿部位的 8 个化合物中有 7 个化合物能抑制

LPS 诱导的 RAW264.7 细胞 NO 生成）相吻合。因此，裸花紫珠的中低极性部位可能是其主要的抗炎活性部位，对从其活性部位分离得到的 6 个黄酮和 1 个苯乙醇苷类主要成分进行抑制 NO 生成的活性实验，它们显示出不同程度的抑制作用，其中木犀草苷活性最强，但活性均弱于萃取物。另外，石油醚部位和乙酸乙酯部位存在大量二萜成分，已有文献报道，裸花紫珠二萜成分具有明显的抑制 NO 生成作用。这些都表明裸花紫珠的抗炎作用是多成分协同作用的结果。

三、相关学者对裸花紫珠抗炎作用的研究

梁纪军等使用二甲苯诱导昆明种小鼠耳郭肿胀，并给予裸花紫珠总黄酮进行处理，发现小鼠耳郭肿胀被显著抑制，说明裸花紫珠总黄酮具有抗炎作用。董琳等采用二甲苯致小鼠耳郭肿胀法发现从裸花紫珠提取的单体化合物 5- 羟基 -3, 7, 3′, 4′- 四甲氧基黄酮具有良好的抗炎作用。李吉庆等采用高脂高糖饲料联合腹腔注射链脲佐菌素建立糖尿病（DM）模型大鼠，再用 DM 大鼠和正常大鼠构建溃疡模型，探讨裸花紫珠调控胰岛素样生长因子 -1/ 磷脂酰肌醇 -3 激酶（PI3K）/ 蛋白激酶 B（Akt）信号通路对糖尿病足溃疡大鼠创面愈合的影响，结果表明，裸花紫珠能有效促进糖尿病足溃疡大鼠创面愈合，并可能通过 IGF-1/PI3K/Akt 信号通路发挥治疗作用。孙晓丛等对裸花紫珠中分离得到的 9 个二萜类化合物进行体外抑制 LPS 诱导小鼠小胶质细胞 BV2 细胞内 NO 产生的实验，结果表明，化合物 nudiflopene F 和 nudiflopene I 具有较好地抑制 NO 产生的活性，IC_{50} 值分别为 28.09 μM、23.31 μM，同时利用分子对接技术研究了两化合物与 iNOS 蛋白（PDB：3E6T）均具有很强的结合能力，并和多个氨基酸残基有氢键相互作用力，推测化合物可能抑制了 iNOS 酶的催化活性中心，从而抑制 iNOS 蛋白的活性，抑制 NO 的产生。此外，相关学者通过试管体外抗菌、腹腔毛细血管通透性、小鼠耳肿胀、大鼠跖肿胀等指标的检测，考察了裸花紫珠片和广东紫珠的抗菌消炎功效，结果表明，在一定程度上，裸花紫珠片和广东紫珠提取物对肺炎双球菌、伤寒沙门氏菌和金黄色葡萄球菌有抑制作用，其中，对后两种菌群的抑菌作用最强；裸花紫珠片 1.95 g/kg、0.975 g/kg 剂量组和广东紫珠提取物 2.0 g/kg、1.0 g/kg 剂量组对醋酸所致小鼠腹腔毛细血管通透性增加有显著的抑制作用（$P < 0.01$），裸花紫

珠片 1.95 g/kg、0.975 g/kg，裸花紫珠总黄酮高（240 mg/kg）、中（120 mg/kg）、低（60 mg/kg），裸花紫珠高（1.6 g/kg）、中（0.8 g/kg）、低（0.4 g/kg）8 种剂量组对二甲苯所致的小鼠耳郭肿胀均有明显的抑制作用（$P < 0.01$）；此外，裸花紫珠片 0.15 g/kg 剂量组对蛋清所致的大鼠足跖肿胀有明显的抑制作用（$P < 0.01$），裸花紫珠高（1.6 g/kg）、中（0.8 g/kg）、低（0.4 g/kg）各剂量组对角叉菜胶所致的大鼠足跖肿胀均有显著的抑制作用（$P < 0.01$）。

第三节　裸花紫珠止血作用研究

一、裸花紫珠体内止血作用研究

（一）材料与方法

1. 实验动物

昆明小鼠，SPF 级，体重 18 ～ 22 g，由湖南斯莱克景达实验动物有限公司提供，生产许可证号：SCXK（湘）2009-0004。

2. 实验药品和试剂

裸花紫珠干浸膏粉末（以下简称干浸膏），由海南九芝堂药业有限公司提供；安络血（江苏亚邦爱普森药业有限公司，批号 1103030）；凝血酶原时间（PT）、凝血酶时间（TT）试剂盒、活化部分凝血活酶时间（APTT）试剂盒、血浆纤维蛋白原（FIB）试剂盒均为北京世帝科学仪器有限责任公司生产；枸橼酸钠、甲醇、二甲苯等试剂均为分析纯。

3. 实验仪器

AT-200 型电子天平（德国 METTLER 公司）；ZL-0601 型电子天平（湖南湘仪实验室仪器开发有限公司）；LG-PABER 凝血因子分析仪（北京世帝科学仪器有限责任公司）；QD 型高速离心机（珠海黑马医学仪器有限公司）；R-200 型旋转蒸发仪（瑞士 Büchi 公司）；Agilent1100 分析型高效液相色谱仪（美国 Agilent 公司）。

4. 方法

（1）裸花紫珠不同纯化部分的制备

称取 500 g 干浸膏，按 $w:v = 1:20$ 用适量去离子水完全溶解后，先经布袋过滤，后经棉花塞过滤；所得滤液上 HP-20 大孔树脂（依次采用去离子水、5% 甲醇、40% 甲醇、60% 甲醇、80% 甲醇洗脱，各梯度均洗脱至无颜色为止，得大孔树脂未吸附部分、水洗脱部分、5% 甲醇洗脱部分、40% 甲醇洗脱部分、60% 甲醇洗脱部分、80% 甲醇洗脱部分；将上述各部分分别于旋转蒸发仪 50℃下减压浓缩得水洗脱部分浸膏、5% 甲醇洗脱部分浸膏、40% 甲醇洗脱部分浸膏、60% 甲醇洗脱部分浸膏、80% 甲醇洗脱部分浸膏。经 HPLC 分析，大孔树脂未吸附部分和 5% 甲醇洗脱部分均包含于水洗脱部分中，故将此三部分合并统称为水洗脱部分）。

（2）裸花紫珠对小鼠凝血系统的影响

昆明小鼠按体重随机分为空白对照组（相应体积蒸馏水）、干浸膏组（1.0 g/kg）、水洗脱部分组（1.0 g/kg，简称水洗组）、40% 甲醇洗脱部分组（1.0 g/kg，简称 40% 醇洗组）、60% 甲醇洗脱部分组（1.0 g/kg，简称 60% 醇洗组）、80% 甲醇洗脱部分组（1.0 g/kg，简称 80% 醇洗组）、阳性对照组（安络血 0.004 g/kg，简称阳性组），每组各 10 只。每组每天灌胃给药 1 次，连续 7 d，灌胃体积 0.2 mL/10 g 体重，末次给药 60 min 后，摘眼球取血，以 109 mmol/L 的枸橼酸钠抗凝血（取血量与抗凝剂的体积比为 9：1），混合均匀，以 3000 rpm 离心 10 min，用塑料移液管取出血浆，即得血浆样品，用 LG-PABER 凝血因子分析仪对血浆样品进行 PT、TT、APTT、FIB 测试，严格按照仪器和试剂盒操作流程进行。PT 缩短率（%）=（空白对照组平均 PT－给药组平均 PT）/空白对照组平均 PT×100%；TT 缩短率（%）=（空白对照组平均 TT－给药组平均 TT）/空白对照组平均 TT×100%；APTT 缩短率（%）=（空白对照组平均 APTT－给药组平均 APTT）/空白对照组平均 APTT×100%；FIB 提高率（%）=（给药组平均 FIB 含量－空白对照组平均 FIB 含量）/空白对照组平均 FIB 含量 ×100%。

（3）数据处理

采用 SPSS 11.5 统计软件进行数据分析，实验数据均以 $\bar{x} \pm s$ 表示，两个独立样本均数比较采用 t 检验，多个样本之间的两两比较采用单因素方差分析，$P < 0.05$ 为具有统计学意义。

（二）实验结果与分析

1. 裸花紫珠对小鼠血浆 PT 的影响

给药 7 d 后，与空白对照组比较，干浸膏组、水洗组、40% 醇洗组、60% 醇洗组和 80% 醇洗组血浆的 PT 均明显缩短，差异显著（$P < 0.01$），缩短率分别为 34.2%、31.5%、31.5%、37.7%、38.4%；与干浸膏组比较，其他组的 PT 均无明显缩短。结果见表 5-6。

表 5-6 裸花紫珠对小鼠血浆 PT 的影响（$\bar{x} \pm s$，$n = 10$）

组别	剂量（g/kg）	PT（s）	缩短率（%）
空白对照组	—	14.6±1.8	—
干浸膏组	1.0	9.6±0.9**	34.2
水洗组	1.0	10.0±0.9**	31.5
40% 醇洗组	1.0	10.0±0.6**	31.5
60% 醇洗组	1.0	9.1±0.8**	37.7
80% 醇洗组	1.0	9.0±0.7**	38.4
阳性组	0.004	8.2±0.4**	43.8

注：与空白对照组比较，* 为 $P < 0.05$，** 为 $P < 0.01$。

2. 裸花紫珠对小鼠血浆 TT 的影响

给药 7 d 后，与空白对照组比较，干浸膏组、水洗组、40% 醇洗组、60% 醇洗组和 80% 醇洗组血浆的 TT 均明显缩短，差异显著（$P < 0.05$ 或 $P < 0.01$），缩短率分别为 19.8%、17.1%、12.3%、6.7%、9.5%；与干浸膏组比较，其他组的 TT 均无明显缩短。结果见表 5-7。

表 5-7 裸花紫珠对小鼠血浆 TT 的影响（$\bar{x} \pm s$，$n = 10$）

组别	剂量（g/kg）	TT（s）	缩短率（%）
空白对照组	—	25.2±1.7	—
干浸膏组	1.0	20.2±1.5**	19.8
水洗组	1.0	20.9±1.5**	17.1
40% 醇洗组	1.0	22.1±1.5**	12.3
60% 醇洗组	1.0	23.5±1.6*	6.7
80% 醇洗组	1.0	22.8±2.3**	9.5
阳性组	0.004	21.1±1.5**	16.3

注：与空白对照组比较，* 为 $P < 0.05$，** 为 $P < 0.01$。

3. 裸花紫珠对小鼠血浆 APTT 的影响

给药 7 d 后，与空白对照组比较，干浸膏组、水洗组、40% 醇洗组、60% 醇洗组和 80% 醇洗组血浆的 APTT 均明显缩短，差异显著（$P < 0.01$），缩短率分别为 33.4%、14.9%、27.9%、40.3%、35.3%；与干浸膏组比较，60% 醇洗组的 APTT 明显缩短，差异显著（$P < 0.01$）。结果见表 5-8。

表 5-8　裸花紫珠对小鼠血浆 APTT 的影响（$\bar{x} \pm s$, $n = 10$）

组别	剂量（g/kg）	APTT（s）	缩短率（%）
空白对照组	—	37.7±2.2	—
干浸膏组	1.0	25.1±1.1**	33.4
水洗组	1.0	32.1±1.1**	14.9
40% 醇洗组	1.0	27.2±2.4**	27.9
60% 醇洗组	1.0	22.5±1.6**△△	40.3
80% 醇洗组	1.0	24.4±2.2**	35.3
阳性组	0.004	20.9±1.4**	44.6

注：与空白对照组比较，* 为 $P < 0.05$，** 为 $P < 0.01$；与干浸膏组比较，△△为 $P < 0.01$。

4. 裸花紫珠对小鼠血浆 FIB 的影响

给药 7 d 后，与空白对照组比较，干浸膏组、水洗组、40% 醇洗组、60% 醇洗组和 80% 醇洗组血浆的 FIB 均明显提高，差异显著（$P < 0.01$），提高率分别为 52.2%、42.6%、21.7%、27.8%、18.3%；与干浸膏组比较，其他组的 FIB 均无明显提高。结果见表 5-9。

表 5-9　裸花紫珠对小鼠血浆 FIB 的影响（$\bar{x} \pm s$, $n = 10$）

组别	剂量（g/kg）	FIB（g/L）	提高率（%）
空白对照组	—	1.15±0.13	—
干浸膏组	1.0	1.75±0.19**	52.2
水洗组	1.0	1.64±0.18**	42.6
40% 醇洗组	1.0	1.40±0.10**	21.7
60% 醇洗组	1.0	1.47±0.21**	27.8
80% 醇洗组	1.0	1.36±0.15**	18.3
阳性组	0.004	1.83±0.17**	59.1

注：与空白对照组比较，* 为 $P < 0.05$，** 为 $P < 0.01$。

（三）小结和讨论

本实验以小鼠为研究对象，通过测定其 PT、TT、APTT、FIB 四项指标，观察裸花紫珠对实验动物凝血系统的影响，结果发现干浸膏组能明显缩短 PT、APTT、TT，能明显提高 FIB 含量，说明裸花紫珠既能影响外源性途径，又能影响内源性途径，达到增强凝血作用的效果；裸花紫珠各分离洗脱部位也都有比较明显的凝血作用，与空白对照组有显著性区别，说明裸花紫珠各分离洗脱部分均有凝血作用。

二、裸花紫珠体外凝血作用研究

（一）材料与方法

1. 药品和试剂

裸花紫珠干浸膏粉末（以下简称干浸膏），由海南九芝堂药业有限公司提供，质控血浆（北京世帝科学仪器有限责任公司，生产批号 20130508），凝血酶原时间（PT）试剂盒、凝血酶时间（TT）试剂盒、活化部分凝血活酶时间（APTT）试剂盒、血浆纤维蛋白原（FIB）试剂盒均为北京世帝科学仪器有限责任公司生产，甲醇（汕头市西陇化工厂有限公司，生产批号 121013）、二甲基亚砜（DMSO，国药集团化学试剂有限公司，生产批号 110506）等试剂均为分析纯。

2. 实验仪器

AT-200 型电子天平（德国 METTLER 公司），LG-PABER 凝血因子分析仪（北京世帝科学仪器有限责任公司），QD 型高速离心机（珠海黑马医学仪器有限公司），R-200 型旋转蒸发仪（瑞士 Büchi 公司），Agilent 1100 分析型高效液相色谱仪（美国 Agilent 公司）。

3. 裸花紫珠有效部位和成分的提取分离

称取 500 g 干浸膏，按 $w:v = 1:20$ 用适量去离子水完全溶解后，先经布袋过滤，后经棉花塞过滤；所得滤液上 HP-20 大孔树脂（依次采用去离子水、5% 甲醇、40% 甲醇、60% 甲醇、80% 甲醇洗脱，各梯度均洗脱至无颜色为止，得大孔树脂未吸附部分、水洗脱部分、5% 甲醇洗脱部分、40% 甲醇洗脱部分、60% 甲醇洗脱部分、80% 甲醇洗脱部分；将上述各部分分别于旋转蒸发仪50 ℃下减压浓缩得水洗脱部分浸膏、5% 甲醇洗脱部分浸膏、40% 甲醇洗脱部分浸膏、60% 甲醇洗脱部分浸膏、80% 甲醇洗脱部分浸膏。经 HPLC 分析，大孔树脂未吸附部分和 5% 甲醇洗脱部分均包含于水洗脱部分中，故将此三部分合并统称为水洗脱部分）。其中水洗脱部分回收率为 66.02%，40% 甲醇洗脱部分回收率为 19.22%，60% 甲醇洗脱部分回收率为 8.50%，80% 甲醇洗脱部分回收率为 3.50%。从干浸膏分离得到连翘酯苷 B、原儿茶酸、毛蕊花糖苷、异毛蕊花糖苷 4 个单体，其中连翘酯苷 B、毛蕊花糖苷、异毛蕊花糖苷主要从 40% 甲醇洗脱部分得到。

4. 裸花紫珠提取物对凝血系统的影响

将水洗部分、40% 甲醇洗脱部分、60% 甲醇洗脱部分、80% 甲醇洗脱部分 4 个活性部分，连翘酯苷 B、原儿茶酸、毛蕊花糖苷、异毛蕊花糖苷 4 个单体化合物分别溶于 20% 的 DMSO 溶液中；以 20% 的 DMSO 溶液为溶媒对照组，取质控血浆量与试验药物溶液体积比为 9:1，混匀。每种药物重复实验 3 次，求其平均值。严格按 LG-PABER 凝血因子分析仪操作规程，依次测定各试验药物的 PT、TT、APTT、FIB 等 4 项血凝指标。血浆 PT 缩短率（%）=（溶媒对照组平均 PT −给药组平均 PT）/溶媒对照组平均 PT×100%；TT 缩短率（%）=（溶媒对照组平均 TT −给药组平均 TT）/溶媒对照组平均 TT×100%；APTT 缩短率（%）=（溶媒对照组平均 APTT −给药组平均 APTT）/溶媒对照组平均 APTT×100%；FIB 提高率（%）=（给药组平均 FIB 含量−溶媒对照组平均 FIB 含量）/溶媒对照组平均 FIB 含量 ×100%。

5. 统计学处理

采用 SPSS 11.5 统计软件进行数据分析，实验数据均以（$x \pm s$）表示，两个独立样本均数比较采用 t 检验，多个样本之间的比较采用单因素方差分析，进一步两两比较采用 LSD 法，$P < 0.05$ 为差异具有统计学意义。

（二）结果

1. 裸花紫珠对小鼠 PT 的影响

与溶媒对照组比较，干浸膏组，水洗脱部分、80% 甲醇洗脱部分 2 个部分，原儿茶酸、连翘酯苷 B、毛蕊花糖苷、异毛蕊花糖苷 4 个单体的 PT 均明显缩短，有统计学意义；与干浸膏组比较，40% 甲醇洗脱部分的 PT 明显延长，有统计学意义。结果见表 5–10。

表 5-10　裸花紫珠对小鼠 PT 的影响 ($\bar{x} \pm s$, $n = 3$)

组别	剂量（g/mL）	PT（s）	缩短率（%）
溶媒对照组	—	16.6±0.6	—
干浸膏组	0.050	15.8±0.7[a]	4.8
水洗脱部分	0.033	15.3±0.1b	7.8
40% 甲醇洗脱部分	0.010	16.8±0.4[c]	−1.2
60% 甲醇洗脱部分	0.004	16.5±0.2	0.6
80% 甲醇洗脱部分	0.002	15.8±0.3[a]	4.8
原儿茶酸	0.002	15.8±0.1[a]	4.8
连翘酯苷 B	0.002	15.8±0.2[a]	4.8
异毛蕊花糖苷	0.002	15.9±0.2[a]	4.2
毛蕊花糖苷	0.002	15.5±0.6[b]	2.4

注：与溶媒对照组比较，[a] 为 $P < 0.05$，[b] 为 $P < 0.01$；与干浸膏组比较，[c] 为 $P < 0.01$。

2. 裸花紫珠对小鼠 TT 的影响

与溶媒对照组比较，干浸膏组，水洗脱部分、40% 甲醇洗脱部分、60% 甲醇洗脱部分 3 个部分，连翘酯苷 B、毛蕊花糖苷、异毛蕊花糖苷 3 个单体的 TT 均明显缩短，有统计学意义；与干浸膏组比较，4 个活性部分及 4 个单体的 TT 明显延长，有统计学意义，其中 40% 甲醇洗脱部分最接近于干浸膏组。结果见表 5-11。

表 5-11　裸花紫珠对小鼠 TT 的影响 ($\bar{x} \pm s$, $n = 3$)

组别	剂量（g/mL）	TT（s）	缩短率（%）
溶媒对照组	—	14.1±0.2	—
干浸膏组	0.050	11.8±0.3[a]	16.3
水洗脱部分	0.033	13.4±0.5[ac]	5.0
40% 甲醇洗脱部分	0.010	12.3±0.1[ab]	12.8
60% 甲醇洗脱部分	0.004	13.3±0.3[ac]	5.7
80% 甲醇洗脱部分	0.002	13.8±0.2[c]	2.1
原儿茶酸	0.002	13.9±0.1[c]	1.4
连翘酯苷 B	0.002	13.3±0.3[ac]	5.7
异毛蕊花糖苷	0.002	13.2±0.4[ac]	6.4
毛蕊花糖苷	0.002	13.4±0.1[ac]	5.0

注：与溶媒对照组比较，[a] 为 $P < 0.05$，[b] 为 $P < 0.01$；与干浸膏组比较，[c] 为 $P < 0.01$。

3. 裸花紫珠对小鼠 APTT 的影响

与溶媒对照组比较，干浸膏组活化 APTT 显著缩短，水洗脱部分 APTT 显著延长；与干浸膏组比较，水洗脱部分、40% 甲醇洗脱部分、80% 甲醇洗脱部分 3 个部分，原儿茶酸、连翘酯苷 B、毛蕊花糖苷、异毛蕊花糖苷 4 个单体 APTT 显著延长，其中 40% 甲醇洗脱部分、60% 甲醇洗脱部分最接近于干浸膏组。结果见表 5-12。

表 5-12　裸花紫珠对小鼠 APTT 的影响（$\bar{x} \pm s$，$n = 3$）

组别	剂量（g/mL）	APTT（s）	缩短率（%）
溶媒对照组	—	39.4±1.6	—
干浸膏组	0.050	37.2±0.5[a]	5.6
水洗脱部分	0.033	45.0±0.8[ac]	−14.2
40% 甲醇洗脱部分	0.010	38.8±0.6b	1.5
60% 甲醇洗脱部分	0.004	38.0±0.8	3.6
80% 甲醇洗脱部分	0.002	38.8±0.7[b]	1.5
原儿茶酸	0.002	40.6±0.3[c]	−3.0
连翘酯苷 B	0.002	40.2±0.4[c]	−2.0
异毛蕊花糖苷	0.002	40.6±0.6[c]	−3.0
毛蕊花糖苷	0.002	39.5±1.5[c]	−0.3

注：与溶媒对照组比较，[a] 为 $P < 0.05$，[b] 为 $P < 0.01$；与干浸膏组比较，[c] 为 $P < 0.01$。

4. 裸花紫珠对小鼠 FIB 的影响

与溶媒对照组比较，干浸膏，40% 甲醇洗脱部分，连翘酯苷 B、毛蕊花糖苷、异毛蕊花糖苷 3 个单体的 FIB 含量均显著提高；与干浸膏组比较，60% 甲醇洗脱部分、原儿茶酸的 FIB 含量均显著降低；其中 40% 甲醇洗脱部分优于干浸膏组。结果见表 5-13。

表 5-13　裸花紫珠对小鼠 FIB 的影响（$\bar{x} \pm s$，$n = 3$）

组别	剂量（g/mL）	FIB（g/L）	缩短率（%）
溶媒对照组	—	3.76±0.30	—
干浸膏组	0.050	4.73±0.18[b]	25.8
水洗脱部分	0.033	4.23±0.13	12.5
40% 甲醇洗脱部分	0.010	4.89±0.31[b]	30.1

续表

组别	剂量（g/mL）	FIB（g/L）	缩短率（%）
60%甲醇洗脱部分	0.004	4.18 ± 0.20^c	11.2
80%甲醇洗脱部分	0.002	4.25 ± 0.04	13.0
原儿茶酸	0.002	4.14 ± 0.12^c	10.1
连翘酯苷B	0.002	4.41 ± 0.36^a	17.3
异毛蕊花糖苷	0.002	4.40 ± 0.67^a	17.0
毛蕊花糖苷	0.002	4.56 ± 0.13^b	21.3

注：与溶媒对照组比较，[a]为 $P < 0.05$，[b]为 $P < 0.01$；与干浸膏组比较，[c]为 $P < 0.01$。

（三）讨论

裸花紫珠药材传统用于体外止血，后经临床应用发现，其体内止血作用良好，可用于各种内脏出血症。文献研究发现，止血活性测试的4项凝血指标中，凝血酶原时间（PT）能准确、有效地反映外源性凝血系统，凝血酶时间（TT）能有效地反映内源性凝血系统，活化部分凝血活酶时间（APTT）反映内、外源共同性凝血系统，血浆纤维蛋白原（FIB）是通过对纤溶系统的影响反映凝血效果。本实验通过测定其PT、TT、APTT、FIB等4项指标观察裸花紫珠对凝血系统的影响，结果发现裸花紫珠4个分离部分中，以40%甲醇洗脱部分凝血效果最好，接近干浸膏组，说明裸花紫珠凝血有效部位可能在40%甲醇洗脱部分。毛蕊花糖苷、异毛蕊花糖苷、连翘酯苷B等3个单体都有较好的凝血效果，而它们又主要在40%甲醇洗脱部分，进一步确证裸花紫珠凝血有效部位可能在40%甲醇洗脱部分，具体确切的有效成分和作用机理还需深入研究。

三、相关学者对裸花紫珠止血作用的研究

据相关文献报道，紫珠属药用植物主要影响内源性凝血途径，或同时作用于内源性、外源性2个途径来发挥止血作用，止血活性的药效成分主要是苯乙醇苷和黄酮类成分。梁纪军等用D101大孔树脂富集裸花紫珠总黄酮，最后采用玻片法及小鼠断尾法考察总黄酮对小鼠凝血和出血时间的影响；结果表明，裸花紫珠总黄酮能明显缩短小鼠凝血时间和断尾出血时间（ $P < 0.01$ ）；其中，240 mg/kg剂量组的凝血和止血作用甚至较肾上腺色腙组（阳性对照组）

的明显（$P < 0.01$）。Fu 等以大鼠血浆为样进行药理实验，发现裸花紫珠中的三萜类化合物 1,6-di-O-caffeoyl-β-D-glucopyranoside 能明显抑制血小板聚集和血小板活化的扩增，这些抑制作用可能与 $P2Y_{12}$ 和 TP 受体的双重受体抑制有关。张洁等以家兔血浆为供试品，测定裸花紫珠的 11 个单体化合物对凝血酶原时间（PT）、凝血酶时间（TT）、活化部分凝血活酶时间（APTT）及血浆纤维蛋白原（FIB）含量的影响。结果表明，裸花紫珠中 acteoside、samioside、2α, 3α, 19α, 23- 四羟基 - 乌索烷 -12- 烯 -28-O-β-D- 葡萄糖苷、5- 羟基 -3,7,3′,4′- 四甲氧基黄酮能显著缩短 APTT 的作用，2α, 3α, 24- 三羟基 - 乌索烷 -12- 烯 -28- 酸能明显延长 TT 的作用，鼠李秦素能显著提高 FIB 含量，其中，acteoside、samioside 为酚苷类化合物，在裸花紫珠中含量很高，因此推测该类成分可能是裸花紫珠止血作用的主要活性成分，其止血作用可能与激活内源性凝血系统有关。易博等发现裸花紫珠 70% 乙醇提物经大孔树脂分离后其 95% 乙醇洗脱部分具有良好的止血作用，并且发现其发挥止血作用的机制可能是能够影响内源性凝血途径。王杰等给予 KM 小鼠不同剂量的裸花紫珠正丁醇提取物，测定受试动物的出血时间和凝血时间；同时给予 SD 大鼠不同剂量的裸花紫珠正丁醇提取物，测定血小板计数、二磷酸腺苷诱导的血小板聚集以及血小板中 P- 选择素含量，并采用 Western Blot 法，检测裸花紫珠提取物对血小板中 p-Akt 表达的影响。结果发现，给予裸花紫珠正丁醇提取物后，小鼠的出血时间和凝血时间均明显缩短；与正常组相比，裸花紫珠正丁醇提取物低剂量组（0.131 g/kg）、裸花紫珠正丁醇提取物高剂量组（0.523 g/kg）大鼠血小板计数均明显增加；裸花紫珠正丁醇提取物可显著促进二磷酸腺苷诱导的血小板聚集；进一步研究表明，裸花紫珠正丁醇提取物可显著增加血小板内 P-selectin 的表达，并促进 Akt 蛋白的磷酸化；裸花紫珠正丁醇提取物止血作用较强，其发挥止血作用的机制可能是促进血小板 PI3K/Akt 信号转导、刺激血小板的活化。罗晨嫒等应用了断尾巴法和田岛改良法考查裸花紫珠提取物对小鼠出血时间（BT）和凝血时间（CT）的作用；采用血小板计数法和微量反应板法，观察裸花紫珠提取物对大鼠血小板的数目和活性的影响，并考察裸花紫珠提取物对大鼠血小板中凝血酶 / 抗凝血酶复合物（TAT）、P-selectin（SELP）、血栓素 B2（TXB2）、6- 酮前列腺素（6-K-PG）含量的影响；同时采用 Western Blot 法检测裸花紫珠提取物对大鼠血小板中 Akt、P38MAPK、Erk

等信号转导分子表达的影响，明确止血机理。研究结果表明，裸花紫珠乙酸乙酯和正丁醇洗脱部分均可缩短 BT 和 CT，以及 APTT，可增加血小板数量并刺激血小板活化，有止血作用；裸花紫珠乙酸乙酯和正丁醇洗脱部分的止血活性可能通过影响血小板表面的 ADP 受体下 P2Y$_{12}$ 的信号转导。相关学者通过对出血时间、凝血时间等指标进行试验，考察了裸花紫珠片、广东紫珠提取物和紫珠生药的止血功效，结果表明，裸花紫珠片、广东紫珠提取物、紫珠生药均可明显缩短小鼠的出血、凝血时间（$P < 0.01$），其中，紫珠生药各剂量组均能显著升高小鼠的血小板数，其上升血小板的作用与泼尼松（阳性对照组）相似，研究认为升高血小板作用是紫珠的止血作用机制之一，同时也是治疗血小板减少性出血疾病的药理学基础。

第四节　裸花紫珠抗氧化作用研究

抗氧化是抗氧化自由基的简称。人体因为与外界的持续接触，包括呼吸（氧化反应）、外界污染、放射线照射等因素不断地在人体内产生自由基。抗氧化就是任何以低浓度存在就能有效抑制自由基的氧化反应的物质，其作用机理可以是直接作用在自由基，也可以是间接消耗掉容易生成自由基的物质，防止发生进一步反应。科学研究表明，癌症、衰老或其他疾病大都与过量自由基的产生有关联。研究抗氧化可以有效克服其所带来的危害，抗氧化已被保健品、化妆品企业列为主要的研发方向之一。裸花紫珠药材富含黄酮类、多酚类等化学成分，与其抗氧化活性息息相关，开展其抗氧化活性研究，有利于拓宽裸花紫珠现代制剂的开发应用。

一、裸花紫珠及其同属植物水提物中总黄酮、总酚酸及其抗氧化活性的测定

（一）材料与方法

1. 材料

紫珠属植物材料，除广东紫珠采自广东外，其余均采自广西境内，全部样品均由广西植物研究所韦发南研究员鉴定并保存于广西植物研究所标本馆。取紫珠属植物的叶子，阴干粉碎，过 40 目筛备用。

2.仪器和试剂

T6 型新世纪紫外可见分光光度计（北京普析通用仪器有限责任公司），BS110S 赛多利斯电子天平［赛多利斯科学仪器（北京）有限公司］，HH–S 数显恒温水浴锅（郑州长城科工贸有限公司）。木犀草素（自制，纯度 97% 以上，波谱数据与文献一致），没食子酸（温州市瓯海精细化工有限公司），抗坏血酸（Vc，湖南省娄底市南化化学品有限公司），Folin 试剂（上海荔达生物科技有限公司），DPPH·试剂（美国 Sigma–Fluka 公司），氢氧化钠、亚硝酸钠、三氯化铝、碳酸钠均为分析纯（汕头市西陇化工厂有限公司）。

3.方法

（1）水提液样品的制备

分别精确称取各植物样品粉末 2 份，每份 1 g，加入纯水 25 mL，超声提取 1 h，提取温度 50 ℃，提取液以 4000 r/min 离心 6 min；滤渣再加入 20 mL 纯水；超声提取 1 h，提取液以 4000 r/min 离心 6 min，合并上清液，定容至 50 mL 容量瓶中，即得样品水提测试液。

（2）总黄酮含量测定

精确称取木犀草素 10 mg 置于 25 mL 的容量瓶中，加入 95% 乙醇溶解并定容于 25 mL，分别准确吸取此溶液 0.02 mL、0.05 mL、0.10 mL、0.20 mL、0.30 mL、0.40 mL 于 10 mL 的试管中，各加入 5% 亚硝酸钠 0.20 mL，摇匀，放置 6 min；加入 10% 的三氯化铝 0.10 mL，摇匀，放置 6 min 后，加入 1 mol/L 氢氧化钠 2.00 mL，再加入纯水至总体积为 5.00 mL，摇匀，放置 15 min，于 510 nm 波长测定吸光值。绘制标准曲线，得回归方程。

样品含量测定：精密吸取各样品测试液 0.10 mL 置于 10 mL 试管中，每份测试液各取 2 份，按上述操作，分别测定各样品的吸光值，根据回归方程求出总黄酮含量，结果见表 5–14。

（3）总酚酸含量测定

精确称取没食子酸 15 mg 置于 50 mL 的容量瓶中，用纯净水定容至 50 mL，准确吸取此溶液 0.005 mL、0.01 mL、0.02 mL、0.04 mL、0.06 mL、0.08 mL 于 10 mL 试管中，分别加入 0.05 mL Folin 试剂，振摇 10 s 后放置 2 min，加入 5% 碳酸钠溶液 0.50 mL，再加入纯水至总体积为 5.00 mL，摇匀，45 ℃水浴 30 min 后，冰水迅速冷却，以 760 nm 波长测定吸光值，绘制标准曲线得回归方程。

样品含量测定：精密吸取各样品测试液 0.02 mL 于 10 mL 试管中，按上述操作，分别测定各样品的吸光值，根据回归方程求出总酚酸含量，结果见表 5-14。

（4）抗氧化能力测定

DPPH·试剂的制备：精密称取 DPPH·试剂 0.1971 g，用无水乙醇溶解，转移至 500 mL 的容量瓶中，用无水乙醇定容，摇匀后，取 5 mL 置于 50 mL 容量瓶中，无水乙醇定容，制得 0.1 mmol/L 的储备液。分别精确吸取一系列梯度的样品溶液置于 10 mL 的试管中，加纯水至 2.00 mL，再分别加入 DPPH·储备液 2.00 mL，混匀后，在室温下避光反应 20 min，以 517 nm 波长测其吸光度，样品对 DPPH·的清除率（K）按下式计算：$K = [1 - (A1 - A2)/A3] \times 100\%$。式中，A2 为样品溶液与无水乙醇混合后的吸光度；A3 为无水乙醇与 DPPH·溶液混合后的吸光度。根据上述清除率计算公式，建立不同浓度样品对自由基清除率的量效关系曲线，通过量效关系曲线算出自由基清除率为 50% 时样品的浓度值（IC_{50}）。以抗坏血酸（Vc）作为阳性对照，结果见表 5-14。

表 5-14　7 种紫珠属植物水提物中总黄酮、总酚酸及其抗氧化活性的测定

编号	植物名称	总黄酮含量（%）	总酚酸含量（%）	清除 DPPH·的 IC_{50}（mg/mL）
1	红紫珠	3.75±0.11	2.93±0.01	0.24
2	裸花紫珠	3.08±0.05	2.23±0	0.30
3	大叶紫珠	1.70±0.19	1.28±0.09	0.54
4	杜虹花	1.65±0.01	1.30±0.04	0.58
5	紫珠	1.62±0	1.21±0.02	0.66
6	广东紫珠	1.32±0.02	0.97±0.07	0.85
7	枇杷叶紫珠	1.05±0.06	1.02±0.02	1.13
8	Vc	—	—	0.0043

（5）总黄酮含量与抗氧化的相关性

为进一步了解 7 种紫珠属植物中总黄酮含量与抗氧化抑制率大小的相关性，以各植物中总黄酮含量为横坐标，抗氧化抑制率为纵坐标作图，结果见图 5-1。

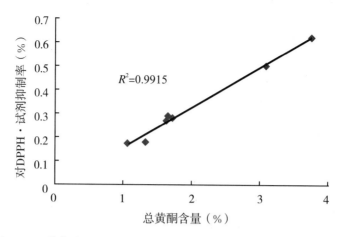

图5-1　7种紫珠属植物中总黄酮含量与DPPH·试剂抑制率的相关性

由图5-1可以得知，7种植物中总黄酮含量与DPPH·试剂抑制率呈正相关，相关系数 $R^2 = 0.9915$（ $P < 0.01$ ），表明紫珠属植物中的黄酮成分与抗氧化活性密切相关，是抗氧化活性的主要作用物质。

（6）酚酸类含量与抗氧化的相关性

酚酸类化合物也是天然的抗氧化物质，常与黄酮类成分一起组成一个抗氧化体系，协同发挥抗氧化作用，具有增效作用，因此有必要对酚酸类成分与抗氧化抑制率的相关性进行分析，以总酚酸含量为横坐标，抗氧化抑制率为纵坐标作图，结果见图5-2。

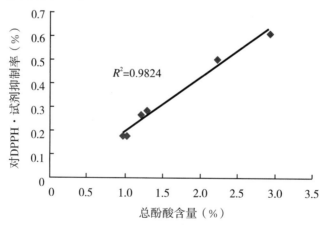

图5-2　7种紫珠属植物中总酚酸含量与DPPH·试剂抑制率的相关性

由图5-2可以看出，总酚酸含量与其抗氧化活性之间有着显著线性关系，相关系数 $R^2 = 0.9824$（ $P < 0.01$ ），表明紫珠属植物中的酚酸类成分也是其抗

氧化活性物质。

（二）结论与讨论

由表 5-14 可知，紫珠属不同植物间的总黄酮含量差异性显著，以红紫珠的含量最高，在粗提液中总黄酮含量高达 3.75%，裸花紫珠的次之，枇杷叶紫珠的最低；7 种紫珠属植物中的总酚酸含量差异也显著，也是以红紫珠的含量最高。同时，通过相关性分析发现，7 种紫珠属植物的总黄酮和总酚酸含量与其抗氧化活性呈正相关，说明黄酮类和酚酸类成分是紫珠属植物的主要抗氧化物质。相关研究结果与蔡灏等的研究结果基本一致。蔡灏等研究了裸花紫珠及其他 4 种紫珠属药材（大叶紫珠、枇杷叶紫珠、广东紫珠、紫珠）中总黄酮、总酚酸类有效成分与其抗氧化作用的相关性，观察其清除·OH、O_2^-·、DPPH·、$ABTS^+$·评价法，Cu^{2+}螯合法，Fe^{3+}还原法及对大豆卵磷脂脂质过氧化的抑制效果，结果发现裸花紫珠较其他 4 种紫珠属药材具有显著的抗氧化活性，除了抗大豆卵磷脂脂质过氧化外，其他方法实验结果均与裸花紫珠总酚酸和总黄酮类成分含量呈正相关。

黄酮类成分的抗氧化能力与其苯环上的 $3',4'$-邻二羟基结构有关，其他位上的羟基也起一定作用。紫珠属植物富含黄酮成分，且大部分都具有酚羟基基团，如木犀草素及其配糖体、芹菜素、槲皮素等多羟基黄酮化合物，因此具有较强的清除自由基的能力。紫珠属植物常作为抗炎药物进行研发，其显著的抗炎效果与抗氧化活性密切相关。目前该属植物中的裸花紫珠、广东紫珠在临床抗炎消炎治疗上已取得较好的应用，相继开发出各类产品，如裸花紫珠片、裸花紫珠胶囊、抗宫炎片等，并且广东紫珠已收载于《中国药典》（2010年版）中，而对于同属其他植物，如红紫珠，其所含的黄酮均高于裸花紫珠和广东紫珠，且目前研究和利用较少，因此作为后备植物资源开发有着巨大的潜力。

通过对 7 种常见紫珠属植物中总黄酮、总酚酸含量以及抗氧化能力分析比较，可为该属植物的开发与利用奠定基础，为今后的研发提供合理科学依据，增加可利用植物资源的储备。

二、裸花紫珠提取物及其单体成分抗氧化活性研究

（一）材料与方法

1. 材料

裸花紫珠枝叶采自海南省，由海南九芝堂药业有限公司提供。

2. 试剂与仪器

DPPH·试剂（美国 Sigma-Fluka 公司），抗坏血酸（Vc，湖南省娄底市南化化学品有限公司），BS110S 赛多利斯电子天平［赛多利斯科学仪器（北京）有限公司］，HH-S 数显恒温水浴锅（郑州长城科工贸有限公司），RT-9100 型半自动生化分析仪（深圳雷杜生命科学股份有限公司）。

3. 方法

（1）裸花紫珠提取物制备

裸花紫珠枝叶 20 kg，粉碎，用 95% 乙醇加热回流提取，提取液过滤后减压浓缩成浸膏得乙醇提取物（2.6 kg），浸膏均匀分散于水中，分别用石油醚、乙酸乙酯和正丁醇萃取，得到石油醚部位（166 g）、乙酸乙酯部位（560 g）、正丁醇部位（240 g）和剩余的水溶性部位组分（1660 g）。

（2）裸花紫珠单体制备

石油醚萃取部位经 MCI、反复硅胶柱层析及重结晶等方法分离得到化合物 1（5- 羟基 -3，7，3′，4′-四甲氧基黄酮，125 mg）和化合物 2（5，4′- 二羟基 -3，7，3′-三甲氧基黄酮，360 mg）。乙酸乙酯萃取部位经 MCI、正相硅胶、C18 色谱柱层析等方法分离得到化合物 3（木犀草素，120 mg）。正丁醇萃取部位经 MCI、正相硅胶、C18 色谱柱层析和 HPLC 制备分离得到化合物 4（木犀草素 -4′-O-β-D- 吡喃葡萄糖苷，42 mg）、化合物 5（木犀草素 -3′-O-β-D- 吡喃葡萄糖苷，10 mg）、化合物 6（木犀草苷，135 mg）、化合物 7（毛蕊花糖苷，240 mg）。上述分离的化合物均为裸花紫珠中的主要成分，通过 NMR 和文献对照的方法确定了它们的结构。

（3）抗氧化能力测定

① DPPH·试剂配制：精密称取 DPPH·试剂 19.716 mg，无水乙醇溶解并定容至 500 mL 容量瓶中，摇匀即得 0.1 mmol/L 的储备液。

②提取物测试液配制及加样：分别精密称取一定量的裸花紫珠醇提物和 4

个部位萃取物，无水乙醇溶解完全并定容至容量瓶中，摇匀即得一定浓度的提取物测试液。按表 5-15 的体系进行加样，以梯度方式吸取的提取物测试液，加纯水至 2.00 mL，每份测试液做一个平行，分别加入 0.1 mmol/L DPPH·试剂 2.00 mL，摇匀，37 ℃避光水浴 30 min 后以 517 nm 波长测定吸光度值。

表 5-15　提取物清除 DPPH·实验反应体系

编号	样品测试液（mL）	水（mL）	DPPH·试剂（mL）
1	2	—	2
2	2	2	—
3	—	2	2

③单体测试液配制及加样：分别精密称取一定量的裸花紫珠 7 个主要成分，精密移液枪加入无水乙醇，超声溶解，配成一定浓度的单体测试液。按表 5-16 的体系进行加样，以梯度方式吸取的单体测试液，加无水乙醇至 500 μL，再分别加入 0.1 mmol/L DPPH·试剂 500 μL，摇匀，37 ℃避光水浴 30 min 后以 517 nm 波长测定吸光度值。先根据公式 DPPH·试剂清除率（%）＝［A_0 －（A_s － A_c）］/A_0×100%，再以样品各浓度为横坐标，相应的清除率为纵坐标，作回归曲线，并计算出半数清除浓度（IC_{50} 值）。式中，A_0 为蒸馏水 ＋ DPPH·试剂的吸光度值，A_s 为样品溶液＋ DPPH·试剂的吸光度值，A_c 为样品溶液＋无水乙醇的吸光度值。

表 5-16　化合物单体清除 DPPH·试剂实验反应体系

编号	样品测试液（μL）	无水乙醇（μL）	DPPH·（μL）
1	500	—	500
2	500	500	—
3	—	500	500

（二）结果与分析

1.裸花紫珠提取物的抗氧化活性

以抗坏血酸（Vc）作为阳性对照，对裸花紫珠醇提物及其 4 个不同萃取部位进行抗氧化活性测定，结果见表 5-17。醇提物和 4 个不同萃取部位均显示出不同程度的抗氧化活性，且在所设浓度范围内，呈现出浓度依赖性（相关系数在 0.9900 以上）。4 个不同萃取部位的抗氧化能力随着极性变大逐渐增强：石油醚部位＜乙酸乙酯部位＜正丁醇部位＜水部位，醇提物的抗氧化能力介于石油醚部位和乙酸乙酯部位之间。

表 5-17　裸花紫珠提取物抗氧化能力

编号	样品	回归方程	IC$_{50}$（μg/mL）
1	石油醚部位	$y = 0.1683x + 7.431$，$R^2 = 0.9981$	252.94
2	乙酸乙酯部位	$y = 1.2083x + 5.6259$，$R^2 = 0.9943$	36.72
3	正丁醇部位	$y = 2.1711x + 0.1371$，$R^2 = 0.9951$	22.97
4	水部位	$y = 4.5179x-4.2621$，$R^2 = 0.9974$	12.01
5	醇提物	$y = 1.1133x-0.5832$，$R^2 = 0.9906$	45.44
6	Vc	$y = 12.295x-1.2429$，$R^2 = 0.9906$	4.17

2. 裸花紫珠单体的抗氧化活性

以抗坏血酸（Vc）作为阳性对照，对裸花紫珠 7 个主要成分进行抗氧化活性测定，结果见表 5-18。7 个主要成分均显示出不同程度的抗氧化活性，并且在所设浓度范围内，呈现出浓度依赖性。在 7 个主要成分中，从正丁醇部位分离得到的毛蕊花糖苷、木犀草苷和从乙酸乙酯部位分离得到的木犀草素具有明显的抗氧化活性，抗氧化能力分别是阳性对照 Vc 的 3 倍、2.3 倍和 1.5 倍；从正丁醇部位分离得到的木犀草素 –4′–O– β –D– 吡喃葡萄糖苷、木犀草素 –3′–O– β –D– 吡喃葡萄糖苷具有一定的抗氧化能力；从石油醚部位分离得到的 5-羟基 –3, 7, 3′, 4′– 四甲氧基黄酮和 5, 4′– 二羟基 –3, 7, 3′– 三甲氧基黄酮则抗氧化能力很弱。

表 5-18　裸花紫珠单体抗氧化能力

编号	样品	回归方程	IC$_{50}$（μmol/L）
1	5- 羟基 –3, 7, 3′, 4′– 四甲氧基黄酮	$y = 0.0043x-4.3733$，$R^2 = 0.9995$	3532.12
2	5, 4′– 二羟基 –3, 7, 3′– 三甲氧基黄酮	$y = 0.0799x + 25.433$，$R^2 = 0.9664$	893.81
3	木犀草素	$y = 10.161x + 3.13$，$R^2 = 0.9991$	16.12
4	木犀草素 –4′–O– β –D– 吡喃葡萄糖苷	$y = 0.3617x + 6.875$，$R^2 = 0.9951$	266.14
5	木犀草素 –3′–O– β –D– 吡喃葡萄糖苷	$y = 0.4492x-1.314$，$R^2 = 0.9997$	254.98
6	木犀草苷	$y = 10.551x + 0.8005$，$R^2 = 0.9994$	10.40
7	毛蕊花糖苷	$y = 9.2836x + 4.6729$，$R^2 = 0.9961$	7.82
8	Vc	$y = 12.295x-1.2429$，$R^2 = 0.9906$	23.68

(三) 讨论与结论

裸花紫珠的主要化学成分有挥发油、黄酮类、萜类、苯丙素类、酚酸类、皂苷类、鞣质等。研究发现，裸花紫珠醇提物及其4个萃取部位均显示出了不同程度的抗氧化活性，其中水部位活性最强，这与其含有鞣质、皂苷等极性大的成分有关，而其他部位的抗氧化活性与各自含有的主要成分的活性相对应，这说明裸花紫珠中的抗氧化成分为酚酸类、黄酮类等多羟基化合物。酚酸类与黄酮类成分常常一起组成一个抗氧化体系，其中的羟基官能团可以与氧自由基结合，协同发挥抗氧化作用。通过构效关系分析，7个主要成分的抗氧化能力也与其分子结构、所含羟基的数量相匹配。从研究结果看来，裸花紫珠具有抗氧化活性，抗氧化成分普遍存在于大极性和中等极性部位，且水萃取部位的抗氧化活性最强，说明裸花紫珠具有作为功能保健品的开发潜力。

第五节　裸花紫珠抗菌作用研究

由裸花紫珠提取物制成的不同类型制剂有裸花紫珠片、裸花紫珠阴道片、裸花紫珠分散片、裸花紫珠胶囊、裸花紫珠颗粒、灭滴消炎栓（现为裸花紫珠栓）和复方木麻黄片。研究表明裸花紫珠片具有收敛止血、消肿镇痛、清热解毒等功效，主要用于治疗呼吸道和消化道出血，急性传染性肝炎，细菌感染引起的炎症等；灭滴消炎栓主要用于治疗慢性阴道炎、宫颈炎、阴道滴虫感染和念珠阴道炎等；复方木麻黄片主要用于治疗寒湿痢疾。

金黄色葡萄球菌是人类化脓感染中最常见的病原菌，可引起局部化脓感染，也可引起肺炎、伪膜性肠炎、心包炎等，甚至败血症、脓毒症等全身感染。甲型副伤寒沙门氏菌是沙门氏菌属中与人类疾病较为相关的细菌，是常引起食物中毒，导致胃肠炎、伤寒和副伤寒的细菌。痢疾志贺氏菌是人类细菌性痢疾最为常见的病原菌。白色念珠菌会引起皮肤念珠菌病，好发于皮肤皱褶处（腋窝、腹股沟、乳房下、肛门周围及甲沟、指间），导致皮肤潮红、潮湿、发亮，有时盖上一层白色或呈破裂状物，病变周围有小水泡。以鹅口疮、口角炎、阴道炎最多见，在黏膜表面覆盖有凝乳大小不等的白色薄膜，剥落后留下潮红基底，并产生裂隙及浅表溃疡。

另有文献报道，裸花紫珠片对金黄色葡萄球菌、伤寒沙门氏菌、肺炎双球菌、大肠杆菌、绿脓杆菌等多种细菌有不同程度的抑制作用。因此，本实验挑选了金黄色葡萄球菌、甲型副伤寒沙门氏菌、痢疾志贺氏菌和白色念珠菌为实验菌种。

一、材料与方法

（一）主要材料与仪器

1. 实验材料

裸花紫珠干浸膏（批号 130590），裸花紫珠水洗部位（130590 水部位），裸花紫珠醇洗部位（130590 醇部位）。

2. 实验菌种

实验所用的金黄色葡萄球菌、甲型副伤寒沙门氏菌、痢疾志贺氏菌和白色念珠菌均购于北京北纳创联生物技术研究院。

3. 培养基配制

牛肉膏 3 g，蛋白胨 10 g，氯化钠 5 g，琼脂 15 ～ 20 g，水 1000 mL，pH 值 7.2 ～ 7.6，用高压蒸汽灭菌 30 min。具体做法：烧杯内加水 500 mL，放入称取好的牛肉膏、蛋白胨和氯化钠，加热。待烧杯内各组分溶解后，加入琼脂，不断搅拌以免粘底，琼脂完全溶解后补足水至 1000 mL，pH 值调到 7.2 ～ 7.6，分装在试管或锥形瓶中，加塞、包扎，用高压蒸汽灭菌 30 min，冷却后贮存备用。制备时不加入琼脂可制成相应的液体培养基。

马铃薯 200 g，葡萄糖 20 g，琼脂 15 ～ 20 g，水 1000 mL，自然 pH。具体做法：马铃薯洗净去皮，称取 200 g 切成小块，加水煮烂（煮沸 30 min，能被玻璃棒戳破即可），用棉花过滤，加热，加入琼脂，继续加热搅拌混匀，待琼脂溶解完后，加入葡萄糖，搅拌均匀，稍冷却后再补足水分至 1000 mL，分装至试管或锥形瓶，加塞、包扎，用高压蒸汽灭菌 20 min，冷却后贮存备用。制备时不加入琼脂可制成相应的液体培养基。

4. 主要仪器

MJ- 系列霉菌培养箱（上海一恒科技有限公司），HPX-9082MBE 电热恒温培养箱（上海博迅医疗生物仪器股份有限公司医疗设备厂），YXQ-LS-50A 立式压力蒸汽灭菌器（上海博迅医疗生物仪器股份有限公司医疗设备厂），生物安全柜（BIOBSE）。

（二）方法

1. 复苏菌种

用无菌吸管将 0.50 mL 液体培养基注入被启开的菌种安瓿瓶中并吹打，使安瓿瓶中冻干菌种溶解成菌悬液。将菌悬液分别接种到固体斜面和液体培养基中，细菌（金黄色葡萄球菌、甲型副伤寒沙门氏菌、痢疾志贺氏菌）放置在 37 ℃培养箱培养 24 h，真菌（白色念珠菌）放置在 28 ℃培养箱培养 24 h。复苏后的菌种在传 2 代后使用。

2. 菌悬液制备

试验前各移取 1 mL 菌种接种于 9 mL 液体培养基中，37 ℃（或 28 ℃）培养 24 h 后备用。

3. 药液制备

分别称取 3 g 裸花紫珠干浸膏、醇洗部位、水洗部位于无菌离心管中，加入 15 mL 开水充分振荡溶解后，置于紫外灯下光照 30 min 后备用（单一菌种用量）。

4. 最小抑菌浓度（MIC）的测定

采用琼脂稀释法：将不同浓度的药液溶解在牛肉膏蛋白胨培养基（或马铃薯培养基）中，摇匀，冷凝，用微量进样器吸取 20 μL 的菌悬液涂布于平皿中，37 ℃（或 28 ℃）倒置培养 24 h（或 18 h），菌落被完全抑制时最低稀释度药液浓度即为对受试菌的 MIC。

5. 最小杀菌浓度（MBC）的测定

测出 MIC 后，继续将未见细菌生长的平皿于 37 ℃（或 28 ℃）培养 18 h，平皿上菌落数小于 5 个的最小稀释度的药液浓度为该样品对受试菌的 MBC。

二、结果与分析

（一）干浸膏测定结果

由表 5–19 看出，7.5 mg/mL 裸花紫珠干浸膏对金黄色葡萄球菌、10 mg/mL 的干浸膏对甲型副伤寒沙门氏菌和痢疾志贺氏菌均有完全抑制作用，而 20 mg/mL 的干浸膏对白色念珠菌尚无完全抑制作用。裸花紫珠干浸膏对金黄色葡萄球菌、甲型副伤寒沙门氏菌和痢疾志贺氏菌的最小抑菌浓度即分别为 7.5 mg/mL、10 mg/mL、10 mg/mL，三者继续于 37 ℃培养 18 h 后，平皿均未长菌。结果表明，裸花紫珠干浸膏对金黄色葡萄球菌、甲型副伤寒沙门氏菌和痢疾志贺氏菌的最小杀菌浓度分别为 7.5 mg/mL、10 mg/mL、10 mg/mL。

表 5-19　不同浓度 130590 裸花紫珠干浸膏对受试菌的抑制结果

浓度（mg/mL）	金黄色葡萄球菌	甲型副伤寒沙门氏菌	痢疾志贺氏菌	白色念珠菌
0	＋＋＋＋＋	＋＋＋＋＋	＋＋＋＋＋	＃
2.5	＋＋	＋＋＋＋	＋＋＋＋	＃
5.0	＋＋	＋＋＋＋	＋＋＋	＋＋＋＋
7.5	－	＋＋	＋	＋＋＋＋
10	－	－	－	＋＋＋＋
15	－	－	－	＋＋＋＋
20	－	－	－	＋＋＋

注：＃表示菌苔较厚、重叠长满平板；＋＋＋＋＋表示菌苔呈薄膜状、均匀布满平板；＋＋＋＋表示菌苔呈薄膜状、均匀布满大部分平板；＋＋＋表示菌苔呈薄膜状、菌落呈分散生长；＋＋表示菌苔、菌落呈零星生长；＋表示只有个别菌落生长；－表示没有细菌生长。

（二）醇洗部位测定结果

由表 5-20 看出，5 mg/mL 裸花紫珠醇洗部位对金黄色葡萄球菌、甲型副伤寒沙门氏菌和痢疾志贺氏菌均有完全抑制作用，而 20 mg/mL 裸花紫珠醇洗部位对白色念珠菌尚无完全抑制作用。裸花紫珠醇洗部位对金黄色葡萄球菌、甲型副伤寒沙门氏菌和痢疾志贺氏菌的最小抑菌浓度均为 5 mg/mL，三者继续于 37 ℃培养 18 h 后，平皿均未长菌。结果表明，裸花紫珠醇洗部位对金黄色葡萄球菌、甲型副伤寒沙门氏菌和痢疾志贺氏菌的最小杀菌浓度均为 5 mg/mL。

表 5-20　不同浓度 130590 裸花紫珠醇洗部位对受试菌的抑制结果

浓度（mg/mL）	金黄色葡萄球菌	甲型副伤寒沙门氏菌	痢疾志贺氏菌	白色念珠菌
0	＋＋＋＋＋	＋＋＋＋＋	＋＋＋＋＋	＃
2.5	＋	＋	＋	＋＋＋＋
5.0	－	－	－	＋＋＋
7.5	－	－	－	＋＋＋
10	－	－	－	＋＋＋
15	－	－	－	＋＋
20	－	－	－	＋

注：＃表示菌苔较厚、重叠长满平板；＋＋＋＋＋表示菌苔呈薄膜状、均匀布满平板；＋＋＋＋表示菌苔呈薄膜状、均匀布满大部分平板；＋＋＋表示菌苔呈薄膜状、菌落呈分散生长；＋＋表示菌苔、菌落呈零星生长；＋表示只有个别菌落生长；－表示没有细菌生长。

（三）裸花紫珠水洗部位测定结果

由表 5-21 看出，20 mg/mL 裸花紫珠水洗部位对甲型副伤寒沙门氏菌有完全抑制作用，而 20 mg/mL 裸花紫珠水洗部位对金黄色葡萄球菌、痢疾志贺氏菌和白色念珠菌尚无完全抑制作用。裸花紫珠水洗部位对甲型副伤寒沙门氏菌的最小抑菌浓度为 20 mg/mL，继续于 37 ℃培养 18 h 后，平皿均未长菌。结果表明，裸花紫珠水洗部位对甲型副伤寒沙门氏菌最小杀菌浓度为 20 mg/mL。

表 5-21　不同浓度 130590 裸花紫珠水洗部位对受试菌的抑制结果

浓度 （mg/mL）	金黄色葡萄球菌	甲型副伤寒 沙门氏菌	痢疾志贺氏菌	白色念珠菌
0	＋＋＋＋＋	＋＋＋＋＋	＋＋＋＋＋	＃
2.5	＋＋＋＋＋	＋＋＋	＋＋＋＋＋	＃
5.0	＋＋＋＋	＋＋＋	＋＋＋＋	＃
7.5	＋＋＋	＋＋	＋＋＋	＃
10	＋＋	＋＋	＋＋＋	＃
15	＋＋	＋	＋＋＋	＋＋＋＋＋
20	＋	－	＋＋	＋＋＋＋＋

注：＃表示菌苔较厚、重叠长满平板；＋＋＋＋＋表示菌苔呈薄膜状、均匀布满平板；＋＋＋＋表示菌苔呈薄膜状、均匀布满大部分平板；＋＋＋表示菌苔呈薄膜状、菌落呈分散生长；＋＋表示菌苔、菌落呈零星生长；＋表示只有个别菌落生长；－表示没有细菌生长。

三、讨论与结论

由实验结果可见，裸花紫珠干浸膏及醇洗部位对金黄色葡萄球菌、甲型副伤寒沙门氏菌和痢疾志贺氏菌均较为敏感，研究结果与符健等研究结果较为一致，这与临床上治疗细菌引起的炎症（咽炎、扁桃体炎、结肠炎、口腔溃疡等）、痢疾、痤疮、带状疱疹、过敏性紫癜等密切相关。临床上裸花紫珠也常用于妇科中念珠菌性阴道炎治疗，而实验结果表明，裸花紫珠干浸膏及其不同部位对白色念珠菌敏感度均较差，其原因可能为是白色念珠菌为霉菌类，繁殖速度较快，抑菌药液浓度需较其他 3 种细菌药液浓度高。试验中，裸花紫珠干浸膏及其醇洗部位在相同浓度下，醇洗部位抑菌效果稍强；水洗部位对上述 4 个受试菌种敏感度不强，在水洗部位空白培养中也有其他菌落生成，其原因为水洗部位在储存当中因含糖量较高，富有孢子类菌种，而制备该药液中，孢子类尚未充分灭活。此外，谢泳超等进行大鼠造模，观察肺部载菌量、血液白细胞数和组织病理变化，发现裸花紫珠联用盐酸万古霉素对耐药的金黄色葡萄球菌（MRSA）有协同抗菌作用，能更好地治疗 MRSA 引起的肺炎，可提升抗生素对耐药菌疗效，缩短疗程。吉艺宽等采用肉汤二倍稀释法测定裸花紫珠颗粒对无乳链球菌的最低抑菌浓度和最小杀菌浓度，同时进行标准无乳链球菌和临床分离无乳链球菌对常用抗菌药的敏感性试验。结果表明，裸花紫珠颗粒对罗非鱼源无乳链球菌的最低抑菌浓度为 10 mg/mL，最小杀菌浓度为 20 mg/mL，该结果为下一步开展裸花紫珠对罗非鱼临床保护试验研究奠定了基础。

由此可见，裸花紫珠无论是联合用药还是单独制剂用药，都有良好的抑菌作用。对裸花紫珠干浸膏及其不同部位的抑菌试验将有待进一步的研究。

第六节　裸花紫珠保肝作用研究

宁娱等采用体外氧化肝损伤模型，测定从裸花紫珠和枇杷叶紫珠中分离得到的多种五环三萜化合物对损伤肝细胞的保护作用；以化合物的分子结构参数与氧化损伤肝细胞的保护作用构建比较分子场分析模型，并研究其构效关系。建立的比较分子场分析模型证实分离所得化合物的结构参数与其对氧化肝损伤细胞的保护活性存在显著的相关性。进一步研究显示，分离得到的熊果烷型五环三萜化合物在 3 位、19 位、20 位、23 位和 24 位等取代位置添加带负电荷的基团，则使化合物的保肝活性明显提高；如在这些位置引入某些疏水性较强的基团，则使化合物的保肝活性显著降低。Huang 等从裸花紫珠中分离得到 4 个新的三萜皂苷和 3 个已知化合物，并运用 MTT 法对得到的 7 个化合物进行了 D-半乳糖胺诱导肝脏毒性的保护作用研究，结果显示化合物 2α，3α，19α，$23-$四羟基 - 齐墩果烷 -12- 烯 -28-O-β-D- 木糖 -（$1\rightarrow2$）-β-D-吡喃葡萄糖苷、2α，3α，19α，$24-$四羟基 - 齐墩果烷 -12- 烯 -28-O-β-D-吡喃葡萄糖苷、2α，3α，$19\alpha-$三羟基 - 齐墩果烷 -12- 烯 -28-O-β-D- 木糖 -（$1\rightarrow2$）-β-D- 吡喃葡萄糖苷在浓度为 10^{-5} M 时对 WB-F344 大鼠肝上皮干细胞 D-半乳糖胺诱导的毒性具有明显的肝保护作用。此外，Luo Y H 等通过体外实验表明从裸花紫珠中分离得到的环烯醚萜类化合物 callicoside A、callicoside B、callicoside C、callicoside E 和 callicoside F 对 WB-F344 大鼠肝上皮干细胞 D-半乳糖胺诱导的毒性具有明显的肝保护作用。

第七节　裸花紫珠抗病毒、抗肿瘤作用研究

裸花紫珠具有一定的抗病毒活性，尤其对呼吸道合胞病毒（RSV）、柯萨奇病毒（COXB5）、肠道病毒（EV71）和单纯疱疹病毒（HSV-1）有显著影响，治疗指数值分别为 9.09、35.26、15.67 和 72.50。周芹芹等建立体外模型采用 HSV-1 感染 Hep-2 细胞，进行裸花紫珠体外抗 HSV-1 活性评价，发现裸花紫珠乙酸乙酯部位是抗 HSV-1 的主要药效部位。廖红兰和马燕春等研究表明，裸花紫珠活性部位的黄酮类化合物对肿瘤细胞增殖具有潜在的抑制作用。

Feng 采用 MTT 法测定裸花紫珠中分离鉴定到的多个环烯醚萜类化合物对人宫颈癌 Hela 细胞和卵巢癌 HeyA8 细胞的细胞毒活性，结果显示，3″-methoxy-agnucastoside C、10-O-（E）-p-coumaroylgeniposidic acid、agnucastoside C、linearoside、nudifloside 对人宫颈癌 Hela 细胞株具有细胞毒活性，IC_{50} 分别是 25.3 μM、48.1 μM、17.3 μM、38.3 μM、28.2 μM，agnucastoside C 对卵巢癌 heyA8 细胞株具有细胞毒活性，IC_{50} 为 35.5 μM。Mei 等利用 MTT 法对裸花紫珠提取物中的 nudifloside、linearoside、verbascoside 和 5,7-dihydroxy-3,30,40-trimethoxy flavone 四个单体成分进行了细胞毒活性研究，发现 nudifloside 和 linearoside 对慢性粒细胞白血病 K562 细胞株有着较好的抑制活性，IC_{50} 值分别为 20.7 μg/mL 和 36.0 μg/mL。此外黄波研究表明裸花紫珠梓醇 A 针对人肝肿瘤细胞株 HepG2 和人胃腺癌细胞株 BGC-823 也显现出了良好的细胞毒活性，IC_{50} 值分别为 3.37 μM 和 2.49 μM。经大孔树脂处理过后的裸花紫珠醇提物的 5 个组分对 3 种细胞株（人宫颈癌细胞株 Hela、人乳腺癌细胞株 MCF-7 和人非小细胞肺癌细胞株 A549）抑制活性的整体趋势相似，没有明显的差异，其中野漆树苷对 MCF-7 抑制效果明显且 nudifloside 能有效抑制 Hela 细胞。

第八节　裸花紫珠保护神经及改善记忆作用研究

陈铃等通过给予氢溴酸东莨菪碱（2 mg/kg）、亚硝酸钠（100 mg/kg）和 40% 乙醇（10 mL/kg）复制记忆障碍小鼠模型，使用 Morris 水迷宫检测小鼠的记忆获得、再现和巩固能力，制作病理切片观察海马体损伤情况，使用试剂盒

检测乙酰胆碱酯酶（ACh E）、超氧化物歧化酶（SOD）、丙二醛（MDA）、肿瘤坏死因子 - α（TNF- α）、生长转化因子 - β1（TGF- β1）、白介素 1β（IL-1β）、白介素 4（IL-4）、白介素 10（IL-10）等指标。结果显示，给予裸花紫珠治疗后小鼠的学习记忆训练潜伏期与模型组比较明显缩短，穿越平台次数明显增加，在目标象限内活动时间明显延长，试剂盒检测海马组织中 Ach E、MDA、IL-1β 及 TNF- α 含量均有不同程度降低，SOD、IL-44、IL-110、TGF- β1含量均有不同程度升高。研究结果表明，裸花紫珠可以改善小鼠海马区和齿状回神经元细胞受到的损伤，能够改善学习记忆障碍小鼠的学习记忆能力，进一步研究显示，其作用机制可能与改善胆碱能系统、抗氧化、抗炎等有关，作用的药效物质是以异毛蕊花糖苷为代表的苯乙醇苷类成分。

第九节　裸花紫珠其他药理作用研究

对于烧伤，裸花紫珠可以促进上皮细胞的快速生长，能显著减少烧伤后疤痕的形成，其机理可能是裸花紫珠减缓成纤维细胞的生长速率，同时促进成纤维细胞的蛋白质合成和代谢功能。另有研究表明，裸花紫珠可以促进成纤维细胞合成和释放纤维结合蛋白（Fn），其所诱导的细胞型 Fn 增加量非常显著，而血浆型的 Fn 增加量相对微弱。裸花紫珠解酒作用的实验研究表明，裸花紫珠可明显对抗酒精造成的平衡失调现象，能缩短醉酒引起的睡眠时间，能明显降低乙醇急性中毒小鼠死亡率，能显著降低血清中丙氨酸转氨酶（ALT）、天冬氨酸转氨酶（AST）的含量，表明其对酒精性肝损伤具有一定的保护作用。

第十节　裸花紫珠临床应用研究

裸花紫珠自 20 世纪 70 年代应用以来在皮肤科、妇科、外科、内科各类疾病的应用上均有较好的治疗效果。我国医药市场上裸花紫珠产品的临床疗效均获得广泛认可，市场销量日益增长，国内外对裸花紫珠的研究热度也逐步升温，取得了一些成果。分离获得了多个二萜类、环烯醚萜类和倍半萜类的新成分，对其抗炎和止血物质基础、作用机理等方面也进行了一定的探索，在临床中妇科和耳鼻喉科应用较多，主要发挥其抗炎止血的功效。虽然裸花紫珠的研究日益增多，但对其药效物质基础和作用机理的研究依然不够深入。裸花紫珠具有良好的抗炎药效，探索裸花紫珠临床抗炎应用会是其重要的研究方向，其中探索裸花紫珠抗新冠肺炎等作用可能会是近期研究的热点。随着研究的不断深入，有望逐步明确其药效物质基础和作用机理，拓展临床应用范围，并在质控技术上进一步优化，保障裸花紫珠制剂的安全性和有效性。

一、抑菌抗炎作用

药理研究表明，裸花紫珠有广谱抗菌作用，可良好地抑制金黄色葡萄球菌、肺炎双球菌、伤寒沙门氏菌等多种细菌生长，可用于化脓性炎症的治疗。

（1）化脓性扁桃体炎

李国萍等运用随机双盲双模拟对照法，研究 102 例急性化脓性扁桃体炎患儿，平均分为两组，试验组给予裸花紫珠颗粒，对照组使用头孢羟氨苄胶囊治疗，治疗后，试验组总有效 48 例（94.12%），对照组总有效 41 例（80.39%），且试验组患儿退热时间与咽痛消失时间均短于对照组，实验室检查指标显示白细胞计数、C 反应蛋白（CRP）水平改善程度优于对照组，以上差异均具有统计学意义。

（2）细菌性肺炎

杜旭红观察裸花紫珠颗粒治疗 114 例细菌性肺炎的临床疗效及对患儿炎症的影响，通过比较临床疗效、血常规、炎症指标（PCT、CRP、IL-6、IL-8），记录临床症状改善时间、住院时间和不良反应，结果观察组临床有效率为94.7%，高于对照组的 77.2%。观察组发热、咳嗽及啰音消失时间、住院时间均明显短于对照组。治疗后，两组 WBC、NEU、PCT、CRP、IL-6 及 IL-8 含量均明显降低，且观察组的更低，表明裸花紫珠颗粒治疗细菌性肺炎患儿安全有效。

（3）咽喉炎

朱立新等运用裸花紫珠片治疗急性咽炎，结果显示裸花紫珠片联合常规治疗的治疗组疗效明显优于常规治疗的对照组（$P > 0.05$）。文凤妮运用裸花紫珠片治疗慢性喉炎，通过对 300 例患者进行疗效观察，结果治愈 172 例，有效 128 例，可见裸花紫珠治疗慢性喉炎具有确切的疗效。

（4）过敏性鼻炎

邱汉华等将 140 例过敏性鼻炎患者分为治疗组 70 例（使用氯雷他定片联

合裸花紫珠胶囊治疗）和对照组 70 例（单用氯雷他定片进行治疗），2 周后数据分析得出，治疗组患者治疗总有效率（92.86%）高于对照组（75.71%），且两者不良反应未见明显差异。

（5）阴道炎

王贤琴用裸花紫珠栓治疗妊娠合并念珠菌性阴道炎 31 例，总有效率达98.36%，通过临床观察，裸花紫珠栓具有良好的止痒、止痛及减少阴道分泌物的作用。王盈将裸花紫珠栓剂联合伊曲康唑治疗念珠菌性阴道炎 162 例，7 d 为1 个疗程，连续 2 个月经周期后临床复诊，其中痊愈 108 例，总有效率 138 例。

（6）宫颈炎

刘新华等采用裸花紫珠辅助局部微波治疗慢性宫颈炎患者 100 例，相较于单用微波治疗的对照组，宫颈黏膜愈合程度、阴道流血时间和总有效率均有明显优势。

（7）慢性末端回肠炎（CTI）

徐俊林等将 CTI 患者随机分为两组，每组 30 例。对照组予马来酸曲美布汀片、双歧杆菌三联活菌胶囊联合甲硝唑片治疗；治疗组在对照组基础上加用裸花紫珠分散片。结果显示 93.3% 的治疗组患者治疗有效，高于对照组（66.67%），症状评分（肠道黏膜积分、腹痛评分、大便性状评分）低于对照组，可见裸花紫珠可提高常规西药治疗 CTI 的疗效，提高治愈率，促进肠黏膜愈合，值得临床推广应用。

（8）痤疮

岳宗栋将 137 例寻常痤疮患者随机分为对照组 67 例（盐酸美他环素片）和观察组 70 例（裸花紫珠胶囊联合盐酸美他环素片），观察两组 2 周、4 周疗效和不良反应。结果：对照组与观察组治疗 2 周时总有效率分别为 53.73% 和71.43%，4 周总有效率分别为 74.63% 和 87.14%，观察组疗效优于对照组。结论：盐酸美他环素片联合裸花紫珠治疗寻常痤疮比单用盐酸美他环素片有更好的疗效和安全性。唐华选取 40 例中重度痤疮患者，给予口服裸花紫珠片治疗，对治疗前后进行皮疹评分，并进行临床效果和不良反应的观察，得出裸花紫珠片可减少皮疹数量、改善皮疹程度且无明显不良反应的结论。

（9）慢性盆腔炎

育龄妇女常见疾病之一，病情顽固，易于复发。近年来，其发病率呈上升趋势，严重影响妇女的身心健康和正常生活。临床上单一使用抗生素治疗疗效欠佳，且易产生耐药。曾良等收集96例确诊为慢性盆腔炎的患者随机分为观察组48例（静滴头孢呋辛钠、替硝唑及口服裸花紫珠胶囊）与对照组48例（静滴头孢呋辛钠、替硝唑），观察比较两组疗效。结果：观察组有效率93.75%，对照组有效率75.00%。结论：裸花紫珠胶囊联合抗生素治疗慢性盆腔炎有较好的疗效。

二、止血作用

（1）鼻出血

王学慧将117例变应性鼻炎合并鼻出血的患者，随机分为研究组和对照组。研究组使用裸花紫珠片联合抗生素、凝血酶，对照组应用抗生素联合凝血酶治疗。通过对两者的止血效果、凝血功能和血清相关因子变化的对比，结果显示研究组患者血清IL-B4、IL-6、IgE、PT、APTT、TT、Fbg等均明显低于对照组，总有效率显著高于对照组。裸花紫珠片有助于改善凝血功能、抑制炎症因子表达，对鼻炎合并鼻出血有明显改善作用。

（2）上消化道出血

消化道出血是内科常见急症，杨土英等观察裸花紫珠颗粒联合奥曲肽治疗肝硬化上消化道出血的临床效果，96例肝硬化上消化道出血患者按随机数字表法分为2组各48例。两组均用奥曲肽治疗，观察组加用裸花紫珠颗粒治疗。结果：观察组总有效率高于对照组总有效率，治疗后观察组SVBF、PVBF、中医证候积分均低于对照组，两组不良反应发生率比较差异无统计学意义。结论：裸花紫珠颗粒联合奥曲肽治疗肝硬化上消化道出血能够缩短止血时间，改善患者血流动力学指标，改善临床症状，提高治疗效果，且安全。徐珍等选取确诊为乙肝肝硬化食管胃底静脉曲张80例患者作为研究对象，随机分为对照组与观察组，每组40例。对照组采用手术进行干预，观察组在对照组基础上加服裸花紫珠颗粒，疗程均为2个月，对比两组治疗前后肝功能、凝血功能，疗程结束后，追踪随访2个月、4个月、6个月患者出血情况。结果表明：裸花紫珠颗粒辅助治疗乙肝肝硬化食管胃底静脉曲张效果较好，减少了出血情况，对患者肝功能、凝血功能改善较明显，在预防出血上功效较为突出。

（3）内痔出血

针对 Ⅰ 期和 Ⅱ 期内痔出血，临床多采用非手术治疗，李伟等采用口服裸花紫珠片的方法治疗 Ⅰ 期内痔患者 58 例，7 d 后进行疗效评估，痊愈 12 例、显效 19 例、有效 18 例、无效 9 例，总有效率 84.5%，痔核充血情况、便血评分、血小板计数、凝血酶时间较治疗前均有明显改善，裸花紫珠针对痔疮出血的疗效获得证实。

（4）肛门疾病术后出血

林中超等予肛门疾病手术后患者分别口服裸花紫珠片（观察组）和安络血（对照组）。调查发现观察组 176 例中显效 37 例，有效 126 例，总有效率为 92.6%；对照组 86 例，显效 8 例，有效 59 例，总有效率为 77.9%。可见裸花紫珠片的止血功能与安络血相似，且止血效果更优。

（5）流产后出血

林小慧等将 2700 例人工流产术后患者分为口服裸花紫珠片组（试验组）和未口服裸花紫珠药物组（对照组），研究结果表明，试验组术后患者阴道流血时间大于 7 d、合并盆腔炎等感染发生率较对照组的少，下腹疼痛者较对照组的轻，疼痛时间也较短。徐晶等将药物流产后流产不完全的患者 86 例分为治疗组 43 例（给予米非司酮联合中成药裸花紫珠胶囊治疗）和对照组 43 例（常规清宫术治疗）。两组的完全流产情况相当，两组比较无统计学意义，但治疗组的出血时间少于对照组，两组比较有显著差异。结论：米非司酮联合裸花紫珠胶囊用于药物流产可有效缩短出血时间，且不良反应少。

三、其他作用

（1）病毒性肝炎

早在 1972 年，中国人民解放军第 162 医院便报道使用裸花紫珠治疗 107 例急性传染性肝炎，获得较好的疗效。李欣等报道裸花紫珠颗粒联合阿德福韦酯治疗 44 例急性乙型病毒性肝炎（观察组），设置单用阿德福韦酯对照组 43 例，观察组和对照组的总有效率分别为 88.6% 和 69.8%，HBV-DNA 的转阴率分别为 84.1% 和 55.8%，HBeAg 转阴率分别为 86.4% 和 60.4%。在临床表现方面，观察组的厌食、恶心、黄疸等消化道症状改善程度更为明显。转氨酶、胆红素、炎症因子（TNF-α、IL-6、IL-32）水平均低于对照组。李娜等运用同种实验方法治疗慢性乙型肝炎 120 例，结论表明实验组安全有效，裸花紫珠可用于病毒性肝炎的辅助治疗。

（2）过敏性紫癜

过敏性紫癜是一种过敏性血管炎，主要侵犯皮肤或器官的细小动脉及毛细血管。张莹将裸花紫珠片联合常规治疗（实验组）与单用常规对症治疗（对照组）进行对比，各 38 例，结果试验组痊愈率、总有效率均高于对照组，证明裸花紫珠片治疗过敏性紫癜的疗效良好。

（3）儿童 EB 病毒感染

儿童 EB 病毒感染的常用药物阿昔洛韦在临床应用广泛，但是近几年来，发现一些不良反应，大剂量应用阿昔洛韦治疗 EB 病毒感染有急性肾功能衰竭风险。为了解决这一临床困境，刘静瑛探索应用裸花紫珠胶囊治疗儿童 EB 病毒感染，具体将 192 例 EB 病毒感染的儿童随机分为对照组（阿昔洛韦治疗）和观察组（裸花紫珠胶囊治疗），对比两组 EB 病毒感染儿童各种症状恢复时间和临床疗效。结果表明，观察组 EB 病毒感染儿童各种症状恢复均快于对照组，临床疗效优于对照组，差异均具有统计学意义。结论：阿昔洛韦和裸花紫珠胶囊均能有效治疗儿童 EB 病毒感染，但是裸花紫珠胶囊治疗速度快，疗效明显，且无不良反应，值得临床推广。

（4）治疗急性菌痢

急性细菌性痢疾系由一些病原菌感染引起的痢疾样病变，是夏秋季常见肠道传染病。刘忠文用裸花紫珠胶囊与诺氟沙星联用治疗急性菌痢，取得较好的疗效。

综上所述，裸花紫珠药用历史悠久，药理活性多样（抗炎、止血、抑菌、抗氧化和镇痛等），毒副作用小，但是药理方面的研究总体比较初级，主要集中在药用记载功效（抗炎止血）的验证上，更多的药理机制与药代研究有待进一步的完善。裸花紫珠在临床上应用广泛且疗效显著，尤其在呼吸系统、消化系统、生殖系统、皮肤等多种炎性疾病、慢性非特异性炎性疾病及出血性疾病的治疗中均具有良好的疗效，药物安全可靠、不良反应小，值得推广。临床上和其他药物配伍使用也取得了不错的效果，但受限于药理、药代等方面研究的不足，使其新型制剂的开发和临床应用受阻。目前看来，药理和药代等方面的薄弱一直是裸花紫珠开发利用的障碍，在这方面急需展开更多的科研工作。

第六章　裸花紫珠规范化栽培

　　裸花紫珠在其适宜分布区的各种自然条件下均能良好生长，说明其对生长条件的要求并不苛刻。一直以来，其原材料供给主要来源于采挖野生资源。从 2006 年起，随着海南省南药开发利用和生物制药产业的蓬勃发展，裸花紫珠的市场需求量逐年增加，人为无限度、掠夺性采收及其生长环境遭到人为破坏，野生资源逐年锐减，已不能满足企业生产的需要；此外，通过产地调研发现，近年来裸花紫珠药材来源以农民种植为主，海南省有多个裸花紫珠药材种植基地，但由于种质混杂退化、优良品种匮乏、盲目引种、农残重金属超标等方面的影响，药材品质有待优化。因此，进行裸花紫珠种苗的人工繁育和规范化栽培的应用推广极有必要，保护和合理开发利用是当务之急。

　　裸花紫珠幼苗的繁育方式主要有种子繁育、扦插繁育、组培苗繁育等。由于裸花紫珠传统繁育中存在种子结实率较低、出苗率更低等问题，在实际生产中常采用扦插繁育和组培苗繁育。

第一节　裸花紫珠种子繁育

　　种子繁育是中草药栽培应用最广泛的一种繁殖方式，它具有简单易行、繁殖系数大、成本低、可提高种性及生活力等优点，是药用植物大规模推广应用的重要技术基础。但目前裸花紫珠种子育苗技术体系还不成熟，出芽率仍较低，影响其大规模推广应用。

一、裸花紫珠种子的萌发特性

（一）不同成熟度裸花紫珠种子的发芽情况比较

　　裸花紫珠的新鲜果实按不同成熟度可分为 3 种：白色浆果、紫色浆果、褐色浆果。在相同条件下，不同成熟度种子的饱满度、颜色、开始发芽时间及发芽率各不相同（表6-1）。相关研究结果表明，紫色果实的种子比较饱满，颜色为亮黄色，播种后第16天开始发芽，平均发芽率高达73.0%，发芽率最高；褐色果实的种子饱满，颜色为深黄色，播种后第20天开始发芽，平均发芽率为67.0%；白色果实的种子不够饱满，颜色为白色，播种后第24天开始发芽，平均发芽率仅为55.8%，发芽率最低。

表6-1　裸花紫珠不同成熟度种子的发芽率

果实颜色	种子饱满度	种子颜色	开始发芽时间（d）	发芽率（%）
紫色	比较饱满	亮黄色	16	73.0
褐色	饱满	深黄色	20	67.0
白色	不够饱满	白色	24	55.8

（二）不同萌发基质下裸花紫珠种子的发芽情况比较

由表6-2可见，不同萌发基质条件下裸花紫珠种子的发芽率不同，河沙为较好的萌发基质，播种后第8天开始发芽，发芽时间较短，发芽率高达82.2%；其次为河沙＋椰糠（体积比为2∶1），播种后第8天开始发芽，发芽率为80.7%；而红壤土播种后第20天才陆续发芽，发芽率仅为56.5%。对不同萌发基质下种子的发芽率进行方差分析，结果表明，各基质下种子的发芽率间差异极为显著。种子发芽率产生差异的主要原因是种子萌发需要较好的透气性和透水性，而土壤板结和积水等因素不利于种子的萌发。河沙、河沙＋椰糠的透气性和透水性较强，能为种子萌发提供必需的氧气，使用的椰糠也比较疏松，因此这2种基质的种子发芽率较高。红壤土则由于土壤黏性大，易出现土壤板结现象，影响了种子的正常萌发。

表6-2　不同萌发基质下裸花紫珠种子的发芽率

基质配方	开始发芽时间（d）	发芽率（%）
河沙	8	82.2
河沙＋椰糠（体积比为2∶1）	8	80.7
红壤土	20	56.5

（三）裸花紫珠新鲜种子与贮藏种子发芽情况比较

由表6-3可见，刚采收的新鲜种子和冷藏一定时间的种子发芽率差异较大，在相同萌芽条件下，新鲜种子发芽率比较高，发芽率达72.8%，且开始发芽时间比较早，在冰箱中冷藏1个月后种子发芽率仅为50.3%，且开始发芽时间较晚。对新鲜种子与贮藏种子发芽率进行方差分析，结果表明，2 个处理间差异达极为显著水平，在实际工作中，裸花紫珠种子育苗最好随采随播。

表 6-3　裸花紫珠新鲜种子与贮藏种子的发芽率

种子类型	开始发芽时间（d）	发芽率（%）
新鲜种子	15	72.8
贮藏种子	20	50.3

（四）裸花紫珠果实经不同处理后种子发芽情况比较

由表 6-4 可以看出，在相同条件下，刚采收的裸花紫珠成熟果实经不同处理，其种子开始发芽时间及发芽率各不相同。清水搓洗，去除果皮及果肉后的种子，一部分在常温下播种，第 16 d 开始发芽，平均发芽率为 70.6%；另一部分经冷处理（7 ℃）3 d 后常温下播种，第 8 d 就开始萌发，发芽率高达 80.2%，苗株整齐。而未经去除外壳，果实自然晾干后呈紫褐色，种子的外壳较硬，碾压下种子不易分开，发芽受阻，试验第 30 d 才开始发芽，平均发芽率仅为 23.9%。种子经上述 3 种方法处理后，发芽率有明显的差异，说明刚采收的成熟果实，种子内部贮藏的有机物质达到最高水平，此时具有发芽能力。去除果皮增强了种子的透水透气性，便于萌发，而保留果皮的种子，果皮紧裹种子，阻碍了种子与外界交换水气的途径，不利于种子萌发。种子经变温处理，变得容易吸水，可促进气体交换，并能加快物质转化过程，缩短发芽时间，提高发芽率。

表 6-4　裸花紫珠果实经不同处理后种子的发芽率

种子类型	处理方式	发芽时间（d）	发芽率（%）
去除果皮和果肉	冷处理 3 d 后播种	8	80.2
去除果皮和果肉	常温下播种	16	70.6
保留果皮和果肉	常温下播种	30	23.9

（五）不同季节播种裸花紫珠种子的发芽情况比较

由表 6-5 可见，3 月播种，温度 25 ~ 30 ℃，光照 1500 ~ 1800 lx，适宜种子萌发所需的温度及光照，种子开始发芽时间比较早，第 8 ~ 11 d 开始发芽，发芽率为 82.9%。而 12 月下旬播种，温度偏低，光照不足，影响种子萌发，第 16 d 才开始发芽，发芽率仅为 75.1%。结果表明，种子萌发受温度、光照的影响，因此裸花紫珠种子适宜春季播种。

表 6-5 不同季节播种裸花紫珠种子的发芽率

播种时间	温度（℃）	光照（lx）	发芽时间（d）	发芽率（%）
12 月	18 ~ 25	800 ~ 1800	16	75.1
3 月	25 ~ 30	1500 ~ 1800	8 ~ 11	82.9

二、裸花紫珠播种繁殖

（一）种子采集

裸花紫珠果实成熟时进行采收。果实包含果皮、果肉和种子，由 4 室胚珠组成，其中仅 1 ~ 2 室胚珠发育完全，呈椭圆形，表皮具有许多褶皱，无胚乳。经电镜扫描观察，裸花紫珠种子呈近圆形，基部有杯状花萼残基，同时种皮具有多条脊状条带、多数腺鳞、少量非腺毛。将采收的新鲜果实用清水搓洗，去除果肉及果皮，从中选取颗粒饱满、发育完好、大小均匀一致、不携带病虫害、生命力强的种子在室内晾干备用。种子千粒重约 0.491 g。目前，裸花紫珠种子品质分级详见海南省地方标准《中药材种子　裸花紫珠》（DB46/T 356—2016），其中裸花紫珠种子质量标准见表 6-6。

表 6-6 裸花紫珠种子的质量标准

等级	纯度（%）	净度（%）	含水量（%）	发芽率（%）
一级	≥ 99	≥ 94	≤ 12	≥ 75
二级	≥ 97			
三级	≥ 95			

（二）种子贮藏

种子包装袋外面必须标明种子名称、产地、收种时间、净重等。包装材料选用以聚乙烯为主要原料的制成品（自封袋），包装规格根据种子重量而选择适合的自封袋，标签规格依据种子袋的大小而定。低温贮藏，贮藏温度为 4 ~ 15 ℃、湿度 45% ~ 65%，贮藏时间不超过 1 年。

（三）播种育苗

1. 整地

选择地势平缓、土层深厚、疏松肥沃、排水良好、光照充足的地块作育苗地，山地苗圃可选择水肥条件好的缓坡，沿等高线整地筑床。在上一年的冬季翻耕土壤 30 cm，并每亩施入糖泥或甘蔗渣 1000 kg 作为基肥，起畦筑苗床高 15 ～ 20 cm、宽 1.0 ～ 1.2 m，床土要细碎，床面要平整。播种前，每亩（1 亩 ≈ 667 m²）用 70% 敌克松可溶性粉剂 500 g 混拌 30 kg 细土配成药土，均匀撒在苗床表面进行苗床消毒。

2. 播种时间

一般播种时间为 3 月，可提前至 2 月，播种前使用防杂草生长的黑色地膜覆盖，当年生苗地径可以达到 1 ～ 2 m。

3. 种子处理

在播种前以适当温度浸泡种子，有利于加速种子的萌发，裸花紫珠种子种皮比较坚硬，用 30 ～ 40 ℃温水浸泡种子，翌日将种子滤干水分进行播种；或用 100 mg/L 赤霉素水溶液浸渍 24 h，然后用清水洗净，即可播种。

4. 播种方法

按每平方米 200 ～ 300 g 的播种量，将经处理的种子和干细沙以体积比 1 : 5 混匀后，均匀撒播在苗床上，播后用过筛的壤土或沙质土均匀覆盖，厚度为 0.5 cm，其上再盖一层薄稻草或椰糠。

5. 育苗管理

（1）水分管理

播种后，根据季节气候，在早上或傍晚用喷雾器喷水，烈日喷水稍多些，雨天或阴天少浇或不浇水，喷水要适度，不能积水，并适时除草。

（2）间苗和施肥

种壳脱落，发芽整齐一周后，间除发育不良、有病虫害、有机械损伤和过于密集的小苗，最好在浇水或雨后土壤湿润时进行间苗。保留密度以每平方米 150 ～ 180 株为宜。齐苗 10 d 后，每隔 15 d 喷施 0.2% 的磷酸二氢钾溶液。移苗前 10 d 以 0.2% 的尿素溶液浇施。

（3）适期移苗

幼苗长出 4 片真叶时，挑出健壮幼苗，即可分批移苗上袋。

（四）容器育苗

1. 育苗容器

采用塑料袋育苗，规格为 6 cm×9 cm。

2. 基质准备

按肥沃地表土：过磷酸钙＝1000 : 5 的体积比混合配置基质，置于容器育苗床上。

3. 基质消毒

（1）福尔马林消毒

用0.5%的福尔马林喷洒基质，每平方米用药液50 mL，拌匀后堆积，再用塑料薄膜密封5～7 d，然后撤膜，待药味挥发后使用。

（2）多菌灵消毒

用50%多菌灵可湿性粉剂，每立方米基质用药100 g，混合拌匀后用塑料薄膜覆盖2～3 d，然后撤膜，待药味挥发后使用。

4. 装袋

将消毒后的基质装入育苗袋内，压实，整齐摆放到苗床上，每行15个袋，苗床周围用土培好，袋间隙用细土填实。

5. 移苗

（1）移苗前准备

移栽前1～2 d，将播种苗床和容器基质淋透水。

（2）起苗方法

晴天傍晚或阴天，用竹签起苗，集中一小把，对齐根颈部，保留3～4 cm长的主根，待栽。

（3）移栽方法

移苗时，用竹签在育苗容器基质内插1个深度适中的小洞，捏住小苗根颈上部将芽苗植入小洞中，要求根舒展达底、苗正紧实。防止窝根、浅植和吊颈。选择晴天早晚或阴天进行，移植深度掌握在根颈以上0.5～1.0 cm，每个容器移1～2株苗。

6. 查苗、补苗

栽种1周后，进行查苗补苗。

7. 苗期管理

（1）灌溉、除草

1周内每天喷1次水，1周后每2～3 d喷1次水，保持基质湿润。喷水宜在早晚进行，并及时拔除杂草。

（2）追肥

移苗20 d后，每隔20 d以0.2%的复合肥溶液追肥1次。每次施肥后要喷洒 1 次清水浇叶洗苗。

（3）病虫害防治

①防治原则：采用预防为主、综合防治的原则。以农业防治为主，辅以生物、物理、机械防治，尽量减少化学农药防治次数，优先使用生物农药，化学农药宜选用高效低毒低残留的农药种类，遵循最低有效剂量原则。

②根腐病：春季多雨、梅雨期间多雨的年份发病严重。发病后用 30% 噁霉灵水剂 1200～1500 倍稀释液或者 30% 甲霜·噁霉灵水剂 1500～2000 倍稀释液进行灌根。

③蚂蚁：主要为黄蚂蚁和子弹蚁，用 90% 以上敌百虫晶体 500～1000 倍稀释液喷雾喷杀。

④蟋蟀：采用毒饵诱杀法。每亩用 50% 辛硫磷乳油 20～40 mL，拌 30～40 kg 炒香的饵料（如麦麸、豆饼、棉籽饼等），拌时适当加水，制成毒饵，在晴天傍晚时撒放诱杀。

8. 苗木出圃

（1）苗木出圃前的准备

出圃前 20 d 停止施肥，减少浇水次数。

（2）炼苗

出圃前 20 d，早晚撤掉遮阳网，中午盖上遮阳网，出圃前一周撤掉遮阳网。出圃前 2 周，移动容器进行重新排列或截断伸出容器外的根系，出圃时喷洒杀菌剂，以防苗木带病下地。选择地径 ≥ 0.3 cm、苗高 ≥ 30 cm、无病虫害的苗出圃。

（3）起苗运苗

随起、随运、随移栽，起苗时要注意保持容器内根团完整，防止容器破碎。苗木运输过程中，轻拿轻放。

第二节　裸花紫珠扦插繁育

扦插繁育就是运用植物根、茎、叶、芽的再生能力，使其在适当的条件下生根、发芽，形成新的植株。其优点是保持每株的特性；开花期比种子繁殖的早；繁殖方法简单，取材方便，成活率高；条件具备时四季均可进行；对不能结实的种类可用此法繁殖。缺点是扦插的植株根系浅，生长年限较短。刘式超等以2年生实生苗的嫩枝为试材，从基质、插条部位、留叶方式、扦插季节、外源激素种类及浓度5个方面对裸花紫珠的扦插生根因子进行了系统研究。周再知和李晨晨等研究了外源吲哚丁酸（IBA）对裸花紫珠扦插生根和内源激素含量变化的影响及对裸花紫珠插穗营养物质含量及抗氧化酶活性的影响。唐燕等从选地、整地筑畦、枝条选择和穗条剪取、扦插、苗床管理、出圃标准等方面总结了裸花紫珠扦插繁育技术。

一、裸花紫珠扦插生根影响因子研究

（一）不同基质处理对裸花紫珠扦插生根的影响

设置8个处理组，即河沙（T1），蛭石（T2），河沙：蛭石＝1：1（T3），河沙：泥炭土＝1：1（T4），泥炭：蛭石：河沙＝1：1：1（T5），泥炭：蛭石：河沙＝2：1：1（T6），泥炭：蛭石：河沙＝1：2：1（T7），泥炭：蛭石：河沙＝1：1：2（T8），T3～T8均为体积比。选取2年生实生苗的嫩枝中段，速蘸1000 mg/L IBA（15 s）后立即进行扦插。随机区组设计，每处理组100株插穗，3次重复。

表6-7结果表明，T1处理组的插穗生根率和生根数量低于其他处理组，偏根率最高；T6处理组的插穗生根率和生根数量高于其他处理组。最佳处理组T6与最差处理组T1相比，生根率提高了68.8%，偏根率下降了24%，生根数量提高了68.8%，最大根长提高了26.1%。仅从生根率来看，3种基质混合的处理（T5、T6、T7、T8）优于单一基质（T1、T2）和两种基质混合（T3、T4）的处理。

表6-7　裸花紫珠不同基质处理插穗的生根指标

处理组	生根率（%）	偏根率（%）	生根数量（条/株）	最大根长（cm）
T1	44.23±3.31	48.85±1.92	3.20±0.22	4.83±0.29
T2	52.74±1.81	41.15±1.92	4.00±0.30	4.74±0.28
T3	58.49±1.47	42.99±5.17	3.40±0.26	5.34±0.35
T4	48.46±3.05	34.92±5.39	3.60±0.39	5.74±0.34
T5	59.91±4.36	33.00±3.66	5.30±0.21	5.19±0.30
T6	74.67±4.48	37.14±3.93	5.40±0.42	6.09±0.33
T7	65.04±3.87	28.78±2.22	4.60±0.34	6.46±0.30
T8	61.14±2.09	46.92±3.85	5.10±0.18	5.48±0.26

（二）不同插穗部位对裸花紫珠扦插生根的影响

设置 3 个处理组，使用等体积的泥炭、蛭石、河沙作基质，分别以 2 年生实生苗的上部（带芽的顶梢）、中部和下部为插穗，用 1000 mg/L 的 IBA 处理插穗，速蘸 15 s 后扦插。随机区组设计，每处理组 100 株插穗，3 次重复。

表 6-8 结果表明，上部插穗的生根率最高、偏根率最低，中部插穗的生根数量最多、最大根长最长；中部插穗的综合生根效果最好。

表 6-8 裸花紫珠不同部位插穗的生根指标

插穗部位	生根率（%）	偏根率（%）	生根数量（条/株）	最大根长（cm）
上部	63.05±3.22	37.22±3.48	4.80±0.49	6.74±0.2
中部	59.36±1.74	41.07±8.92	5.10±0.50	7.20±0.82
下部	48.26±1.85	52.86±6.81	3.00±0.37	4.69±1.02

（三）不同留叶方式对裸花紫珠扦插生根的影响

设置 4 个处理组，即不留叶、留 1 片半叶、留 2 片半叶、留 2 片全叶，选取 2 年生实生苗的嫩枝中段，使用等体积的泥炭、蛭石、河沙作基质，用 1000 mg/L 的 IBA 处理插穗，速蘸 15 s 后扦插。随机区组设计，每处理组 100 株插穗，3 次重复。

表 6-9 结果表明，留 2 片半叶处理组的生根率、生根数量显著高于其他处理组，偏根率显著低于其他处理组；不留叶处理组的生根率、生根数量、最大根长均为最低。随留叶的数量和留叶面积的增加，插穗的最大根长随之增加，留 2 片全叶时，插穗的最大根长达到最大值；留 2 片半叶的插穗，综合生根效果最佳。

表 6-9 裸花紫珠不同留叶方式插穗的生根指标

留叶方式	生根率（%）	偏根率（%）	生根数量（条/株）	最大根长（cm）
不留叶	48.86±4.68	35.22±2.01	3.50±0.27	4.89±0.28
1 片半叶	54.37±3.24	43.08±3.85	4.10±0.38	5.43±0.25
2 片半叶	64.50±3.14	28.78±2.22	5.40±0.40	6.14±0.32
2 片全叶	55.99±2.56	30.79±4.22	4.35±0.21	7.72±0.24

（四）不同扦插季节对裸花紫珠插穗生根的影响

设置 3 个处理组，分别于 4 月（春季）、7 月（夏季）、9 月（秋季）进行试验，选取 2 年生实生苗的嫩枝中段，使用等体积的泥炭、蛭石、河沙作基质。用

1000 mg/L 的 IBA 处理插穗，速蘸 15 s 后扦插。随机区组设计，每处理组 100 株插穗，3 次重复。

从表 6-10 结果可知，9 月（秋季）扦插的插穗，在生根率、生根数量和最大根长上均高于 4 月（春季）和 7 月（夏季），且偏根率最低；7 月（夏季）的生根率和生根数量最低，偏根率最高。9 月（秋季）与 7 月（夏季）相比，生根率提高了 13.7%，生根数量提高了 40.5%，最大根长提高了 20.2%，偏根率降低了 9.1%。从 4 个生根指标来看，9 月（秋季）扦插最利于生根。

表 6-10　裸花紫珠不同扦插季节插穗的生根指标

扦插时间	生根率（%）	偏根率（%）	生根数量（条/株）	最大根长（cm）
4 月（春季）	61.65±3.20	30.29±6.18	4.30±1.42	5.81±0.86
7 月（夏季）	51.76±2.25	37.14±3.93	4.20±1.32	6.40±0.54
9 月（秋季）	65.43±1.90	28.08±6.05	5.90±1.20	7.69±0.20

（五）不同外源激素及浓度处理对裸花紫珠扦插生根的影响

使用等体积的泥炭、蛭石、河沙作基质，选取 2 年生实生苗的嫩枝中段，吲哚乙酸（IAA）、吲哚丁酸（IBA）和萘乙酸（NAA）各设 4 个浓度水平即 1000 mg/L、1500 mg/L、2000 mg/L 和 2500 mg/L，以清水为对照，共 13 个处理组，所有处理组均速蘸 15 s 后扦插。随机区组设计，每处理 100 株插穗，3 次重复。以上 5 个试验同时开展，先用 0.5% 高锰酸钾溶液全面消毒基质，然后装入已消毒的育苗盘，用清水浇透。将采摘的穗条截成长度 9～11 cm、上端平口、下端斜切口的插穗，然后用 0.1% 高锰酸钾溶液消毒 1～2 min，经蒸馏水洗净后直接扦插。扦插完毕即浇水并喷洒 50% 多菌灵可湿性粉剂 200 倍稀释液；苗床上搭盖塑料薄膜拱棚，保持扦插的环境湿度。

实验结果表明，IBA、IAA 和 NAA 处理的生根率随浓度的升高而下降；4 个浓度水平上，3 种激素的生根率顺序均为 IBA ＞ IAA ＞ NAA。13 个处理中，1500 mg/L IBA 的生根率最高，其次为 1000 mg/L IBA。在偏根率上，2000 mg/L IAA 插穗最低，其次为 1500 mg/L IBA。在生根数量上，3 种激素的生根数量为 IBA ＞ NAA ＞ IAA，2000 mg/L IBA 插穗的生根数量最多。4 个 IBA 处理的最大根长均显著高于对照，4 个 NAA 处理的最大根长低于对照。由此可见，IBA 处理的插穗在生根率、偏根率、生根数量和最大根长上均有明显优势。此外，4 个浓度水平上，IBA 的平均根长均高于 IAA 和 NAA，其中 1500 mg/L IBA 插穗最高。13 个处理中，2000 mg/L IBA 插穗的不定根表面积最大；3 种激素的平均不定根表面积高低关系为 IBA ＞ NAA ＞ IAA。在不定根体积上，1500 mg/L IBA 处理最高；3 种激素的平均不定根体积高低顺序为 IBA ＞ IAA ＞ NAA。由此可见，IBA 处理在不定根性状的指标上仍然表现出显著优势，1500 mg/L IBA 对生根质量和不定根性状最佳，综合生根效果最好。

（六）不同外源激素处理的生根进程

扦插第 5 d，1500 mg/L 的 IBA 处理的插穗，皮孔最先出现膨大开裂现象。扦插 12 d 后，除 NAA 处理外，大部分插穗的基部斜切口附近出现膨大开裂，切口处颜色加深并出现少量白色絮状的愈伤组织（图 6-1A），IAA 处理和 IBA 处理的插穗的基部均有白色芽状不定根出现，而且地面上开始出现幼嫩新叶。扦插 15 d 后，NAA 处理组的插穗皮孔处才出现上述芽状不定根，IBA 处理和 IAA 处理插穗地上部分的新叶生长迅速（图 6-1B）。扦插 20 d 后，1000 mg/L、1500 mg/L 的 IBA 和 1000 mg/L 的 IAA 处理的插穗的基部愈伤组织不定根已经形成，并开始伸长，比对照提前 2 ～ 3 d（图 6-1C）；NAA 处理的插穗皮部刚刚开始有不定根出现，并开始伸长。扦插 30 d 后，各处理插穗的不定根继续伸长，生根数量基本稳定（图 6-1D）。观察生根进程表明，裸花紫珠插穗以皮部生根为主，属皮部生根型。

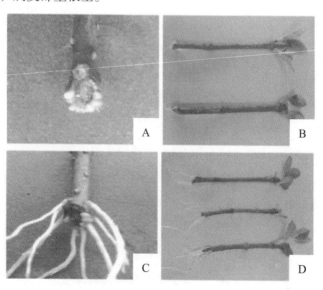

图 6-1 裸花紫珠扦插生根进程

二、裸花紫珠扦插繁殖

(一) 圃地选择

苗圃地应选择地势平坦、向阳、背风、地力肥沃、排灌方便的水田地。

(二) 整地作畦

（1）整地

首先在上一年12月将水田的杂草清除干净，然后将水田地翻耕冬晒。翌年3～4月再次深耕细耙2次。

（2）筑畦

在深耕细耙水田地上施足基肥，施腐熟有机肥1.5万～2.25万kg/hm²、复合肥750 kg/hm²。然后，整成畦面宽1.0～1.2 m、沟深30 cm、沟宽40 cm的垄畦。

(三) 枝条选择和插穗剪取

（1）枝条的选择

应选择1～2年生的无病虫、生长健壮、腋芽饱满、红棕色的中部枝条作为插穗。将枝条剪下后去除净叶片，并贮藏于湿润的细沙中备用。贮藏期间注意检查其干湿度，以防止枝条霉烂或干枯。

（2）穗条的剪取

穗条要求穗长15～20 cm，有4～7个饱满的腋芽，剪口必须平滑、无撕裂。注意不能损伤腋芽，发现有花、果的腋芽枝条，应坚决剔除。剪穗应在荫凉的地方进行，并边剪边洒水。最好当天剪好的插穗当天插完。

（3）扦插规格

按行株距20 cm×10 cm进行扦插。

（4）搭棚

在扦插苗木用白塑料薄膜覆盖之前，必须提前搭好荫棚。搭棚一般采用活动式遮阳网。

(四) 扦插

扦插前先用水浇透苗床并用0.1%的高锰酸钾溶液进行消毒；同时，在扦插前用吲哚丁酸等植物生长素浸泡处理插穗，以促其生发根。处理后即可进行扦插，扦插深度约为插穗长的2/3，扦插好后还要浇水1次，使插穗与基质充分接触。然后再用白塑料薄膜进行覆盖。还要在棚内放上1～2支土温计。

（五）苗床管理

扦插好后要精心加强苗床管理，插穗才能生根成活发芽。此时苗床管理可分为揭膜前和揭膜后的苗床管理。

1. 揭膜前的苗床管理

（1）保温保湿

一般膜内空气湿度必须保持在 90% 以上，温度应保持在 28 ～ 32 ℃。注意苗床的排涝情况。

（2）查苗除草

扦插好后 10 ～ 15 d，检查插穗出苗情况不能随便揭膜，检查时用手指轻弹薄膜，让膜内水珠落下再透过薄膜检看种苗生长情况。若叶片挺立且嫩叶不勾头的则生长正常；如嫩叶上出现黑霉状或土壤出现灰白霉状物，则应喷施 50% 多菌灵 1000 倍稀释液或 70% 甲基托布津 1500 倍稀释液再次灭菌消毒。如地膜内有杂草可先扒开膜后用剪刀剪除，不能用手去拔，以免松动伤苗。除草完后重新覆盖好即可。

2. 揭膜后的苗床管理

（1）炼苗

应选择在阴天揭开遮阳膜、棚网进行炼苗，时间不少于 15 d。

（2）浇水

揭膜后应浇透水 1 次，同时结合施水肥 1 次。以后隔天浇水 1 次（第一个月），以保持土壤湿度在 80% 以上。

（3）施肥

在第一次灌水后进行，用 0.5% ～ 1% 的复合肥溶液进行浇灌，以后每月施肥 1 次。必须遵守"先稀后浓，淡肥勤施"的施肥原则。应及时通过叶面喷施爱多收、2% 的磷酸二氢钾溶液等营养剂补充养分。

（4）除草

揭膜后除草必须做到除早、小，以不松动扦插苗为宜。一般每除 1 次草后必须浇水 1 次。

（5）病虫害防治

要及时防治病虫害，最好每月喷洒 1 次农药。

（六）出圃标准

株高 40 ～ 50 cm、叶片达 7 ～ 10 片、健壮无病虫害的幼苗，即可达到裸花紫珠的种苗出圃标准。先用水浇透畦面后用锄头挖起扦插苗，要求苗根必须带少量土，以保证裸花紫珠移栽后种植的成活率。

第三节 裸花紫珠组培苗繁育

组织培养繁殖是在人工培养基将离体组织细胞培养成为完整植株的繁殖方法。潘梅等利用裸花紫珠种子为外植体，MS 培养基，通过比较不同植物生长调节剂种类和浓度配比、培养条件以及生根苗的移栽基质，建立了裸花紫珠组织培养快速繁殖体系。黄东梅等以裸花紫珠无菌苗幼嫩茎段为外植体，研究不同激素配比下芽诱导、增殖和生根情况，获得一套裸花紫珠快速繁殖的方法。黄赛等以带腋芽的裸花紫珠嫩茎段为外植体，研究其组培快繁技术。

一、裸花紫珠种子培养及植株再生

裸花紫珠种子培养及植株再生技术主要流程如下。

（1）外植体消毒及萌发

将裸花紫珠成熟种子在自来水中清洗干净后用纱布包裹，在超净工作台上，先用 75% 酒精浸泡 10 s，用无菌水冲洗 3 次，再用 0.1% $HgCl_2$ 溶液浸泡 10 min，用无菌水冲洗 5 次，然后将种子接种到诱导培养基（MS 培养基）上培养 25 d 后开始萌发（图 6-2）。

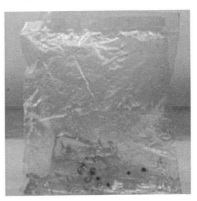

图 6-2 种子萌发

（2）丛生芽的增殖继代

切取萌发小苗上端长约 1.0 cm，转入增殖培养基（MS ＋ 6–BA 2.00 mg/L ＋ NAA 0.05 mg/L）中，培养温度 28 ℃及光照强度 1500 lx 下 30 d 左右可分化出 5 ～ 6 个丛芽，萌发出的新芽即可用解剖刀切分转入相同的培养基中进行增殖培养 30 d。此外，相关研究数据表明，增殖培养基中 6–BA 的浓度过高或过低，均会导致丛生芽增殖系数较低、长势弱，6–BA 为 3.00 mg/L 时，出现玻璃化现象，因此，在继代增殖培养中，6–BA 浓度不宜超过 3.00 mg/L；培养温度和光照强度过高、过低均不利于丛生芽的生长，温度达到 32 ℃时，出现玻璃化苗（图 6–3）。

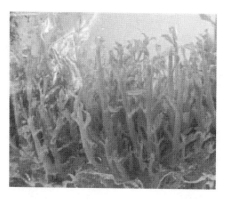

图 6–3　增殖培养 30 d 的丛生芽

（3）生根培养

将高度达到 2 cm 的继代小苗进行生根培养，MS 培养基中添加 0.5 ～ 0.75 mg/L NAA（NAA 浓度超过 1.00 mg/L 会产生畸形根），培养温度为 28 ℃，光照强度为 1500 lx，光照时间为 8 h/d（图 6–4）。

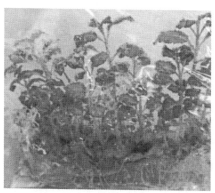

图 6–4　生根培养 30 d 的苗

（4）组培苗的炼苗与移栽

保水、保肥、通透性良好的基质有利于组培苗的成活和生长，组培苗在河沙、珍珠岩和表土的混合基质中成活率最高而且表现速生，该基质疏松透气、保水，而且表土所含的养分较高。裸花紫珠组培苗较细小，叶片又无明显角质层，在移栽前期覆盖塑料薄膜可以保证土壤和空气的湿度，防止叶片失水萎蔫，成活率明显高于未盖薄膜的处理。无根苗在生根培养基中培养 30 d 后，苗高 3 ～ 5 cm，根 5 条以上，将其移入拱棚内炼苗 7 ～ 15 d 即可移栽。从培养袋中取出小苗后，将海绵状根和一些老化的根系去除，用清水洗去根部残留的培养基，栽植于河沙：椰糠：园土：珍珠岩＝ 2：1：1：1、河沙：珍珠岩：表土＝ 1：1：1、河沙：园土＝ 3：1 的配比基质中，淋足定根水后移入阴凉处（图 6-5）。

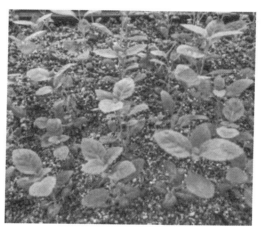

图 6-5　移栽 30 d 的组培苗

二、裸花紫珠嫩茎培养及植株再生

裸花紫珠嫩茎培养及植株再生技术主要流程如下。

（1）外植体处理

选取带腋芽的裸花紫珠嫩茎段，在自来水下冲洗干净，在超净工作台上用 75％的酒精浸泡 10 s，再转入 0.1％的升汞中消毒 10 ～ 15 min，用无菌水冲洗 5 次后对其进行切割接种。切割时，切去与升汞接触到的切口。

（2）不定芽诱导

在超净工作台上，小心切去顶芽、叶片，将茎切成 1 ～ 2 cm 的带节小段，接种于 MS ＋ 6–BA 2.0 mg/L ＋ NAA 0.1 ～ 0.3 mg/L 的培养基上，培养温度（26±2）℃，光周期 16 h/8 h（光／暗培养）。

（3）增殖培养

将诱导出的丛生芽分成大小相近的一小簇（含 3 ～ 5 个小芽），转至增殖培养基（MS ＋ 6–BA 1.0 mg/L ＋ NAA 0.3 mg/L）上进行增殖壮苗培养。

（4）生根培养

不定芽经过增殖壮苗长至 2 ～ 3 cm 后，将芽切下，转至添加 NAA 0.05 mg/L 和 IBA 0.5 mg/L 的 1/2MS 培养基中进行生根诱导。

（5）炼苗移栽

由于组培苗一直生长在相对恒定的温度、光照环境中，对外界多变的自然环境一时难以适应，移栽前要经过一个充足炼苗的过程才能提高移栽成活率。待组培苗健壮、根系发达、根长 4 ～ 5 cm 后，将培养瓶瓶盖打开，放置于温室炼苗 1 周左右，取出生根苗用自来水清洗去掉根系上所黏附的培养基，栽入含有 50% 椰糠的基质或河沙：木屑：园土＝ 1：1：1 混合基质中，用保鲜膜覆盖，每天定期喷水保湿，约 1 周后去掉保鲜膜进行正常栽培管理。

第四节　裸花紫珠大田栽培技术

大田栽培种植一直以来受到广大种植农户的广泛关注和重视，近年来裸花紫珠种植效益越来越好，如何更好地提高产量和品质，大田栽培种植需要哪些种植要素、需要注意哪些问题，聂垚等从土壤选择、栽种时间、种植密度、树形选择、田间管理和采收时间等方面进行了系列总结。刘式超等通过开展氮肥（N）、磷肥（P）及种植密度等 3 因子试验，探究不同的 N、P 水平及种植密度对裸花紫珠的生物量、产量及主要活性成分的影响，旨在为裸花紫珠合理的培育和开发利用提供科学依据。

一、选择土壤

裸花紫珠怕渍水，对土壤要求不严，一般土壤都能栽培。但土壤是产量与效益高低的基础，为了高产最好选择土壤肥沃、地势高燥、土层深厚、排灌方便、地块集中、杂草源少的沙质壤土农田或旱地作为栽培地块；平地一定要开排水沟，排水沟的深度在 30 ～ 40 cm，做到雨停水干；坡地可不开排水沟，但要进行翻耕整地，筑好畦，畦的宽度为 1 ～ 1.2 m。种植大户还应考虑将来具有扩展空间这个因素。

二、栽种时间与密度

栽种时间以植株还未萌动的 2 月中下旬为宜，在栽种前每亩穴施磷肥 100 kg，并用土拌匀。一般株行距为 50 cm×（60 ～ 80）cm，根据田间土壤具体状况而略有区别。

三、树形选择与田间管理

树形最好是矮干形或丛状，这样产量高，同时也有利于冬季覆盖保温。施肥以有机肥为主，在 12 月每亩施腐熟药渣 1500 kg 为越冬肥。在早春的 2 月施三元素复合肥 20 kg，在第一次收获后的 7 月上旬，再施三元素复合肥 30 kg，以利下季产量的提高。在杂草较多时，选择晴天进行中耕除草松土。由于裸花紫珠从野生变栽培，病虫害目前发生较少，现只发现蝗虫为害，可在蝗虫若虫期用高效低毒的杀虫剂防治。干旱时，有条件的地方可以灌溉，有利于提高产量。在冬季低温来临前，用稻草覆盖后再覆土保温，以使裸花紫珠的根部安全越冬；冬季长期干旱时，有条件的地方可以在严寒来临前灌 1 次跑马水，这样可以提高裸花紫珠的耐寒性。

四、施肥与种植密度的影响

裸花紫珠适宜的施肥与密度组合为氮肥 51.2 g/株、P_2O_5 肥 11.8 g/株，株行距 50 cm×80 cm；以单位面积换算即尿素 2.76 t/hm^2、钙镁磷肥 2.46 t/hm^2，种植密度 25000 株/hm^2。

五、适时采收与更新

全年均可采收，以夏秋季采收为最佳。为了提高单位面积的产量，人工栽培密度相对较大，若不及时采收，生长到一定时期后，下部的叶片就会枯黄脱落，从而影响产量。一般情况下，第一次采收在 6 月底 7 月初，第二次采收在 11 月下旬。一般采用地上部分割除法，地上部分仅留 10 cm 左右，用锋利的镰刀进行斜割，角度为 30°～45°，割口力求平滑。裸花紫珠萌芽率强，一般采用萌芽更新，其方法简单、成本低、成林快、节省劳动力，但经过 4～5 代后，长势会逐渐衰退，应采取更新措施，重新翻地栽植。

第五节　裸花紫珠种植基地选址操作规程

一、依据

《中药材生产质量管理规范》（2022 年发布），《环境空气质量标准》（GB 3095—2012），《土壤环境质量　农用地土壤污染风险管控标准（试行）》（GB 15618—2018），《农田灌溉水质标准》（GB 5084—2021）。

二、内容

1. 选址要求

（1）种植基地的选址和建设应当符合国家和地方生态环境保护要求，周围无污染源，种植基地环境应当持续符合国家标准。

（2）根据基地的发展规划，查找信息，对有中药材种植历史及经验并有意建立基地的地方（乡、镇或村）的情况进行搜索，以此作为基地选择的对象进行现场勘察。

（3）种植基地地址应当明确至乡级行政区划，每一种植地块要明确记载种植户信息，并进行边界定位和面积测量。

2. 勘察

（1）用地规划

种植基地所属市、县、乡用地规划，确定拟选择的基地在未来 5～10 年内的用地规划情况。

（2）污染源

拟选基地周围污染源情况，包括工业污染源、生活污染源及交通污染源等。

（3）基地的条件

①基地的地理条件、地质资源、地形地貌（海拔、坡度）等要符合裸花紫珠生活习性的需要。

②基地周围有适应裸花紫珠的水文条件，满足灌溉需求。

③基地周围有便于运输的交通条件，基地离交通主干道 1 km 以上，无交通污染源。

④调查农作物耕作制度及作物栽培情况，包括种植模式、种植或轮作期间化肥、农药使用情况等。

（4）药材道地性、产量和质量调查

对裸花紫珠野生资源分布进行调查，确认基地是否为裸花紫珠野生资源分布区域并调查产、供、销情况。

（5）产地适宜性调查

收集基地的气象资料，确认气候条件是否符合裸花紫珠的种植需要，包括年均气温、最大温差、年无霜期和降水量等。

（6）产地土壤分析检测

分析检测基地土壤（土壤基质、土壤酸碱度、土壤肥力），确认土壤是否适应裸花紫珠的种植。

3. 产地环境质量检测

（1）委托有资质的检测机构对拟选基地空气、土壤、水质进行检测，确认所选产地的环境质量是否达到国家对空气、土壤、灌溉水相关质量标准的要求，是否适宜中药材的种植。

（2）通过调查，收集有关原始检测资料并做好调查勘察记录，绘制基地的规划简图。

4. 基地的确认

（1）拟选种植基地符合选址条件，且按本规程勘察结果符合本规程要求时，由基地选址负责人起草选址报告，报公司进行审批。

（2）经公司批准后，将所选种植基地正式确定为裸花紫珠的种植基地，按公司种植基地进行管理。

第六节　裸花紫珠种植、采收及加工管理规程

一、依据

《中药材生产质量管理规范》(2022年发布)。

二、内容

1.建设

由于裸花紫珠为阳生植物，耐旱，忌水涝，喜温暖干燥和阳光充足的环境。因此无须遮阳，种植地需开排水沟，防止雨季时地块积水。同时应设有滴灌或喷灌等淋水设施。

2.耕作制度

裸花紫珠抗病性强，虫害病害较少发生，因此对前茬作物并无要求。

3.移栽

（1）种苗需符合《中药材种子　裸花紫珠》(DB46/T 356—2016) 的规定且无病虫害即可。

（2）切断种苗过长主根，需剪掉植株上部嫩梢及2/3的叶片。在移栽前用生根粉沾根，增加植株的成活率。

（3）定植株行距为1～2 m。

（4）移栽后可适当遮阳，每天早晚浇水直至种苗成活后，改为每3天浇1次水，或根据土壤湿度确定。

4.田间管理

（1）除草

①裸花紫珠定植成活后，每年除草2次较为适宜。第一次在苗高75 cm以下时及时除草，利于株间透光透气，有助于裸花紫珠速生快长。第二次除草在首次追肥前，减少肥料的流失。

②幼苗期以人工除草、人工松土为主，避免使用化学除草剂；生长期控制杂草可少量使用草铵膦，采用背负式喷壶进行喷药，安装喷头防护罩；禁止使用动力增压打药机进行灭草施药。

③采收前 3 个月内，禁止使用化学灭草剂。

（2）灌溉与排水

裸花紫珠耐旱怕水涝，因此除定植初期及连续干旱时期外，基本无需灌溉。逢雨季时期，应及时修补排水沟和垄，确保田间不出现积水现象。

（3）施肥

应贯彻薄施、勤施的原则，以氮、磷、钾肥为主，禁止使用人粪尿或未经充分腐熟的动物粪便。

5. 病虫害防治

遵循"预防为主、综合防治"原则，优先采用物理、生物等绿色防控方式，减少或避免使用化学农药。

6. 采收

（1）采收裸花紫珠应避开风雨天气，或雨后植株上水未干的情况。

（2）将植株自距地 10 cm 以上的位置砍断，转移到合适场所进行叶片采摘。

（3）采摘叶片时应剔除枯叶、黄叶、烂叶，将采摘的叶片集中收集，注意避免混入其他异物。

7. 产地加工

（1）采摘的裸花紫珠叶片应及时进行干燥，可采用自然晒干或烘干的方式进行干燥，将叶片干燥至水分＜ 13% 即可。

（2）干燥好的叶片应采用对药材质量不产生影响的包装材料进行包装，并贴有标签，标明药材名称、基原、批号、产地、数量、保质期、生产企业、质量状态等内容。

8. 运输

药材运输应选择合适的运输工具及方式，应避免运输过程中药材受到雨淋等对质量产生不利影响的情况。

第七节　裸花紫珠种植及粗加工中存在的问题与发展对策

一、裸花紫珠种植中存在的主要问题

（1）品种混杂、管理粗放、产量低、效益差

近年来裸花紫珠药材来源以人工培育为主。海南省虽然已有多个裸花紫珠药材种植基地，但受品种混杂、优良品种匮乏、盲目引种、农残重金属超标等因素影响，药材的品质有待优化，因此，在品种选育、提纯复壮、确定优良品种的注册、认定培育等方面仍有大量工作需要开展。此外，零星种植的裸花紫珠基本处于自然生长状态，种植户缺乏科学栽培管理技术，种植密度不合理，没有科学施肥和合理使用农药，未能及时有效地对裸花紫珠进行剪枝、抹梢，导致长势不好，经济效益差。

（2）种植园区基础设施建设滞后

大片乃至连片种植的裸花紫珠园区水、电、房屋等基础设施建设严重滞后，既缺乏顶层规划，建设也不到位，对种植园的管理和效益产生不良影响，特别是由多农户组成的规模化种植园，其基础设施建设难度更大。

（3）采后处理设备缺乏

种植片区虽有裸花紫珠粗加工企业，但是数量少，规模小，资金有限。大多数裸花紫珠采摘后，依然采用自然晒干的方法。大规模种植的情况下，采摘量大，且晾晒受天气影响，容易出现发霉腐烂的严重后果。

（4）农业科技含量低，标准化意识不强

裸花紫珠为多年生植物，由于在家务农的人员老龄化，栽培管理意识随意性大，管理较为粗放，移栽成活后直至采收的过程中除一年进行 2 次除草外，几乎未进行水肥等田间管理，采收加工等过程也仅凭农户的种植经验，无统一标准，据药材收购商反应，很多农户并未等到裸花紫珠生长一年就开始采收，生产上仍处于分散式、自由性、粗放型状态。加上裸花紫珠种苗品质分级等均尚未制定国家和地方标准，标准化生产意识淡薄，监督管理不到位，裸花紫珠安全生产水平参差不齐，相关栽培管理技术仍处于研究探索阶段，尚未有比较成熟的栽培管理措施，需要开展必要的栽培试验，才能制定出裸花紫珠的

标准种植操作规程用于指导其生产。

二、裸花紫珠产业发展对策

（1）开展优良品种选育和裸花紫珠 GAP 规范化栽培技术研究

优良品种的选育是裸花紫珠产业中一项非常重要的工作。首先要建立裸花紫珠种质资源库与优良单株繁殖体系，通过裸花紫珠种质资源调查，选择出毛蕊花糖苷和木犀草苷含量高、丰产性稳定的优良种质和优良单株。在海南全省范围内进行裸花紫珠资源普查，搜集相关单株，通过扦条、移栽、嫁接或迁地保护等方法将收集到的裸花紫珠单株集中到种质资源库，对种质资源库裸花紫珠的生物学特性、丰产性、有效成分含量等进行科学系统的观察、分析检测、记录，积累裸花紫珠种质资源，为选育确定优质裸花紫珠品种打下坚实的基础，确定 3～5 个优良的品种，进行品种命名、注册、认定等工作，培育优质裸花紫珠品种苗木并推广种植。

（2）科学规划，合理布局

如果没有大规模的种植，裸花紫珠药材仅凭现有种植的资源，难以支撑大型产业化生产。因此，根据海南省的自然条件和裸花紫珠现有种植基础，合理规划布局，建设一批裸花紫珠 GAP 种植基地。做好科学规划，聘请相关方面专家、组织农业技术力量。通过分析不同产地裸花紫珠有效成分含量与生态因子的相关性，构建有效成分含量的空间分析模型，并利用信息技术开展裸花紫珠的等级区划研究，建立裸花紫珠适生地等级区划标准，建立裸花紫珠适生性分区信息咨询系统，为裸花紫珠规模化种植基地的选择提供理论指导，为裸花紫珠种植区域及重点种植区域提供技术标准和最佳模式，同时在示范基地建设、产品销售和深加工等方面进行科学规划。

（3）形成科学发展裸花紫珠的观念，提升产业化和组织化程度

目前，海南省白沙黎族自治县细水镇构建了"农户＋基地＋合作社＋企业"的产业链和品牌矩阵。据不完全统计，该乡裸花紫珠的种植面积就超过 1 万亩。近三年来，该乡裸花紫珠年均总产值 800 余万元，带动 804 户种植户年均增收 1 万元以上。可见，裸花紫珠种植势头迅猛，加工前景广阔。鉴于裸花紫珠种植、加工、经营过程中存在的诸多深层次矛盾和问题的逐渐暴露，必须树立科学发展观，各级领导要高度重视，坚定发展裸花紫珠产业的信心，把发

展裸花紫珠产业提高到培养区域农业经济新增长点、促进农民增收的高度来认识，切实将裸花紫珠产业作为富民产业来抓。将分散经营的农户组织起来实行"农户＋基地＋合作社＋企业"的产销模式，建成标准化、集约化的裸花紫珠生产基地，提升裸花紫珠药材的质量水平和经济效益。

（4）增加科技攻关和科技推广应用的资金投入，加速基础研究成果的推进和高新技术成果的产业化

政府要加大科技投入力度，积极与研究所、农科院等科研机构和高等学校合作，选育裸花紫珠良种，引进新技术，加大裸花紫珠的生产、研发力度，将科研成果转化为实际的生产力。此外，政府还可以通过互联网平台、传统媒体、农业技术展销会等方式进行招商引资，为裸花紫珠的发展提供更多的机会和资金。

（5）加强科技培训和科学技术普及，进一步提高农民素质和科技水平

将理论授课和现场技术指导相结合，加强对裸花紫珠种植户的技术指导和培训。通过培训，提升当地种植户的科学种植及养护意识，增强农民种植裸花紫珠的积极性和自觉性，为广大农户发展裸花紫珠产业提供智力支撑。

第七章　裸花紫珠开发应用

作为一种天然的抗菌植物，近年来市场对裸花紫珠的需求稳步上升，刚需极其明显。裸花紫珠是传统药材中认知较为生僻的一种，是海南省道地药材之一。同壮药、苗药、瑶药、藏药等一样，黎药也是我国有着独特疗效的民族药，是黎族劳动人民智慧的结晶。目前，海南黎族传统入药药材裸花紫珠因其显著的临床疗效及副作用小、耐药性极少的特点，得到科研机构和医药企业的极大关注，已先后被开发成片剂、颗粒剂、胶囊剂、口服液、栓剂（妇科用药）等剂型。其中，海南九芝堂药业有限公司的裸花紫珠片、裸花紫珠胶囊、裸花紫珠栓等产品供不应求。裸花紫珠的开发应用前景广阔，加强协同创新，多渠道对裸花紫珠系列产品深度开发，打造黎药国家地理标志产品，力争列入国家基本药物目录，不断提高产品的知名度和认可度，定能推动裸花紫珠产业更快、更好地发展。

第一节　裸花紫珠传统应用

一、裸花紫珠的传统功效

"紫珠"一词最早出现于唐代陈藏器的《本草拾遗》："紫珠：味苦、寒，无毒，解诸毒物，痈疽，飞尸，蛊毒，毒肿，下瘘，蛇，斑蝥，狂犬病毒，并毒汁服。亦煮汁洗疮肿，除血长肤，一名紫荆，树似黄荆，叶小无丫，非田氏之荆也，至秋子熟正紫，圆如小珠，生江东林泽间。"但按图索骥，今考证知此处的紫珠是马鞭草科的白棠子树 [*Callicarpa dichotoma*（Lour.）K. Koch]。1974 年《广西药用植物名录》记录裸花紫珠药效参阅大叶紫珠，此时的裸花紫珠在功效上还未与大叶紫珠相区别；1977 年《海南药物志》首次根据中医辨证记载裸花紫珠的功效"止血止痛、散瘀消肿、祛风除湿"，可治"创伤出血、呕血、咯血、消化道出血、拔牙出血、跌打损伤、风湿痹痛"等症。随后，《中国民族药志要》记载："裸花紫珠：全株治便血，呕血，跌打损伤，百日咳（不用叶）。"此处首次记载裸花紫珠出于土家药，并且全株入药，延续至今。后经《海南药用植物现代研究》考证，裸花紫珠功效可总结为"微苦、涩、平；归肺、胃、肝经；抗菌，止血，消炎解毒，散瘀散肿，祛风除湿：主治化脓性炎症，急性传染性肝炎，呼吸道及消化道出血，血小板减少性紫癜，创伤出血、呕血、咯血、拔牙出血，跌打损伤，风湿痹痛，煅用治烧、烫伤及外伤出血"。

二、裸花紫珠的传统用法

中药古籍中对裸花紫珠的传统用法有以下介绍。

（1）《福建民间草药》：活瘀，止血，消炎，解郁。

（2）《中国药用植物图鉴》：对食道静脉出血，肠胃溃疡出血，鼻出血，创伤出血，肺出血以及拔牙出血均有良效。

（3）《闽东本草》：治崩漏带下，恶寒发热。

（4）《中草药图谱与调剂》：收敛止血，解毒疗疮。用于肺胃出血及多种外出血烧伤、烫伤、疮痈肿毒等。

（5）黎医圣药载：秦汉时期黎族同胞就将裸花紫珠的根叶捣烂用于外敷伤口或用水煮内服治疗疾病。

第二节　裸花紫珠现代制剂开发应用

近年来，裸花紫珠及其剂型的药理作用和临床应用相关的报道逐渐增多。研究表明，裸花紫珠提取物具有抗炎止血活性，活性成分为黄酮类等化合物；同时具有广谱抗菌作用，对葡萄球菌、铜绿假单胞菌、肠道杆菌、伤寒杆菌等多种细菌具有明显的抑制作用等。

目前市场上裸花紫珠制剂已有胶囊剂、片剂、颗粒剂、分散片等剂型。

一、裸花紫珠现代药剂

1. 裸花紫珠胶囊类

【药品名称】裸花紫珠胶囊（九芝堂）。

【规格型号】0.33 g×36 粒。

【生产企业】海南九芝堂药业有限公司。

【批准文号/生产许可证号】国药准字 Z20080204。

【功能主治】清热解毒，收敛止血。用于血热毒盛所致的呼吸道、消化道出血及细菌感染性炎症。

【主要成分】裸花紫珠。

【性状】本品为胶囊剂，内容物为棕褐色颗粒，味涩、微苦。

【药品名称】裸花紫珠胶囊（银涛）。

【规格型号】0.3 g×36 粒。

【生产企业】江西银涛药业有限公司。

【批准文号/生产许可证号】国药准字 Z20060036。

【功能主治】消炎、解毒、收敛、止血。用于细菌感染引起的炎症，急性传染肝炎，呼吸道和消化道出血。

【主要成分】裸花紫珠。

【性状】本品为胶囊剂，内容物为深棕色至棕黑色的颗粒或粉末，味涩、微苦。

【药品名称】裸花紫珠胶囊（和歌仙）。

【规格型号】0.3 g×36 粒。

【生产企业】江西杏林白马药业有限公司。

【批准文号/生产许可证号】国药准字 Z20050079。

【功能主治】消炎，解毒，收敛，止血。用于细菌感染引起的炎症，急性传染性肝炎，呼吸道及消化道出血。

【主要成分】裸花紫珠。

【性状】本品为硬胶囊，内容物为深棕色至棕黑色的颗粒或粉末，味涩、微苦。

【药品名称】裸花紫珠胶囊（白马）。

【规格型号】0.4 g×12 粒 ×3 板。

【生产企业】江西杏林白马药业有限公司。

【批准文号/生产许可证号】国药准字 Z20063569。

【功能主治】消炎，解毒，收敛，止血。用于细菌感染引起的炎症，急性传染性肝炎，呼吸道及消化道出血。

【主要成分】裸花紫珠。

【性状】本品为硬胶囊，内容物为深棕色至棕黑色的颗粒或粉末，味涩、微苦。

【药品名称】裸花紫珠胶囊（黎人百年）。

【规格型号】0.3 g×12 粒 ×3 板。

【生产企业】海南中盛合美生物制药有限公司。

【批准文号/生产许可证号】国药准字 Z20080440。

【功能主治】消炎、解毒、收敛、止血。用于细菌感染引起的炎症，急性传染肝炎，呼吸道和消化道出血。

【主要成分】裸花紫珠。

【性状】本品为硬胶囊，内容物为深棕色至棕黑色的颗粒或粉末，味涩、微苦。

【药品名称】裸花紫珠软胶囊（仁和）。

【规格型号】0.5 g×12 粒 ×2 板。

【生产企业】江西药都仁和制药有限公司。

【批准文号/生产许可证号】国药准字 Z20080270。

【功能主治】消炎，解毒，收敛，止血。用于细菌感染引起的炎症，急性传染性肝炎，呼吸道和消化道出血。

【用法用量】口服，一次 3～5 粒，一日 3～4 次。

【主要成分】裸花紫珠。

【性状】本品为胶囊剂，内容物为深棕色至棕黑色的颗粒或粉末，味涩、微苦。

2. 裸花紫珠分散片类

【药品名称】裸花紫珠分散片（喜来乐）。

【生产企业】康普药业股份有限公司。

【批准文号】国药准字 Z20080244。

【功能主治】消炎，解毒，收敛，止血。用于细菌感染引起的炎症，急性传染性肝炎，呼吸道和消化道出血。

【规格】每片重 0.5 g。

【用法用量】口服。一次 3～5 片，一日 3～4 次。

【主要成分】裸花紫珠。

【药品名称】裸花紫珠分散片（万朗）。

【规格型号】0.5 g×36 片。

【生产企业】成都华宇制药有限公司。

【批准文号/生产许可证号】国药准字 Z20060086。

【功能主治】消炎，解毒，收敛，止血。用于细菌感染引起的炎症，急性传染性肝炎，呼吸道和消化道出血。

【用法用量】吞服，或加温开水溶解后服用。一次 4 片，一日 3 次。

【主要成分】裸花紫珠。

【性状】本品为薄膜衣片，除去薄膜衣后呈浅棕色至黄棕色；味微甜。

【药品名称】裸花紫珠分散片（泰神素）。

【规格型号】0.5 g×36 片。

【生产企业】湖南华纳大药厂股份有限公司。

【批准文号/生产许可证号】国药准字 Z20080409。

【功能主治】消炎，解毒，收敛，止血。用于细菌感染引起的炎症，急性传染性肝炎，呼吸道和消化道出血。

【用法用量】吞服，或加温开水溶解后服用。一次 4 片，一日 3 次。

3. 裸花紫珠片

【药品名称】裸花紫珠片（九芝堂）。

【规格型号】0.5 g×24 片。

【生产企业】海南九芝堂药业有限公司。

【批准文号/生产许可证号】国药准字 Z46020088。

【功能主治】消炎、解毒、收敛、止血。用于细菌感染引起的炎症，急性传染性肝炎，呼吸道和消化道出血。

【主要成分】裸花紫珠。

【性状】本品为薄膜衣片，除去薄膜衣后显棕黑色；味涩、微苦。

4. 裸花紫珠栓

【药品名称】裸花紫珠栓（九芝堂）。

【规格型号】1.4 g×8 粒。

【生产企业】海南九芝堂药业有限公司。

【批准文号/生产许可证号】国药准字 Z20025078。

【功能主治】消炎解毒，收敛止血。用于宫颈炎、白色念珠菌性阴道炎等。

【用法用量】阴道给药，先将外阴洗净擦干，每晚插入 1 粒；8 天为一个疗程。

【主要成分】裸花紫珠。

【性状】本品为黑色栓剂。

5. 裸花紫珠颗粒

【药品名称】裸花紫珠颗粒。

【批准文号】国药准字 Z20060378。

【生产企业】江西普正制药股份有限公司。

【功效与作用】消炎，解毒，收敛，止血。用于细菌感染引起的炎症，急性传染性肝炎，呼吸道和消化道出血。

【主要成分】主要成分为裸花紫珠。

【性状】本品为深褐色的颗粒，味甜、微涩。

二、裸花紫珠健康产品

裸花紫珠具有抑菌、抗炎、止血及抗氧化等药理性能，可大力研发相关的口腔及日化等裸花紫珠健康产品。

1. 裸花紫珠中药牙膏

从 20 世纪 80 年代至今，我国针对不同年龄层段的人群，进行了 3 次全国口腔健康流行病学调查，各年龄层段的口腔疾病发病率均较高。而牙周病是常见的口腔疾病之一，主要包括牙龈炎和牙周炎。牙龈炎在人群中的发生率很高，且炎症症状持续时间长。而牙周炎则起源于牙龈炎，病变可深入牙周组织，导致牙槽骨吸收、牙周膜变性溶解，牙出现不同程度松动最终导致牙齿缺失。人体新陈代谢中产生的自由基也同样会导致炎症的产生，引发牙龈炎。远离牙龈炎的重要一环在于预防，控制菌斑、清除自由基。当今消费者对添加中草药提取物的牙膏情有独钟，中药牙膏也是中国牙膏市场的重要分支。因此，以裸花紫珠的抑菌、抗炎、止血等功效性，应用于口腔清洁中，研制一款能控制菌斑，具有止血、抗敏、清热消炎、抗氧化等功效的牙膏对早期牙龈不适症状的预防很有必要，可满足广大的牙龈炎患者的需求。

裸花紫珠药用成分重在消炎、收敛和活血，对口腔内多种常见的有害病菌有较强的抑制作用，可专业针对牙龈、牙周的止血、活血问题，从根本上减轻和缓解牙周疾病。牙膏中应用裸花紫珠提取物目的是使产品对牙龈炎症状有一定的改善作用。裸花紫珠牙膏的临床数据证明裸花紫珠提取物亦能应用于口腔护理产品中，是一种理想的、符合当今本草概念的功能添加剂。其抗菌、消炎、止血作用应用于牙膏中，有助于预防牙龈炎、牙周炎等疾病，起到改善口腔环境、健康牙齿、清新口气的作用。添加裸花紫珠药用成分的牙膏适合各年龄段人群的日常口腔保健，尤其适合牙龈上火、红肿、起泡甚至出血的人群，效果显著。

下面列举两款裸花紫珠牙膏制备方法。

（1）裸花紫珠牙膏的制备方法一。主要步骤如下。

①称取适量比例的裸花紫珠、甜菊、金银花、薄荷叶、桑叶，放入蒸煮真空罐，加水蒸煮 2 h 后取药液。

②药液用纱布过滤去渣，然后用活性炭褪色，得药液备用。

③往干燥的真空罐内倒入纯净水后加温至 60 ℃时加入步骤②提取的药液，纯净水与药液的体积比为（7～9）：1。

④不断搅拌步骤③的纯净水与药液的混合体，升温至 85 ℃时加入 16-18 醇、糖精、去污剂、单甘酯、硬脂酸、香精、防腐剂。

⑤将步骤④中的混合液倒入大容器内贮存至冷却，恒温预备分装。

（2）裸花紫珠牙膏的制备方法二。主要步骤如下。

①在真空状态下将润湿剂吸入真空制膏机中。

②将裸花紫珠提取物、地皮消提取物、柚子皮提取物、甜味剂、防腐剂用适量去离子水溶解搅拌均匀后，吸入真空制膏机中和润湿剂搅拌均匀。

③在粉料锅中将发泡剂、摩擦剂和黏合剂加去离子水搅拌均匀后，吸入真空制膏机中搅拌至均匀。

④在真空状态下将香精加入真空制膏机中搅拌均匀，即得膏体。

⑤将所得膏体进行灌装，封口，包装，检验，即得裸花紫珠牙膏。

2. 裸花紫珠草本漱口水

裸花紫珠草本漱口水的制备方法包括以下步骤。

（1）取裸花紫珠、甜菊、金银花、桑叶和薄荷叶，放入蒸煮真空罐，加水蒸煮 2 h 取药液。

（2）药液用纱布过滤去渣，然后用活性炭褪色，得药液备用。

（3）往干燥的真空罐内倒入纯净水后加温至 60 ℃时加入步骤（2）提取的药液。

（4）不断搅拌步骤（3）的纯净水与药液的混合体，升温至 80 ℃时加入香精和防腐剂。

（5）不断搅拌步骤（4）的混合体，升温至 85 ℃时停止。

（6）将步骤（5）中的混合体倒入大容器内贮存至冷却，恒温预备分装。

（7）抽样检验；检验合格的进行分装；外包装标明生产日期、批号；入库。

该裸花紫珠草本漱口水具有抑菌、止血、镇痛、消炎及改善牙龈出血、牙龈肿痛、口腔溃疡、牙龈萎缩、牙周炎的功效，能保护牙齿。

3. 裸花紫珠口含片

裸花紫珠口含片及其制备方法采用以下步骤制备。

（1）将裸花紫珠药材用超声波提取，超声两次，每次用 6 倍量的水超声提取 1 h，超声波功率为 60 kW，温度为室温，过滤，合并滤液，滤液浓缩至相对密度为 1.30，干燥得裸花紫珠提取物，备用。

（2）采用一步制粒压片法，将步骤（1）制得的裸花紫珠提取物粉碎成细粉，加入配方量的各种辅料（填充剂：淀粉、糊精、微晶纤维素；润滑剂：硬脂酸镁、滑石粉；矫味剂：木糖醇、甘露醇、三氯蔗糖、山梨糖醇，选用当中的一种或多种组合），混匀，压片，即得。

本发明所述的裸花紫珠口含片，具有良好的抑菌消炎和修复口腔溃疡等功效，具有广泛的市场应用前景。

4. 裸花紫珠手工皂的制备

裸花紫珠天然手工皂及其制备方法如下。

（1）将氢氧化钠充分溶解于蒸馏水中。

（2）加入裸花紫珠浸膏粉和珍珠粉，在 40 ～ 55 ℃的条件下搅拌至溶解均匀。

（3）再加入薰衣草油和橄榄油在 40 ～ 55 ℃的条件下不断搅拌，直至得到均匀且浓稠的皂液。

（4）将步骤（3）制得的皂液放在不同模具中定形冷却。

该手工皂具有较好的杀菌、抑菌作用，无刺激性，不需要添加防腐剂和抑菌剂，克服了添加剂对皮肤损害的问题，且制备方法简单，可实现大规模生产。

5. 裸花紫珠草本洗手液的制备

裸花紫珠草本洗手液的制备方法包括以下步骤。

（1）取裸花紫珠、甜菊、金银花、桑叶和薄荷叶，放入蒸煮真空罐，加水蒸煮 2 h 取药液。

（2）药液用纱布过滤去渣，然后用活性炭褪色，得药液备用。

（3）往干燥的真空罐内倒入纯净水后加温至 60 ℃时加入步骤（2）提取的药液。

（4）不断搅拌步骤（3）的纯净水与药液的混合体，升温至 80 ℃时加入香精、皂角、去污剂和防腐剂。

（5）不断搅拌步骤（4）的混合体，升温至 85 ℃时停止。

（6）将步骤（5）中的混合液倒入大容器内贮存至冷却，恒温预备分装。

（7）抽样检验。

（8）检验合格的进行分装；外包装标明生产日期、批号；入库。

该裸花紫珠草本洗手液具有抑菌、杀菌、消毒效果好、温和不刺激、制备工艺简单的特点。

三、裸花紫珠其他类产品研发

裸花紫珠成药主要有裸花紫珠片、裸花紫珠胶囊、裸花紫珠颗粒，均为口服药物；而对于外伤出血、烧伤、烫伤等急性出血症，口服止血药物显然不能满足临床需求，且裸花紫珠的民间用法为将其叶捣烂外敷伤口，可见裸花紫珠外用产品有广阔的临床前景。而中药涂膜剂、散剂等剂型是一种经皮给药制剂，使用及携带便捷，可防止药物脱落，抑制皮肤表面水分蒸发，促进水合作用，尤其在保护创面、防止病菌感染方面效果显著，是创伤科、皮肤科用药的首选剂型。基于以上裸花紫珠的功能特色和优势，开发裸花紫珠涂膜剂和散剂等剂型具有重要的科学意义和产业价值，可推动裸花紫珠产品的多样化及其产业的发展，拓展裸花紫珠的应用方向和产业价值。

1. 裸花紫珠涂膜剂

中药涂膜剂指药物溶解或分散在含成膜材料的溶剂中，涂抹患处后形成薄膜的外用液体制剂。其特点为无毒、无局部刺激性，无酸败、变色现象；根据需要可加入防腐剂或抗氧剂；应遮光，密闭贮存，以免挥发，并注意避热、防火；通常在启用后最多可使用4周；标签上应注明"不可口服"。但因含大量有机溶剂，推广受限。

一种裸花紫珠涂膜剂的制备方法，包括以下步骤。

（1）裸花紫珠提取物的制备：取裸花紫珠药材，先浸泡1～2h，然后分别加入药材12倍、10倍、10倍体积量的水，依次提取3次，每次提取时间为1～2h，合并提取液，浓缩得裸花紫珠药材浸膏；取裸花紫珠药材浸膏，加水稀释，离心，取上部离心水溶液上大孔树脂，先用水洗脱，然后再用体积浓度40%～50%乙醇洗脱，合并乙醇洗脱液；加入正丁醇萃取，将萃取的正丁醇溶液减压干燥即得。

（2）成膜剂的制备：取聚乙烯醇12g，水40mL，95%乙醇60mL，加热回流至聚乙烯醇溶解，得到A相聚乙烯醇溶液；取壳聚糖6g，加水10mL、醋酸1.5mL，搅拌混匀，得到B相壳聚糖溶液；取A相聚乙烯醇溶液和B相壳聚糖溶液，混合均匀，加入甘油3g，混匀，即得成膜剂。

（3）取步骤（1）制备得到的裸花紫珠提取物和步骤（2）制备得到的成膜剂按重量份数比例混匀，制备得到。

该法制备得到的裸花紫珠涂膜剂，性质稳定，成膜性好，吸收度高，具有很好的止血等活性，制备成外用制剂可避免首关消除，降低不良反应，使用方便，原料温和，刺激性小。

2. 裸花紫珠烫伤膏

在治疗烧伤、烫伤的过程中，西药是首选药物。但是烧伤、烫伤病症具有多重机制，而西药作用机制单一、缺乏综合疗效。至今临床上尚未有一种真正意义上能够治愈深二度以上烧烫伤创面的特效化学药物。已有研究表明，裸花紫珠可加强成纤维细胞的代谢功能，促进上皮生长。对裸花紫珠的药理作用，人们已经从临床方面作了大量的工作，认为它具有降低毛细血管通透性，促进血管收缩，使伤口的血流速度减慢而引起止血作用。在治疗烧烫伤方面，其抗菌谱较广，抗感染与收敛作用较强，能促进上皮生长，加快创面愈合，减少疤痕形成。

一种裸花紫珠烫伤膏的制备方法，包括以下步骤。

（1）裸花紫珠药材的提取。取裸花紫珠药材，分别加药材重量 12 倍、10 倍、10 倍体积量的水，浸泡 2 h，然后回流提取，每次提取 1 h，过滤，合并 3 次水提取液，浓缩得裸花紫珠药材浸膏。

（2）烫伤膏的制备。采用乳化法，先取油相原料聚山梨酯 -80、单硬脂酸甘油酯和甘油加热至 70 ～ 80 ℃，然后缓缓加入已加热至 70 ～ 80 ℃的水相原料液体石蜡、油酸山梨坦、固体石蜡和凡士林中，搅拌后加入羟苯乙酯、二甲基亚砜和步骤（1）制备得到的裸花紫珠药材浸膏，同向搅拌乳化凝结 20 ～ 40 min，得到裸花紫珠烫伤膏。

该法组分配比科学合理，所得的裸花紫珠烫伤膏色泽均匀，手感细腻，均匀度、涂展性和稳定性都比较好，且该制备工艺重复性好，条件稳定。

3. 裸花紫珠止血散剂

散剂是《黄帝内经》中所记载的我国传统中医药最初的四大剂型之一，《伤寒论》与《神农本草经》中也有许多散剂的记载，可见我国散剂的使用历史悠久。散剂的分散程度大、起效快、易吸收，药物溶出度大、生物利用度高，用于外伤治疗时还可起到保护与收敛的作用。而且散剂的使用量便于控制，更适用于老人和小孩。在制作工艺与使用方面，散剂制备方法简单并且便于携带。此外，散剂不仅可以单独作为剂型使用，还是很多剂型制备的中间体。目前市场上在售的裸花紫珠制剂大多是通过内服而发挥止血、抗炎的功效，研究裸花紫珠用于外伤止血的制剂是有必要的，不仅可以填补市场的空缺，还能通过散剂的特点更好地发挥裸花紫珠的止血效果。

裸花紫珠散剂制备工艺：将裸花紫珠干浸膏、淀粉、滑石粉按 1：2：3.5 比例混合均匀，70 ℃烘箱干燥 3 h，混匀过六号筛后获得裸花紫珠外用止血散剂。制备的裸花紫珠散剂粒度、外观均匀度、水分含量、装量差异均符合中国药典剂型要求。

4. 畜禽饲料

2020 年 7 月 1 日，农业农村部关于饲料禁抗文件的发布，对于饲料养殖行业而言是个重要转折点，饲料禁抗是行业关注的焦点和挑战，更是一个重大的发展机遇。裸花紫珠在畜牧业生产上也可作为中草药类饲料添加剂，具有植物药的天然性、药物治疗的多样性、种植与加工生产的安全可靠性以及经济环保性等特点。

裸花紫珠作为饲料中的抗氧化剂在畜牧生产中广泛应用，相关专利产品较多，如申请公布号为 CN 105746898A 的一种含裸花紫珠的中草药饲料添加剂，该饲料添加剂安全无毒副作用，无药物残留，安全性高，不仅能够提高仔猪免疫力，同时还具有抗菌消炎、止血、消食、止泻和促进动物健康生长等功效，能有效防治仔猪腹泻；申请公布号为 CN 104012801A 的一种含有裸花紫珠的禽类饲料，通过将裸花紫珠与其他辅料按照特定比例混配，得到一种具有防治禽流感功效的饲料，能够有效增强禽类的免疫系统功能，保护禽类不受流行疾病的侵害；授权公告号为 CN 108938874B 的含裸花紫珠的母猪灌注液，能够促进母猪产后胎衣、恶露排出，加快子宫的恢复，防治金黄色葡萄球菌、大肠杆菌、沙门菌和绿脓杆菌等感染引起的母猪子宫炎以及子宫炎内膜炎，并且可促进母猪产后恢复，保障母猪的繁殖能力，药效安全，有效期长，对母猪子宫黏膜无刺激性和毒副作用等危害；授权公告号为 CN 109007439B 的含裸花紫珠的对虾饲料添加剂，具有无污染、无残留、无毒副作用、安全环保等优点，不仅可以提高对虾免疫力和抗病力，还可以提高对虾的成活率，同时具有诱食促生长的功效；授权公告号为 CN 109045234B 的一种含裸花紫珠的奶牛中草药饲料添加剂，能够有效预防奶牛乳房炎，全面改善奶牛体质，提高免疫力和抗病力，有效防治奶牛乳房炎，该中草药通过超微粉碎，有利于有效成分的释放，缩短中草药的作用时间，而且量少即可起效，提高了利用效率，提高奶牛的产奶量，降低体细胞含量从而改善了乳品质，适于在泌乳期奶牛养殖中推广应用。

四、裸花紫珠产品开发前景展望

在大健康产业背景下，中药保健食品行业或将成为 21 世纪最活跃、最具希望的朝阳产业，也将面临更多机遇与挑战。《"健康中国 2020"战略研究报告》中提出，政府战略规划主推大健康产业。中药健康产业作为大健康产业的重要组成部分，有深厚的历史底蕴和广泛的民间基础，其产品具有防治结合、安全有效、绿色天然的特点，成为我国特色鲜明、优势突出的战略性新兴产业之一，是实现"健康中国"、助推中国梦的战略选择。

裸花紫珠为黎族常用药材，临床上用于治疗出血、烫伤。海南九芝堂药业有限公司是国内目前研发裸花紫珠相关产品的龙头企业，从 2004 年裸花紫珠研发初始，该公司针对裸花紫珠涉及中药制剂、制药用途、组合物、质量控制、组织培养和制药设备等领域，进行专利申请保护，形成保护核心专利，构建专利网的保护模式布局，已成为国内中药企业的领头羊。

涉及裸花紫珠的文献专利技术领域如图 7-1 所示，在裸花紫珠应用的研发中，对于组合物的研发占据绝对比重，制药用途、检测方法次之，并且对于

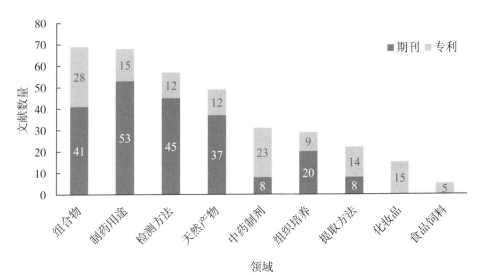

图 7-1　裸花紫珠专利文献技术领域分布图

天然产物、中药制剂、组织培养等方法均有涉及，表明裸花紫珠的研发涉及目前中药研发主流的各个方面，但在化妆品和食品饲料等方面研究较少。在日化品和饲料方面，已有相关专利的申请，但尚未市场化。随着制备工艺及产品剂型的不断优化，裸花紫珠将比西药在临床使用中占据越来越高的优势。加大研发一些以消字号、妆字号形式的产品，可丰富原有裸花紫珠产品的类型，扩大销售渠道，提高裸花紫珠药材的附加值，为裸花紫珠健康产业的发展做贡献。

此外，从裸花紫珠的具体制剂研发分布图（图7-2）可以看出，在2013年之前，对于裸花紫珠的制剂研究主要集中在软膏、分散片、胶囊剂、洗液等较为传统的剂型。2013年以来，制剂从较为传统的剂型已经开始过渡到缓释微丸、脉冲释放制剂等药剂学领域较为前沿的新剂型。裸花紫珠在临床上应用广泛且疗效显著，临床上和其他药物配伍使用也取得了不错的效果。但薄弱的药理和药代研究一直是裸花紫珠进一步开发利用的障碍，使其新型制剂的开发和临床的广泛应用受到阻碍。

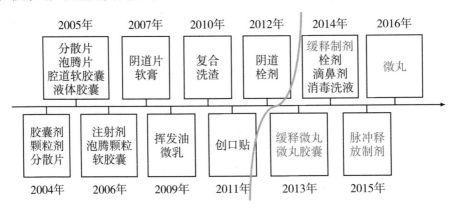

图7-2　裸花紫珠制剂研发分布图

参考文献

［1］蔡灏，吴翠萍，孙秀漫，等.5种紫珠属药材中总酚、总黄酮与其抗氧化活性的相关性研究［J］.中国实验方剂学杂志，2013，19（20）：55-60.

［2］曾良，邹华英，贺小丽.裸花紫珠胶囊联合抗生素治疗慢性盆腔炎的临床观察［J］.实用中西医结合临床，2014，14（11）：27-28.

［3］曾琳，陈葵，周菁，等.裸花紫珠种子质量标准研究［J］.种子，2015，34（5）：120-122.

［4］曾祥周，符健，邝少轶，等.裸花紫珠片急性毒性及长期毒性研究［J］.中国热带医学，2002，2（4）：447-448，449.

［5］陈藏器.《本草拾遗》辑释.尚志钧，辑释［M］.合肥：安徽科学技术出版社，2004，9：381.

［6］陈梁，李小锋，刘厚权，等.一种裸花紫珠牙膏及其制备方法：CN109589287A［P］.2019-04-09.

［7］陈铃，夏玉英，林朝展，等.裸花紫珠改善小鼠学习记忆障碍作用的研究［J］.中药材，2017，40（4）：909-915.

［8］陈倩倩，邹献亮，俞桂新.裸花紫珠的化学成分研究［J］.中草药，2023，54（1）：15-28.

［9］陈伟，吴一菲.裸花紫珠的药理活性及临床应用研究进展［J］.皮肤病与性病，2015，37（4）：210-212，223.

［10］陈颖，杨国才.裸花紫珠抗炎作用及增强免疫功能的实验研究［J］.广东微量元素科学，2006，13（8）：39-41.

［11］戴好富，梅文莉.海南药用植物现代研究［M］.北京：中国科学技术出版社，2007：55-57.

［12］邓芸，谷陟欣，袁莉，等.一种裸花紫珠手工皂及其制备方法：CN108264975A［P］.2018-07-10.

［13］第二军医大学药学系生药学教研室.中国药用植物图鉴［M］.上海：上海教育出版社，1960.

［14］董琳，关世侠，刘明生，等.黎药－裸花紫珠氯仿部位活性成分研究［D］.海口：海南医学院，2014.

［15］董琳，刘明生，王金辉，等.黎药－裸花紫珠氯仿萃取部位的化学成分［J］.中国医药导报，2012，9（31）：21-22.

［16］董琳，刘明生，王金辉．裸花紫珠的脂溶性化学成分［J］．中国药物化学杂志，2009，19（5）：371-374.

［17］董琳，王金辉，刘明生．裸花紫珠叶中的酚酸类化学成分［J］．沈阳药科大学学报，2010，27（4）：290-291，319.

［18］董琳，王勇，陈英，等．黎药裸花紫珠叶的生药学研究［J］．齐齐哈尔医学院学报，2014，35（15）：2187-2188.

［19］董琳，张晓菁，刘明生．裸花紫珠5-羟基-3，7，3′，4′-四甲氧基黄酮抗炎作用研究［J］．海南医学院学报，2014，20（11）：1460-1462.

［20］杜勤，王振华．六种紫珠叶的生药比较鉴别［J］．广州中医药大学学报，2002，19（1）：57-59.

［21］杜旭红．裸花紫珠颗粒治疗细菌性肺炎患儿临床观察［J］．中国处方药，2021，19（2）：68-70.

［22］冯世秀，张旻，易博，等．裸花紫珠化学成分与药理活性研究进展［J］．中草药，2017，48（5）：1015-1026.

［23］符健，邝少轶，王世雄．裸花紫珠片的抗菌消炎和止血作用研究［J］．海南大学学报（自然科学版），2002，20（2）：154-157.

［24］福建省闽东本草编辑委员会．闽东本草［M］．福安：地方国营福安印刷厂，1962.

［25］福建省中医研究所草药研究室．福建民间草药（1集）［M］．福州：福建人民出版社，1960：9.

［26］高飞鹏，汪豪，叶文才，等．裸花紫珠叶的化学成分［J］．中国药科大学学报，2010，41（2）：120-123.

［27］广东省植物研究所．海南植物志：第四卷［M］．北京：科学出版社，1977：10-11.

［28］广西医药研究所药用植物园．药用植物名录（上）［M］．南宁：广西人民出版社，1974：330.

［29］国家药典委员会．中华人民共和国药典：一部［M］．北京：中国医药科技出版社，1977：335.

［30］国家药典委员会．中华人民共和国药典：一部［M］．北京：中国医药科技出版社，2015：1669-1670.

［31］国家药典委员会．中华人民共和国药典：一部［M］．北京：中国医药科技出版社，2020：378，1816-1817.

［32］国家中医药管理局《中华本草》编委会．中华本草［M］．上海：上海科学技术出版社，1999：5930-5931.

［33］胡蓉，姚闽，李玉云，等．HPLC法测定裸花紫珠药材中木犀草素的含量［J］．中药新药与临床药理，2009，20（3）：271-272.

［34］胡茵.裸花紫珠提取物在牙膏中的应用［J］.口腔护理用品工业，2019，29（2）：11-13.

［35］黄本东，肖爱平，刘海艳.RP-HPLC法测定裸花紫珠分散片中木犀草素的含量［J］.中国民族民间医药，2012，21（6）：50-52.

［36］黄波.裸花紫珠化学成分及其胶囊质量标准研究［D］.南昌：南昌大学，2014.

［37］黄东梅，林妃，许奕，等.裸花紫珠组培快繁技术研究［J］.农学学报，2014，4（12）：63-66.

［38］黄梅，陈振夏，于福来，等.海南岛裸花紫珠种质资源调查报告［J］.中国现代中药，2017，19（12）：1717-1721.

［39］黄秋银，蓝祖栽，潘春柳，等.裸花紫珠种子萌发影响因素研究［J］.安徽农业科学，2009，37（25）：12006-12007.

［40］黄赛，潘梅，戚华莎，等.裸花紫珠试管苗生产技术初探［J］.湖北农业科学，2014，53（13）：3121-3123，3127.

［41］黄胜，袁莉，谷陟欣，等.裸花紫珠提取物在日化清洁产品中的应用：CN102266277B［P］.2014-08-13.

［42］黄泰康，丁志遵，赵守训，等.现代本草纲目：下卷［M］.北京：中国医药科技出版社，2001：3011.

［43］黄志群，韦斯，陆钢，等.中西药制剂治疗烧烫伤概述［J］.右江民族医学院学报，2013，2：196-197.

［44］吉艺宽，曾富兰，李少芳，等.裸花紫珠颗粒对罗非鱼源无乳链球菌体外抑菌活性研究［J］.中兽医医药杂志，2023，42（1）：65-67.

［45］贾敏如，李星炜.中国民族药志要［M］.北京：中国医药科技出版社，2005：121.

［46］江苏新医学院.中药大辞典·下册［M］.上海：上海人民出版社，1997：2346-2348.

［47］李晨晨，周再知，张金浩，等.外源IBA对裸花紫珠插穗营养物质含量及抗氧化酶活性的影响［J］.热带作物学报，2016，37（11）：2113-2118.

［48］李国萍，靳娜，于开军.裸花紫珠颗粒治疗小儿急性化脓性扁桃体炎51例疗效观察［J］.中国药业，2017，26（21）：51-52.

［49］李吉庆，林道斌，张永杰，等.裸花紫珠调控IGF-1/PI3K/Akt信号通路对糖尿病足溃疡大鼠创面愈合的影响［J］.中国老年学杂志，2023，43（6）：1458-1462.

［50］李梦，张小波，景志贤，等.裸花紫珠分布区划研究［J］.中国中药杂志，2020，45（15）：3642-3650.

［51］李伟，陈越，石向东，等.针刺配合口服裸花紫珠片治疗Ⅰ期内痔便血疗效

观察［J］.上海针灸杂志，2018，37（1）：47-50.

［52］李小锋，刘厚权，陈梁，等.一种裸花紫珠口含片及其制备方法：CN110693973A［P］.2020-01-17.

［53］李欣，王云丽，李娜.裸花紫珠颗粒治疗急性乙型肝炎临床观察［J］.中国卫生标准管理，2018，9（8）：100-103.

［54］梁纪军，徐凯，李留法，等.裸花紫珠总黄酮的抗炎、止血作用研究［J］.现代中西医结合杂志，2009，18（26）：3161-3162.

［55］廖红兰，陈路，马健雄.裸花紫珠总黄酮提取工艺及抗HBV活性成分研究［J］.中国民族民间医药，2022，31（20）：36-39.

［56］林朝展，夏玉英，高丽，等.裸花紫珠化学成分研究［J］.广州中医药大学学报，2013，30（2）：228-232.

［57］林苗苗，魏惠珍，吴柳瑾，等.基于近红外光谱法快速检测裸花紫珠颗粒中木犀草苷和毛蕊花糖苷的含量［J］.中国现代应用药学，2019，36（7）：786-790.

［58］林仕榕.十种紫珠属植物（马鞭草科）叶的显微观察［J］.武夷科学，1986（6）：311-317.

［59］林小慧，游泽山，张彩，等.裸花紫珠片预防人工流产术后出血感染的疗效观察［J］.医药论坛杂志，2004，25（21）：30-32.

［60］林中超，赵红波，蒲琦，等.裸花紫珠片治疗肛门疾病术后176例分析［J］.西部医学，2010，22（5）：913-914.

［61］刘灿黄，刘塔斯，张继，等.广东紫珠的性状和显微鉴别研究［J］.药物分析杂志，2015，35（7）：1305-1311.

［62］刘静瑛.裸花紫珠胶囊治疗儿童EB病毒感染临床观察［J］.河北医学，2016，22（7）：1217-1218.

［63］刘式超，周再知，马华明，等.施肥与种植密度对裸花紫珠药材产量和活性成分的影响［J］.中药材，2017，40（4）：769-774.

［64］刘式超，周再知，张金浩，等.裸花紫珠嫩枝扦插生根影响因子研究［J］.植物研究，2016，36（5）：739-746.

［65］刘新华，赵丹阳.裸花紫珠辅助微波治疗宫颈糜烂疗效的评价［J］.中国社区医师（医学专业），2011，13（5）：121.

［66］刘莹，杨海艳，陈艳成，等.响应面法优化裸花紫珠叶中苯乙醇苷的醇提取工艺［J］.天然产物研究与开发，2018，30（3）：495-500.

［67］刘幼娴，谷陟欣，卢凤来，等.HPLC同时测定裸花紫珠片中3种苯乙醇苷类成分含量［J］.中国现代应用药学，2015，32（7）：860-863.

［68］刘忠文.裸花紫珠胶囊与诺氟沙星联用治疗急性菌痢临床观察［J］.中国民康医学，2008，20（15）：1754.

［69］卢素琳，钟恒亮，夏曙华，等.紫珠止血作用的实验研究［J］.贵阳医学院学报，1999，24（3）：241-242.

［70］罗晨煖.裸花紫珠的止血活性研究［D］.南昌：南昌大学，2016.

［71］马燕春，张旻，徐文彤，等.裸花紫珠化学成分及细胞毒活性研究［J］.中国中药杂志，2014，39（16）：3094-3101.

［72］马员宇，付辉政，潘蕾，等.裸花紫珠叶中1个新的环烯醚萜苷［J］.中草药，2018，49（8）：1746-1750.

［73］毛骥.从裸花紫珠的文献及专利分析其研发进展［J］.中国科技信息，2019（13）：25-27.

［74］聂垚，吴永忠，余宝平，等.裸花紫珠种苗繁育与栽培技术［J］.现代园艺，2010（12）：23-24.

［75］宁德生，李典鹏，黄胜，等.七种紫珠属植物水提物中总黄酮、总酚酸及其抗氧化活性的测定［J］.广西植物，2012，32（6）：845-848.

［76］宁娱，张润，邹子军，等.齐墩果烷及熊果烷型五环三萜抗肝损伤作用及其构效关系研究［J］.天然产物研究与开发，2013，25（10）：1346-1351.

［77］潘梅，黄赛，王景飞，等.药用植物裸花紫珠的组织培养与快速繁殖研究［J］.中国农学通报，2013，29（7）：127-132.

［78］潘争红，黄思思，黄胜，等.裸花紫珠提取物及其主要成分抗氧化活性研究［J］.广西植物，2016，36（9）：1107-1111.

［79］潘争红，黄思思，宁德生，等.裸花紫珠抑制NO生成活性及其活性部位的HPLC-DAD-ESI-MS研究［J］.中国现代应用药学，2015，32（12）：1463-1466.

［80］潘争红，颜冬兰，宁德生，等.裸花紫珠黄酮苷类化合物的分离与结构鉴定［J］.中国实验方剂学杂志，2015，21（24）：26-29.

［81］彭云露，胡远艳，李惠玲，等.常用黎族药物裸花紫珠种子生物学特性及萌发性研究［J］.湖北农业科学，2022，61（10）：90-92，98.

［82］蒲含林，赖潜，林顺权，等.胆木和裸花紫珠多糖的分子量测定［J］.暨南大学学报（自然科学与医学版），2018，39（3）：185-191.

［83］蒲含林，郑元升，崔淑歌.裸花紫珠提取物在口腔清洁产品中的应用：CN101455627［P］.2009-06-17.

［84］秦树森，莫文电.高效液相色谱法测定裸花紫珠胶囊中熊果酸的含量［J］.中南药学，2009，7（10）：756-758.

［85］邱汉华，卢玉强.裸花紫珠胶囊治疗过敏性鼻炎的临床观察［J］.海峡药学，2018，30（3）：68-70.

［86］人民解放军第162医院烧伤研究组.裸花紫珠在烧伤创面的应用［J］.新医学，1975（8）：378-379，381.

［87］邵军，陈伟康，马双成，等．UPLC 法同时测定裸花紫珠中 5 种类黄酮类成分［J］．中草药，2014，45（10）：1473-1476.

［88］孙晓丛．裸花紫珠和山紫菀植物化学成分及抗炎活性研究［D］．天津：南开大学，2017.

［89］孙宜春，黄春跃，李慧馨，等．基于苯乙醇苷类成分的紫珠属药材鉴别［J］．中国医药工业杂志，2021，52（9）：1230-1236.

［90］覃挺红，彭光天．易混淆的 6 种紫珠属植物叶片性状及显微鉴别［J］．中药材，2021，44（3）：562-566.

［91］谭银丰，李海龙，张仲，等．一种黎药裸花紫珠烫伤膏的制备方法：CN106389687A［P］.2017-02-15.

［92］唐华．裸花紫珠片联合火针对中重度痤疮的治疗作用［J］．皮肤病与性病，2018，40（2）：166-167.

［93］唐燕．裸花紫珠扦插繁育技术［J］．农技服务，2012，29（9）：1026.

［94］王春梅，张浪，赵明苑，等．海南黎药：裸花紫珠种子育苗技术研究［J］．中国农学通报，2014，30（7）：238-241.

［95］王和飞，张燕，文攀，等．海南裸花紫珠地上部分总糖的测定［J］．天津农业科学，2012，18（1）：28-30.

［96］王红刚，何颖仪．大叶紫珠及其两种紫珠属中药混淆品的生药学鉴别［J］．中国药师，2013，16（8）：1256-1258.

［97］王杰，付辉政，周志强，等．裸花紫珠正丁醇部位的化学成分研究［J］．中国药学杂志，2017，52（22）：1983-1987.

［98］王杰，罗晨燰，王珊，等．裸花紫珠正丁醇提取物止血作用及其机制研究［J］．中药药理与临床，2016，32（3）：99-102.

［99］王景飞，吕德任，黄赛，等．裸花紫珠组培苗移栽基质的筛选研究［J］．现代农业科技，2013（15）：172-173.

［100］王婷婷，关浩洋，刘斌，等．裸花紫珠叶的化学成分研究［J］．中医药信息，2017，34（5）：5-7.

［101］王贤琴．裸花紫珠栓治疗妊娠合并念珠菌性阴道炎的临床观察［J］．基层医学论坛，2007，11（S1）：33.

［102］王学慧，梁彬，顾兴智，等．裸花紫珠片辅助抗生素、凝血酶对变应性鼻炎合并鼻出血患者凝血功能和血清因子的影响［J］．血栓与止血学，2018，24（5）：778-780.

［103］王艳．裸花紫珠的临床应用研究进展［J］．现代中西医结合杂志，2014，23（35）：3983-3985.

［104］王盈．伊曲康唑联合裸花紫珠栓治疗念珠菌性阴道炎 162 例临床观察［J］．母婴世界，2016（18）：1671-2242.

［105］王勇，孔杜林，董琳，等.GC-MS 分析海南白沙产裸花紫珠叶挥发油的化学成分［J］.中国实验方剂学杂志，2015，21（2）：94-98.

［106］王勇，文菀，李永辉.正交试验优选裸花紫珠叶中苯乙醇苷类成分的水提取工艺［J］.中成药，2015，37（8）：1856-1858.

［107］王治平，樊化，杨珂，等.裸花紫珠挥发油化学成分的气相色谱－质谱联用分析［J］.时珍国医国药，2006（9）：1640-1641.

［108］王祝年，韩壮，崔海滨，等.裸花紫珠的化学成分［J］.热带亚热带植物学报，2007，15（4）：359-362.

［109］魏平华，程怀灵，蔡丝丝.含裸花紫珠的对虾饲料添加剂及其制备方法和应用：CN109007439B［P］.2021-12-14.

［110］魏平华，程怀灵，蔡丝丝.含裸花紫珠的母猪灌注液及其制备方法和应用：CN108938874B［P］.2021-07-06.

［111］魏平华，程怀灵，蔡丝丝.含裸花紫珠的奶牛中草药饲料添加剂及其制备方法和应用：CN109045234B［P］.2021-07-13.

［112］魏平华，程怀灵，蔡丝丝.一种含裸花紫珠的中草药饲料添加剂及其制备方法和应用：CN105746898A［P］.2016-07-13.

［113］文凤妮.裸花紫珠片治疗慢性喉炎 300 例疗效观察［J］.医药前沿，2015，5（31）：333-334.

［114］吴嵩滨.裸花紫珠草本漱口水的制备方法：CN102793641B［P］.2013-09-25.

［115］吴嵩滨.裸花紫珠草本洗手液的制备方法：CN102805716B［P］.2013-11-06.

［116］吴嵩滨.裸花紫珠草本牙膏的制备方法：CN102805717B［P］.2013-11-06.

［117］谢彬，蔡尚达，游仕湘，等.裸花紫珠对纤维母细胞合成与释放纤维结合蛋白的影响［J］.中山医科大学学报，1995（2）：78-79.

［118］谢彬，李鹏，蔡尚达，等.中草药裸花紫珠的细胞学作用机理［J］.广东药学院学报，1995（3）：141-145.

［119］谢泳超，谷陟欣，朱丽，等.裸花紫珠联合万古霉素对耐甲氧西林金黄色葡萄球菌致大鼠肺炎模型的协同抗菌作用研究［J］.中草药，2016，47（17）：3070-3073.

［120］熊皓平，杨伟丽，张友胜，等.天然植物抗氧化剂的研究进展［J］.天然产物研究与开发，2001，13（5）：75-79.

［121］徐晶，柳林康，杨春莲，等.米非司酮联合裸花紫珠胶囊减少药物流产后出血时间的临床观察［J］.实用中西医结合临床，2013，13（8）：37-38.

［122］徐俊林，张娇，张东暄.裸花紫珠分散片治疗慢性末端回肠炎的临床效果观察［J］.临床合理用药杂志，2018，11（19）：52-53.

参考文献

［123］徐珍，梁斌．裸花紫珠颗粒辅助治疗慢性乙肝肝硬化所致食管胃静脉曲张出血的临床观察［J］．江西医药，2022，57（8）：940-942.

［124］闫康．紫珠属六种植物的生药学研究［D］．广州：广州中医药大学，2008.

［125］颜冬兰，刘珊珊，宁云山．紫珠属植物化学、药理及临床应用进展［J］．中成药，2008，30（9）：1362-1363.

［126］杨土英，黄定鹏，刘国华．裸花紫珠颗粒联合奥曲肽治疗肝硬化上消化道出血临床观察［J］．实用中医药杂志，2021，37（9）：1516-1518.

［127］杨先国，谷陟欣，卢捷，等．4种紫珠属药用植物RAPD多态性分析［J］．亚太传统医药，2015，11（7）：28-31.

［128］杨岩涛，葛云鹏，李岚．一种含有裸花紫珠的禽类饲料及其制备方法：CN104012801A［P］．2014-09-03.

［129］杨子明，谷陟欣，颜小捷，等．裸花紫珠抗炎活性研究［J］．时珍国医国药，2015，26（11）：2620-2622.

［130］杨子明，黄胜，颜小捷，等．裸花紫珠凝血活性研究［J］．农业科学与技术（英文版），2015，16（11）：2509-2512.

［131］姚振生，刘能俊，葛菲．《植物名实图考》中紫珠属植物考证［J］．江西中医学院学报，1997，9（2）：14.

［132］易博，林海，张旻，等．裸花紫珠化学成分研究［J］．解放军药学学报，2016，32（2）：115-119.

［133］易博，张旻，林海，等．黎药裸花紫珠在小鼠体内止血活性部位的研究［J］．药学实践杂志，2015，33（3）：235-237，241.

［134］于福来，吴丽芬，庞玉新，等．海南裸花紫珠中毛蕊花糖苷和木犀草苷含量分析［J］．中国现代中药，2016，18（8）：996-1000.

［135］余章昕，蒙玉琴，薛萌琳，等．裸花紫珠叶中两个新的半日花烷型二萜（英文）［J］．有机化学，2003，43（7）：2567-2571.

［136］袁莉，黄胜，颜冬兰，等．裸花紫珠解酒作用的实验研究［J］．湖南中医药大学学报，2013，33（3）：17-19.

［137］岳宗栋．盐酸美他环素片联合裸花紫珠治疗70例寻常痤疮临床观察［J］．亚太传统医药，2011，7（5）：84-85.

［138］占丽丽，黄伟明，卞玉婷，等．裸花紫珠叶中1个新的半日花烷型二萜［J］．中国中药杂志，2021，46（16）：4139-4144.

［139］占丽丽．裸花紫珠化学成分研究［D］．南昌：江西中医药大学，2021.

［140］张红雨．黄酮类抗氧化剂结构-活性关系的理论解释［J］．中国科学（B辑），1999，29（1）：91-96.

［141］张洁，李宝泉，冯峰，等．裸花紫珠的化学成分及其止血活性研究［J］．中国中药杂志，2010，35（24）：3297-3301.

［142］张洁，柳文媛，冯锋.裸花紫珠的化学成分研究［J］.海峡药学，2010，22（9）：77–79.

［143］张金浩.裸花紫珠扦插繁殖技术及生根机理研究［D］.北京：中国林业科学研究院，2014.

［144］张利，黄胜，颜小捷，等.裸花紫珠提取物凝血有效部位的研究［J］.环球中医药，2015，8（11）：1359–1362.

［145］张萍，杨燕，鄢丹，等.多指标成分含量测定与指纹图谱分析在中药制备工艺与质量控制中的应用［J］.中华中医药杂志，2010，25（1）：120.

［146］张艳秋，洪金波，刘文林.HPLC法测定裸花紫珠中齐墩果酸与熊果酸的含量［J］.海南医学院学报，2009，15（1）：5–7.

［147］张艳秋，洪金波，刘文林.广东紫珠药材的总黄酮含量分析［J］.江西林业科技，2010，6：12.

［148］赵守训，黄泰康，丁志遵，等.中药辞海·第三卷［M］.北京：中国医药科技出版社，1997：1290.

［149］郑东昆，陈伟康，马双成，等.裸花紫珠指纹图谱研究及10种成分的含量测定［J］.中国中药杂志，2015，40（9）：1776–1782.

［150］中国科学院植物研究所.中国高等植物图鉴·第三册［M］.北京：科学出版社，1983：582.

［151］中国科学院中国植物志编辑委员会.中国植物志·第六十五卷第一分册［M］.北京：科学出版社，1982.

［152］中国人民解放军第一六二医院.裸花紫珠在烧伤创面的应用［J］.新医学，1975，8：378–379.

［153］中国人民解放军第一六二医院.裸花紫珠治疗急性传染性肝炎107例临床观察［J］.新医药通讯，1972（2）：21–25，27.

［154］中国药材公司.中国中药资源志要［M］.北京：科学出版社，1994.

［155］周芹芹，侯林，田景振，等.裸花紫珠不同提取部位体外抗单纯疱疹病毒Ⅰ型作用研究［J］.山东中医杂志，2017，36（4）：329–330，352.

［156］周芹芹.裸花紫珠抗单纯疱疹病毒Ⅰ型药效物质基础研究［D］.济南：济南大学，2017.

［157］周欣欣.裸花紫珠散剂制备工艺及质量标准研究［D］.哈尔滨：哈尔滨商业大学，2020.

［158］周再知，刘式超，张金浩，等.外源IBA对裸花紫珠扦插生根和内源激素含量变化的影响［J］.热带作物学报，2016，37（6）：1075–1080.

［159］周志强.裸花紫珠化学成分的研究［D］.南昌：南昌大学，2013.

［160］朱红林，徐靖，陈健晓，等.裸花紫珠的组培快繁技术体系［J］.贵州农业科学，2015，43（7）：144–147.

参考文献

［161］朱立新，金宏林，白雪峰.裸花紫珠片治疗咽炎临床观察［J］.中国误诊学杂志，2009，9（9）：2061-2062.

［162］庄汝柏.裸花紫珠末部分药效学、毒理学及临床效果观察［D］.广州：华南农业大学，2018.

［163］《全国中草药汇编》编写组.全国中草药汇编（上、下册）［M］.北京：人民卫生出版社，1975.

［164］DB46/T 354—2016裸花紫珠采种及育苗技术规程［S］.

［165］DB46/T 356—2016中药材种子　裸花紫珠［S］.

［166］Dong L, Zhang L, Zhang X P, et al. Two new 3,4–seco–labdane diterpenoids from *Callicarpa nudiflora* and their inhibitory activities against nitric oxide production［J］.*Phytochemistry Letters*，2014（10）：127-131.

［167］Feng S X, Yi B, Zhang M, et al. Iridoid glycosides from *Callicarpa nudiflora* Hook［J］.*Natural Product Research*，2017，31（2）：181-189.

［168］Fu H Z, Ma Y Y, Ma S C, et al. Two new iridoid glycosides from *Callicarpa nudiflora*［J］.*Journal of Asian Natural Products Research*，2020，22（3）：264-270.

［169］Fu J J, Zhu X C, Wang W, et al. 1, 6–di–*O*–caffeoyl–β–*D*–glucopyranoside, a natural compound from *Callicarpa nudiflora* Hook impairs $P2Y_{12}$ and thromboxane A2 receptor–mediated amplification of platelet activation and aggregation［J］.*Phytomedicine*，2017，36：273-282.

［170］Gerald M, Rosen S P. Free radical and phagocytic cells［J］.*Faseb Journal*，1995（9）：200-209.

［171］Hooker W J, Arnott G A W. The botany of captain beechey's voyage［J］.*Botany of Captain Beechey's Voyage*，1836：205-206.

［172］Huang B, Fu H Z, Chen W K, et al. Hepatoprotective triterpenoid saponins from *Callicarpa nudiflora*［J］.*Chemical and Pharmaceutical Bulletin*，2014，62（7）：695-699.

［173］Huang H, Tang C P, Ke C P, et al. 3,4–seco–isopimarane and 3,4–seco–pimarane diterpenoids from *Callicarpa nudiflora*［J］.*Chinese Journal of Natural Medicines*，2021，19（8）：632-640.

［174］Liang J J, Han F, Wang Z Y, et al. Chemical composition of the essential oil from leaves of *Callicarpa nudiflora*［J］.*Chemistry of Natural Compounds*，2009，45（2）：267-268.

［175］Liang J J, Qi J L, Li L, et al. Flavonoids from *Callicarpa nudiflora leaves*［J］.*Chemistry of Natural Compounds*，2011，47（1）：110-111.

［176］Luo Y H, Fu H Z, Huang B, et al. Hepatoprotective iridoid glucosides from

Callicarpa nudiflora [J] . *Journal of Asian Natural Products Research*, 2016, 18 (3): 274–279.

[177] Luo Y H, Zhou Z Q, Ma S C, et al. Three new antioxidant furofuran lignans from *Callicarpa nudiflora* [J] . *Phytochemistry Letters*, 2014, 7: 194–197.

[178] Mei W L, HAN Z, Cui H B, et al. A new cytotox iciridod from *Callicarpa nudiflora* [J] . *Natural Product Research*, 2010, 24 (10): 899–904.

[179] Samuelsson B. An elucidation of the arachidonic acid cascade. Discovery of prostaglandins, thromboxane and leukotrienes [J] . *Drugs*, 1987, 33 (1), 2–9.

[180] Wang H G, Luo F K, Lei X, et al. 3, 4–seco–Labdane diterpenoids from the leaves of *Callicarpa nudiflora* with anti–inflammatory effects [J] . *Chinese Journal of Natural Medicines*, 2019, 17 (9): 707–712.

[181] Wang J, Fu H Z, Luo Y H, et al. Two new iridoid glycosides from the leaves of *Callicarpa nudiflora* [J] . *Journal of Asian Natural Products Research*, 2018, 20 (3): 242–248.

[182] Yan X J, Gu Z X, Pan Z H, et al. Phenylethanoid glycosides from *Callicarpa nudiflora* [J] . *Chemistry of Natural Compounds*, 2020, 56 (3): 430–432.

[183] Yang Y, Li Z Y, Shao J J, et al. *Callicarpa nudiflora* Hook. & Am. : A comprehensive review of its phytochemistry and pharmacology [J] . *Journal of Ethnopharmacology*, 2021, 264: 113–123.

[184] Yu Z X, Wang C H, Nong X H, et al. Callnudoids A–H: highly modified labdane diterpenoids with anti–inflammation from the leaves of *Callicarpa nudiflora* [J] . *Phytochemistry*, 2022 (201): 113253.

[185] Zhang L, Dong L, Huang J, et al. 3,4–seco–labdane diterpenoids from the leaves of *Callicarpa nudiflora* and their inhibitory effects on nitric oxide production [J] . *Fitoterapia*, 2013, 89: 218–223.

[186] Zhang L, Huang J, Liu M S, et al. Ent–3, 4–seco–labdane diterpenoids from *Callicarpa nudiflora* leaves with anti–inflammatory activity [J] .*Heterocycles*, 2013, 87 (10): 1561–1569.

[187] Zhang L, Liu M S, Huang J, et al. A new 3, 4–seco–labdane diterpenoid with inhibitory activity against the production of nitric oxide from the leaves of *Callicarpa nudiflora* [J] . *Journal of Asian Natural Products Research*, 2014, 16 (2): 216–221.

[188] Zhou Z Q, Wei X Y, Fu H Z, et al. Chemical constituents of *Callicarpa nudiflora* and their anti–platelet aggregation activity [J] . *Fitoterapia*, 2013 (88): 91–95.

参考文献